Johanna Radenbach

Aktiv trotz Demenz

Handbuch für die Aktivierung und Betreuung von Demenzerkrankten

3., aktualisierte Auflage

schlütersche

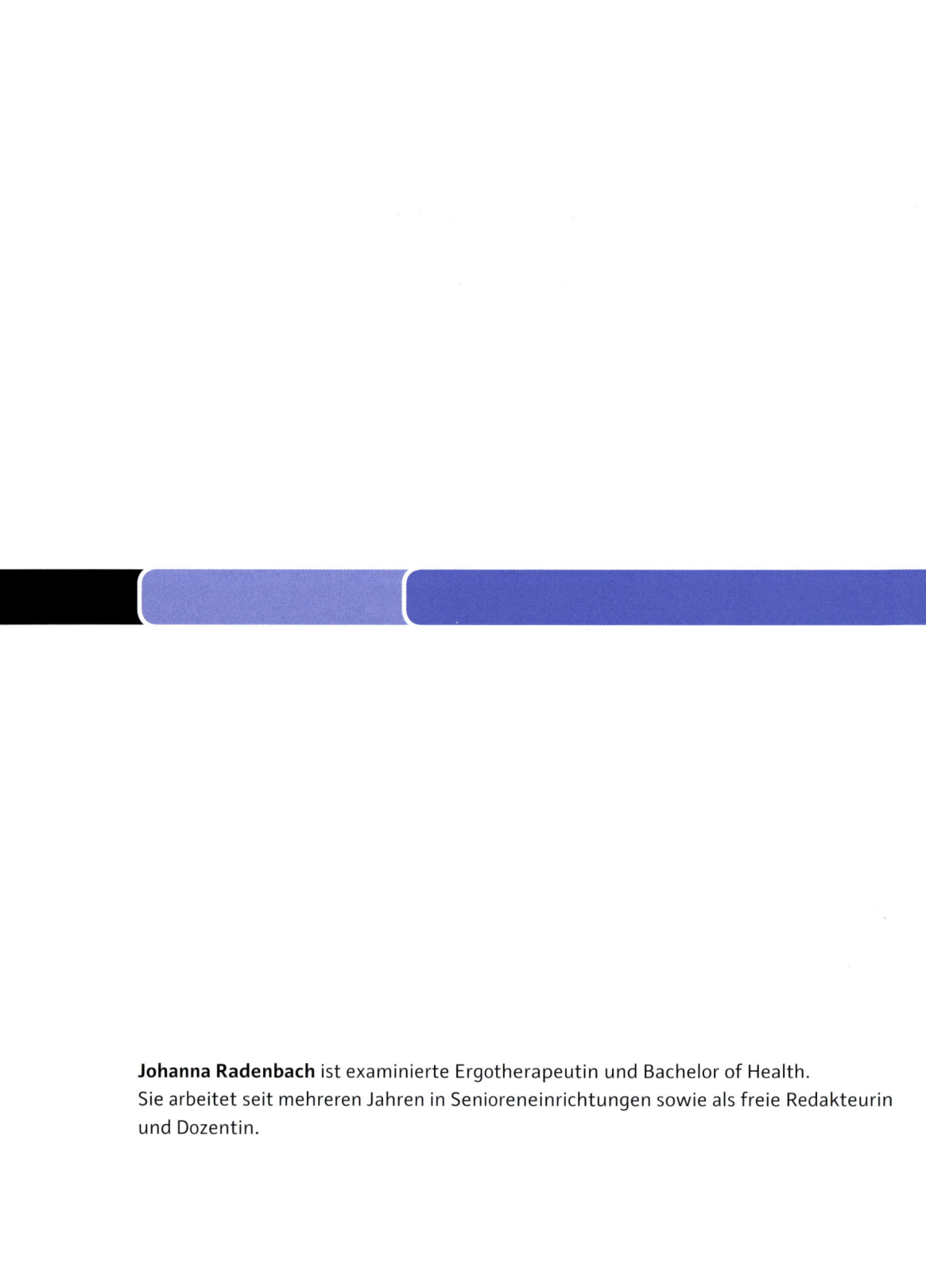

Johanna Radenbach ist examinierte Ergotherapeutin und Bachelor of Health. Sie arbeitet seit mehreren Jahren in Senioreneinrichtungen sowie als freie Redakteurin und Dozentin.

„Leben heißt handeln."

ALBERT CAMUS

Bibliografische Information Der Deutschen Nationalbibliothek
Die Deutsche Nationalbibliothek verzeichnet diese Publikation
in der Deutschen Nationalbibliografie; detaillierte bibliografische Daten sind im Internet
über http://dnb.ddb.de abrufbar.

ISBN 978-3-89993-333-8 (Print)
ISBN 978-3-8426-8534-5 (PDF)
ISBN 978-3-8426-8535-2 (EPUB)

© 2014 Schlütersche Verlagsgesellschaft mbH & Co. KG,
    Hans-Böckler-Allee 7, 30173 Hannover

Alle Angaben erfolgen ohne jegliche Verpflichtung oder Garantie des Autoren und des Verlages. Für Änderungen und Fehler, die trotz der sorgfältigen Überprüfung aller Angaben nicht völlig auszuschließen sind, kann keinerlei Verantwortung oder Haftung übernommen werden. Die im Folgenden verwendeten Personen- und Berufsbezeichnungen stehen immer gleichwertig für beide Geschlechter, auch wenn sie nur in einer Form benannt sind. Ein Markenzeichen kann warenrechtlich geschützt sein, ohne dass dieses besonders gekennzeichnet wurde.

Reihengestaltung:	Groothuis, Lohfert, Consorten | glcons.de
Titelbild:	Galina Barskaya – fotolia.com
Satz:	PER Medien+Marketing GmbH, Braunschweig
Druck und Bindung:	Druckhaus »Thomas Müntzer« GmbH, Bad Langensalza

INHALT

Danksagung 9

1 Einleitung 11

2 Demenz 15
    2.1   Was ist Demenz? 16
    2.1.1   Begriff 16
    2.1.2   Diagnostik 16
    2.2   Entdeckung und Erforschung von Demenz 17
    2.2.1   18. Jahrhundert 17
    2.2.2   19. Jahrhundert 17
    2.2.3   20. Jahrhundert 17
    2.3   Aktuelle Zahlen und Krankheitslehre 18
    2.3.1   Häufigkeit 18
    2.3.2   Ursachen 18
    2.3.3   Risikofaktoren 18
    2.3.4   Vorbeugung 19
    2.4   Demenzarten 19
    2.4.1   Primäre Demenz 19
    2.4.2   Sekundäre Demenz 19
    2.5   Krankheitsverlauf 20
    2.5.1   Leichte Demenz 20
    2.5.2   Mittelschwere Demenz 20
    2.5.3   Schwere Demenz 21

3 Grundlagen zur Aktivierung von Demenzerkrankten 23
    3.1   Verbliebene Fähigkeiten ermitteln 24
    3.2   Auswahl und Ziele der Aktivitäten 25
    3.2.1   Leichte Demenz 25
    3.2.2   Mittelschwere Demenz 26
    3.2.3   Schwere Demenz 26
    3.3   Umgang mit Demenzerkrankten 27
    3.3.1   Motivation 27
    3.3.2   Kommunikation 29
    3.4   Organisatorische Bedingungen 30
    3.4.1   Gründe für die Einzel- oder Gruppenaktivierung 30
    3.4.2   Gruppenzusammensetzung und -größe 31

3.4.3	Zeitplanung	32
3.4.4	Gruppenraum	33

4 Aktivitäten — 35

4.1	Biografiearbeit	36
4.1.1	Herstellung und Verwendung eines Biografiebogens	37
4.1.2	Verwendung von Elementen aus der Biografie	38
4.1.3	Persönliche Fotografien betrachten	40
4.1.4	Herstellen und Anwenden einer Biografiekiste	41
4.1.5	Poesiealbum anschauen	42
4.1.6	»Eine Handtasche hat viel zu bieten«	44
4.1.7	Ein Erinnerungszimmer einrichten	45
4.2	Gedächtnistraining durch Sprichworte und Wortspiele	47
4.2.1	Gegensätze oder Entsprechungen erraten	48
4.2.2	Begriffe assoziieren	51
4.2.3	Sprichwörter und Redewendungen ergänzen	52
4.2.4	Verballhornte Sprichwörter	58
4.2.5	Gemeinsames Rekonstruieren von Märchen	61
4.2.6	Spiele mit Farben	63
4.2.7	Reimrätsel	64
4.2.8	Oberbegriffe erraten	66
4.2.9	Wohn-Spiel: Gegenstände Zimmern zuordnen	66
4.3	Lesen und Vorlesen	68
4.3.1	Erfolgreich vorlesen	68
4.4	Bewegungsangebote	70
4.4.1	Spazierengehen	72
4.4.2	Bewegungsgeschichten	73
4.4.3	Tänze im Sitzen	76
4.4.4	Bewegungsspiele aus der Kindheit	81
4.4.5	Einsatz von Gymnastikgeräten	83
4.4.6	Einsatz von Alltagsmaterialien als Gymnastikgeräte	87
4.5	Musizieren	90
4.5.1	Singen mit Demenzerkrankten	91
4.5.2	Lieder raten und singen	94
4.5.3	Musikhören	100
4.5.4	Musizieren mit Rhythmusinstrumenten	101
4.6	Anregen der Sinne	105
4.6.1	Taktiler und kinästhetischer Sinn	107
4.6.2	Visueller Sinn	109
4.6.3	Auditiver Sinn	112
4.6.4	Olfaktorischer und gustatorischer Sinn	115

4.6.5	Stimulation vieler Sinne durch eine Aktivität	115
4.7	Kreatives Gestalten	118
4.7.1	Malen mit Demenzerkrankten	121
4.7.2	Reiß- und Knüllbilder	125
4.7.3	Papiercollagen	126
4.7.4	Bilder mit Naturmaterialien	127
4.7.5	Laubsägearbeiten	128
4.7.6	Perlenketten und -armbänder	129
4.7.7	Pompons aus Wollresten wickeln	130
4.7.8	Duftorangen	131
4.8	Aktivitäten des Alltags	132
4.8.1	Mahlzeiten zubereiten	134
4.8.2	Tisch decken und Nahrungsaufnahme	135
4.8.3	Geschirr abwaschen und abtrocknen	137
4.8.4	Wäsche pflegen	137
4.8.5	Raumpflege	138
4.8.6	Bürotätigkeiten	139
4.8.7	Den eigenen Körper pflegen	139
4.9	Weitere Angebote	141
4.9.1	Generationsübergreifende Arbeit	141
4.9.2	Feste feiern mit Demenzerkrankten	143
4.9.3	Geburtstage im Altenheim feiern	146
4.9.4	Religiöse Rituale	149
4.9.5	Therapeutischer Einsatz von Tieren	152
4.9.6	Gärtnern	155

5 Vorschläge für themenorientierte Gruppenstunden ... 159

5.1	Morgens im Bad	161
5.2	Berufe	164
5.3	Blumen	168
5.4	Tiere	171
5.5	Reisen	175
5.6	Essen und Trinken	178
5.7	Kleidung	182
5.8	Vornamen	184

Literatur ... 188

Materialliste ... 190

Register ... 197

DANKSAGUNG

Zahlreiche Personen unterstützten mich beim Schreiben dieses Buches, die an dieser Stelle unbedingt Erwähnung verdienen. Bedanken möchte ich mich bei meiner Familie, insbesondere bei meinen Eltern, für das stete Erinnern an Entspannungspausen und das Korrekturlesen. Dr. Katrin Radenbach hat mir mit den medizinischen Informationen über die Demenzerkrankung sehr geholfen. Michael Lange danke ich für das konstante Bereitstehen zur Reflexion des Buchinhalts. Das Fachlektorat führte Corina Mohr durch. Sie hat den Text auf Inhalt und Form überprüft, dafür danke ich ihr sehr. Nadja Nowotzin danke ich für Ergänzungen im Kapitel »Themenorientierte Gruppenstunden« und ihre Ideen für das Kapitel »Demenzbetroffenen erfolgreich vorlesen«. Ganz besonders bedanke ich mich bei allen Mitgliedern der Website über Ergotherapie bei Demenz – EbeDe.net (www.EbeDe.net). Ihre vielen Betätigungsideen für Demenzerkrankte bereichern dieses Buch. Den Mitgliedern des Fachkreises Ergotherapie und Demenz unter der Leitung der Demenzexpertin Gudrun Schaade danke ich für den inspirierenden Austausch.

Johanna Radenbach

1 EINLEITUNG

Betätigung ist ein menschliches Grundbedürfnis. Menschen mit fortgeschrittener Demenz haben jedoch durch kognitive Einschränkungen meist die Fähigkeit verloren, aus eigenem Antrieb heraus eine Tätigkeit zu beginnen und den eigenen Wünschen entsprechend aktiv zu werden – das ist ein typisches Merkmal ihrer Erkrankung. Betreuende Personen wie Ergotherapeuten, Altenpfleger, ehrenamtliche Helfer oder Angehörige sollen die nötige Unterstützung bieten. Ihnen hilft dieses Buch mit Fachwissen und vielen Ideen zur einfachen, kreativen und sinnvollen Aktivierung ihres Patienten, ihres kranken Familienmitglieds oder Freunds. Sie können seine Lebensqualität wieder steigern.

Die vorgestellten Tätigkeiten dienen aber auch dazu, verbliebene Fähigkeiten möglichst lange Zeit zu erhalten. Außerdem stabilisieren gelungene Aktivitäten das Selbstbewusstsein der oft verunsicherten Kranken und lenken ihren Antrieb in geordnete Bahnen. Gemeinsam erlebte Tätigkeiten fördern zudem die guten Beziehungen zwischen allen teilnehmenden Personen. Nicht zuletzt verhindern überlegt durchgeführte Aktivitäten, dass sich Betreuer im Umgang mit Demenzerkrankten hilflos fühlen. Gut abgestimmte Aktivierungen verleihen solchen Begegnungen die nötige Struktur. Zwar lassen sich krankheitsbedingte Einschränkungen dadurch nicht mehr aufheben. Aber bei allem gilt: Nicht das perfekte Resultat einer Tätigkeit zählt, sondern ein befriedigendes Tun.

Die Umsetzung der im Buch beschriebenen Aktivitäten kann und soll keine professionelle Behandlung vom Ergotherapeuten ersetzen. Nicht die »Therapie« sondern die »Aktivierung« des Demenzerkrankten steht im Mittelpunkt. Obgleich diesem Buch ein ergotherapeutischer Ansatz zugrunde liegt, können alle anderen Berufsgruppen, die mit Demenzerkrankten zu tun haben, die beschriebenen Aktivitäten problemlos anpassen. Damit das Buch nicht nur die beruflich in der Altenpflege tätigen Personen anspricht, erleichtert der Verzicht von Fachvokabular die Lektüre.

Oft wird die fehlende Zeit für Aktivitäten beklagt. Die meisten im Buch beschriebenen Aktivitäten sind jedoch zeitlich flexibel einsetzbar und deshalb auch gut für kurze Aktivierungen geeignet. Die Nutzung von Alltagsgegenständen oder selbst hergestellte Therapiematerialien ermöglicht die Aktivierung zu geringen Kosten.

Als Mitgründerin und Redakteurin der Online-Community »EbeDe.net – Ergotherapie bei Demenz« (www.EbeDe.net), konnte ich aus den vielen dort abgehaltenen Fachdiskussionen erkennen, welche Aktivitäten besonders erfolgreich sind. Das vorliegende Buch stützt sich auf meine Erfahrung als Ergotherapeutin in Seniorenheimen, auf die vielfältigen Beiträge dieser Website wie auch auf gängige Behandlungsverfahren für Demenzerkrankte.

Die eine Aktivität für Demenzerkrankte schlechthin gibt es nicht. Angesichts der Vielzahl an Konzepten und Modellen zur Betreuung und Therapie von Demenzerkrankten ist dieses Buch daher nicht auf ein bestimmtes Konzept festgelegt. Die Erfahrung vieler Experten zeigt, dass die Therapie und Betreuung von Demenzerkrankten am besten verläuft, wenn nicht ausschließlich nach einem bestimmten Schema gearbeitet wurde. Jeder Demenzerkrankte ist anders, was nicht alle Konzepte berücksichtigen. Der Therapeut oder Betreuer sollte den unterschiedlichen Methoden die Teile entnehmen, die am hilfreichsten sind. Doch trotz der Einzigartigkeit jedes Demenzerkrankten gibt es bei der Aktivierung einige Prinzipien, die immer gelten. Sie werden in diesem Buch aufgezeigt. Die Betreuungsperson muss den demenziell Erkrankten stets gut beobachten und gegebenenfalls einiges versuchen, bis sie die passenden Aktivitäten gefunden hat. Dabei hilft dieses Buch als Nachschlagwerk. Es bietet Anregungen, die den Erkrankten erfahrungsgemäß gut tun. Manche individuelle Tätigkeiten, die der Patient früher mit Freude ausgeübt hat, sind mittlerweile zu schwierig geworden. Oft lassen sie sich aber vereinfachen und an den Gesundheitszustand anpassen.

Die Voraussetzungen für ein erfolgreiches Aktivieren von Demenzerkrankten werden aber auch oft unterschätzt. Die Betreuungskräfte sollten nicht ohne Fachwissen und Vorüberlegungen den Erkrankten gegenübertreten und unbedacht mit ihnen eine Tätigkeit ausführen, die auf den ersten Blick sinnvoll erscheint. Hier ein Beispiel:

Eine Pflegekraft liest einer Gruppe von Demenzerkrankten im Seniorenheim das Märchen Schneewittchen vor. Ziel ist, dass die Bewohner interessiert zuhören und sich im Idealfall an das Märchen erinnern. Nach wenigen Sätzen schlafen fast alle Teilnehmer ein. Warum kam es zu diesem Fehlschlag? Die Pflegekraft wusste nicht, dass sich viele demenziell erkrankte Personen nicht allein durch Vorlesen angesprochen fühlen. Das Verstehen von Erzählungen erfordert begrifflich-logisches Denken und die Erfassung räumlich-zeitlicher Zusammenhänge. Diese Vermögen sind bei Menschen mit einer mittelschweren Demenz bereits erheblich eingeschränkt. Zusätzlich wirkt eine im ungünstigen Fall monoton klingende Vorlesestimme einschläfernd. Nachdem sich die Pflegekraft mit Hilfe von Fachliteratur mit der Aktivierung von Demenzerkrankten beschäftigt hat, setzt der Erfolg ein: Sie rekonstruiert das Märchen mit der Gruppe, indem die Teilnehmer bekannte Märchenzitate, wie etwa »Spieglein, Spieglein, an der Wand…« ergänzen und rhythmisch mitklatschen. Beim Satz »Weiß wie Schnee, rot wie Blut und schwarz wie Ebenholz« suchen die Teilnehmer die entsprechenden Farbkarten auf dem Tisch. Zur Sinnesstimulation reicht die Pflegekraft den Gruppenteilnehmern Materialien, die zum Märchen passen: Schneewittchen als Handpuppe, einen Gartenzwerg, einen Spiegel, einen Apfel, einen Kamm und einen Gürtel. Verglichen mit der ersten Situation wirken die Teilnehmer deutlich wacher. Manche Personen, die noch sprechen können, erzählen das Märchen mit und erproben die mitgebrachten Gegenstände. Andere, die wegen ihrer schweren Demenz nur noch wenig Kontakt zur Umwelt aufnehmen können, betasten interessiert die Materialien. Die Pflegekraft hilft ihnen dabei. Einige Teilnehmer kommunizieren sogar durch einfache Worte miteinander, was sie vorher kaum getan haben: Die Aktivierung ist also ein voller Erfolg.

Das Beispiel zeigt, wie die vorhandenen Fähigkeiten der Erkrankten geweckt werden können. Die Personen fühlen sich positiv angesprochen und herausgefordert. Gleichzeitig spüren sie, dass sie selbst noch aktiv am Leben teilnehmen. Eine umfangreiche Aktivierung Demenzerkrankter besteht aus vielfältigen Tätigkeiten. Ausführliche Anleitungen liefert das vierte Kapitel.

Nichts ist so gut, als dass es nicht noch verbessert werden könnte. Das gilt auch für dieses Buch. Anmerkungen, Anregungen und Verbesserungsvorschläge sind sehr willkommen, um sie in künftige Auflagen aufzunehmen. Bitte schicken Sie diese per E-Mail an die Adresse j.radenbach@ebede.net.

2 DEMENZ

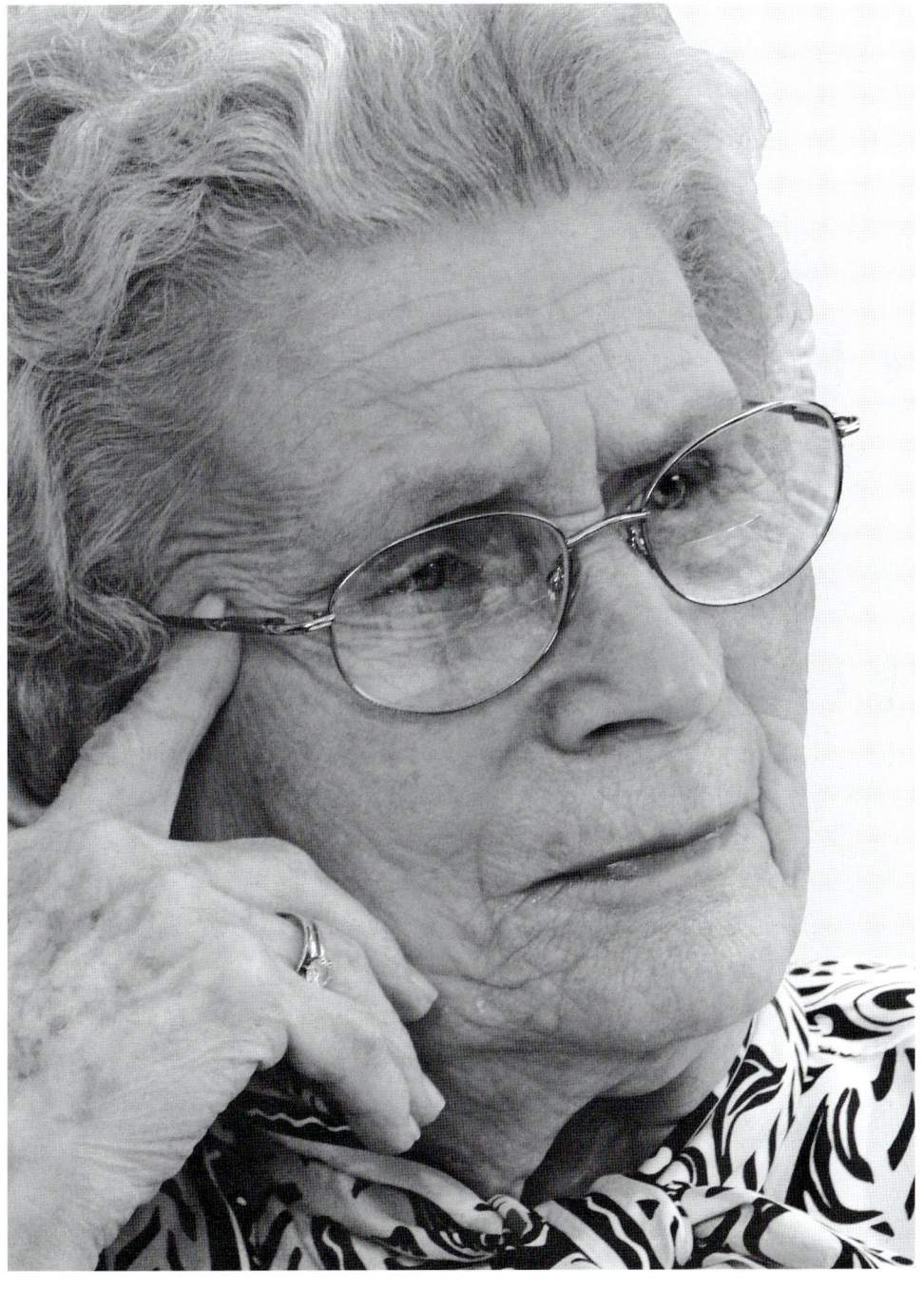

Betreuer von demenziell erkrankten Menschen müssen kein Expertenwissen über Demenzerkrankungen besitzen. Sie sollten aber über die Krankheit in ihren Grundzügen Bescheid wissen, um das oft befremdliche Verhalten der Patienten zu verstehen und typische Schwierigkeiten zu erkennen, die den Demenzerkrankten hindern, an Aktivitäten teilzunehmen. Es gibt zahlreiche Bücher über die Grundlagen von Demenz. Das folgende Kapitel ist speziell auf das erforderliche Wissen von Aktivitätsbegleitern ausgerichtet.

2.1 Was ist Demenz?

2.1.1 Begriff

Der Begriff »Demenz« stammt aus dem Lateinischen von »mens/mentis« und bedeutet übersetzt »Verstand« oder »Geist«. Wörtlich bedeutet Demenz somit »weg vom Geist« oder »ohne Geist«.

2.1.2 Diagnostik

Nach der aktuell gültigen *Internationalen Klassifikation der Krankheiten* (ICD-10) ist für die Diagnose einer Demenz die Beeinträchtigung des Kurz- und Langzeitgedächtnisses sowie des abstrakten Denkens erforderlich. Hinzu kommen Sprachstörungen (Aphasie), Unfähigkeit zum zweckmäßigen Handeln trotz intakter Fähigkeiten zu Einzelbewegungen (Apraxie), Wahrnehmungsstörungen trotz intakter Sinnesorgane (Agnosie) und Persönlichkeitsveränderungen. Die kognitiven Störungen werden in der Regel von einer Verminderung der Affektkontrolle sowie einer Störung des Antriebs und des Sozialverhaltens begleitet. Damit die Diagnosekriterien für eine Demenz erfüllt sind, muss der Erkrankte mindestens sechs Monate lang die aufgezählten Symptome aufweisen.

Die Demenz vom Alzheimertyp ist eine von vielen Demenzerkrankungen und mit 60 % die häufigste Demenzform. Letztlich kann erst nach umfangreichen Tests und Beratungsgesprächen eine Demenz festgestellt und anschließend Empfehlungen für Behandlungen mit den besten Erfolgsaussichten gegeben werden.

2.2 Entdeckung und Erforschung von Demenz

2.2.1 18. Jahrhundert

Gemäß der *Deutschen Alzheimergesellschaft e.V.* wurde der Begriff »Demenz« im 18. Jahrhundert in der Juristen- und Umgangssprache für jede Form geistiger Störung verwendet. Ende des 18. Jahrhunderts benutzten Ärzten den Begriff zur Bezeichnung eines Nachlassens der intellektuellen Kräfte und der Unfähigkeit zu logischem Denken. Lange Zeit wurde in der deutschsprachigen Psychiatrie nur das Endstadium des intellektuellen Abbaus als »Demenz« bezeichnet.

2.2.2 19. Jahrhundert

Demenz wurde erstmals von Alois Alzheimer (1864–1915), Psychiater und Gehirnpathologe, genauer erforscht. Er beobachtete die Erkrankung, beschrieb die neurologischen Veränderungen und untersuchte das Gehirn von Erkrankten nach ihrem Tod. Alzheimer begegnete 1901 der Patientin Auguste Deter, die ihn berühmt machte. Augustes Ehemann brachte sie in eine Frankfurter Anstalt, nachdem sie sich plötzlich stark verändert hatte: Auguste konnte die einfachsten Dinge im Haushalt nicht mehr verrichten. Sie versteckte alle möglichen Haushaltsgeräte. Sie sprach davon, verfolgt und belästigt zu werden und belästigte selbst in aufdringlicher Weise die Nachbarschaft. Alzheimer stellte fest, dass die Patientin keine Orientierung hinsichtlich Zeit und zu ihrem Aufenthaltsort hatte. Sie erinnerte sich kaum an Einzelheiten aus ihrem Leben und gab oft Antworten, die in keinem Bezug zur Frage standen. Augustes Stimmungen wechselten schnell zwischen Euphorie, Argwohn, Furcht und Weinerlichkeit. Man konnte sie nicht allein durch die Anstalt gehen lassen, da sie den anderen Patienten ins Gesicht fasste. Alzheimer war schon vor dem Zusammentreffen mit Auguste geistig verwirrten Menschen begegnet. Er nahm den Zustand dieser Menschen aber als eine natürliche Gegebenheit an, weil die Patienten oft über 70 Jahre alt waren. Augustes Zustand interessierte ihn, denn zum Zeitpunkt ihrer Aufnahme in die Anstalt war sie erst 51 Jahre alt. Nach ihrem Tod untersuchte Alzheimer ihr Gehirn. Die Obduktion ergab eine Reihe von Anormalitäten: Die Hirnrinde war dünner als gewöhnlich. Außerdem waren Ablagerungen eigentümlicher Stoffwechselprodukte in Form von Plaques zu finden. Er gab dem Krankheitsbild einen Namen: »Die Krankheit des Vergessens«.

2.2.3 20. Jahrhundert

Erst gegen Ende des 20. Jahrhunderts rückte die Erkrankung in das Interesse der Öffentlichkeit. Die Demenzerkrankungen berühmter Persönlichkeiten, wie zum Beispiel die der Schauspielerin Rita Hayworth, spielten dabei eine wichtige Rolle. Seitdem wurden unterschiedliche Medikamente zur Demenzbehandlung entwickelt. Keines davon kann bislang die primäre Demenz (siehe Kapitel 2.4.1) heilen. Sie tragen jedoch zur Verzögerung des Krankheitsverlaufs bei (Schaade 2008).

2.3 Aktuelle Zahlen und Krankheitslehre

2.3.1 Häufigkeit

Laut der *Deutschen Alzheimergesellschaft e. V.* leben gegenwärtig etwa 1 Million demenzerkrankte Menschen in Deutschland. In der Literatur wird Demenz als eine der häufigsten Alterserkrankungen beschrieben. Jährlich treten mehr als 250.000 Neuerkrankungen auf. Sofern kein Durchbruch in der Therapie gelingt, wird sich diese Zahl bis zum Jahr 2050 verdoppeln. Mit zunehmendem Alter nimmt die Wahrscheinlichkeit zu, an Demenz zu erkranken. Etwa bei jedem dritten 65 Jahre alten Menschen tritt im weiteren Altersverlauf eine Demenz auf.

2.3.2 Ursachen

Eine primäre Demenz (siehe Kapitel 2.4.1) wird durch pathologische Eiweißablagerungen (degenerative Demenz) oder durch Verengungen von Gefäßen im Gehirn (vaskuläre Demenz) hervorgerufen. Noch immer ist die Ursache dieser Veränderungen im Gehirn nicht sicher bekannt, daher gibt es noch keine Möglichkeiten, die Erkrankung zu stoppen. Die Symptome können durch eine frühzeitige Diagnose, durch geeignete Medikation sowie durch vielfältige Formen der nicht-medikamentösen Therapie und auch durch neue Wohn- und Lebensformen gelindert, aber nicht beseitigt werden. Da die Zahl der Demenzerkrankten steigt, richtet sich die Aufmerksamkeit der Gesellschaft zunehmend auf diese Erkrankung. Dies bedeutet, dass jetzt die Forschung ein größeres Gewicht erhält, um Ursachen weiter aufzuklären und geeignete Therapieformen zu entwickeln.

2.3.3 Risikofaktoren

Ein hohes Lebensalter ist das größte Risiko, an einer Demenz zu erkranken. Frauen sind häufiger betroffen als Männer, was in der höheren Lebenserwartung begründet ist. Die Wahrscheinlichkeit, an Demenz zu erkranken ist größer, wenn ein Familienmitglied die Erkrankung bereits hatte. Erbliche Faktoren spielen bei der Demenz insgesamt aber eine geringe Rolle. Außerdem können folgende Faktoren das Risiko für eine vaskuläre Demenz und eine degenerative Demenz leicht erhöhen: hoher Blutdruck, Rauchen, übermäßiger Alkoholkonsum, Adipositas, Diabetes mellitus und Herzerkrankungen (zum Beispiel Herzinsuffizienz, Herzinfarkt).

2.3.4 Vorbeugung

Bislang gibt es keinen absoluten Schutz davor, an Demenz zu erkranken. Doch nicht jeder Mensch, bei dem sich typische demenzielle Veränderungen (Eiweißablagerungen) im Gehirn finden, leidet unter einer Demenz. Das liegt laut vieler Demenzexperten vermutlich daran, dass bei manchen Personen das Gehirn leistungsfähiger ist. Aber auch körperliche Bewegung kann in einem geringen Maße einer Demenz entgegenwirken. Bereits leichte körperliche Betätigung – wie etwa Spazierengehen – verringert das Risiko einer Demenzerkrankung im Alter. Experten begründen die positive Wirkung regelmäßiger und leichter Bewegung mit der dadurch verbesserten Durchblutung des Gehirns. Des Weiteren hat sich gezeigt, dass eine ausgewogene, fett- und cholesterinarme Ernährung mit viel Obst und Gemüse einer Demenz vorbeugen kann.

2.4 Demenzarten

Demenzerkrankungen können je nach Ursache (siehe 2.3.2) in primäre und sekundäre Demenzen eingeteilt werden.

2.4.1 Primäre Demenz

Primäre Demenzen machen den größten Anteil der Demenzen aus und sind nach heutigem Kenntnisstand unheilbar. Primäre Demenzen werden in **degenerative** und **vaskuläre Demenzen** unterteilt. Von einer **gemischten Demenz** wird gesprochen, wenn sich eine degenerative mit einer vaskulären Demenz verbindet. Zu den degenerativen Demenzen gehört in erster Linie die Demenzerkrankung vom Alzheimer-Typ. Vaskuläre Demenzen – hervorgerufen durch Veränderungen kleiner Blutgefäße im Gehirn – werden häufig als »Multi-Infarkt-Demenzen« bezeichnet.

2.4.2 Sekundäre Demenz

Sekundäre Demenzen machen einen geringen Teil der Demenzen aus. Zu dieser Kategorie gehören Demenzen, die Folge einer anderen Grunderkrankung sind, das heißt deren auslösende Ursache im Gegensatz zu den primären Demenzen außerhalb des Gehirns liegt. Beispiele für solche auslösenden Ursachen sind zum Beispiel Tumore, Stoffwechselerkrankungen, Depression, Schädelhirntraumata, entzündliche Erkrankungen des zentralen Nervensystems und Vergiftungserscheinungen durch Alkohol-, Drogen-, oder Medikamentenmissbrauch. In vielen Fällen sind die Grunderkrankungen zumindest teilweise behandelbar, was möglicherweise auch einen Rückgang der speziellen Demenzsymptomatik zur Folge haben kann. Das vorliegende Buch richtet sich überwiegend an Betreuer von Patienten mit einer primären Demenz.

2.5 Krankheitsverlauf

Abhängig vom Ausprägungsgrad der Krankheitssymptome werden Demenzen in leichte, mittelschwere und schwere Formen unterschieden. Die Krankheitsdauer liegt zwischen drei und fünfzehn Jahren. Während eine vaskuläre Demenz in der Regel abrupt beginnt, entwickelt sich die Alzheimer-Krankheit schleichend. Die Übergänge von einem in das nächste Stadium sind fließend und schwer voneinander abgrenzbar.

2.5.1 Leichte Demenz

Eine leichte Demenz beginnt mit leicht verminderten Gedächtnisleistungen. Zusätzlich können Störungen des zeitlichen und räumlichen Orientierungsvermögens und der Wortfindung auftreten. Zeitliche Orientierungsstörungen treten tendenziell vor den räumlichen auf. Bei der täglichen Lebensführung treten häufiger Fehler oder Irrtümer auf: So werden kürzlich mitgeteilte Informationen, wie beispielsweise Termine, vergessen oder Gegenstände verlegt. Die Erkrankten nehmen wahr, dass sie sich nicht mehr auf ihre Fähigkeit zu denken verlassen können. Das stürzt sie häufig in eine Depression. Nach außen hin können die Betroffenen zu dieser Zeit meistens noch eine Fassade durch kleine Notlügen oder Ausreden aufrechterhalten. Mitmenschen, die mit den Betroffenen nicht ständig unmittelbaren Kontakt haben, stellen deshalb oft noch keine Auffälligkeiten fest. Durch Vermeidung einer Reizüberflutung mittels Rückzug in die eigene Wohnung versucht der Erkrankte häufig die Defizite zu kompensieren. Obwohl schon in dieser Phase Beeinträchtigungen in der Arbeit und im Freizeitverhalten auftreten, kann die Selbstständigkeit im täglichen Leben weitgehend bewahrt werden.

2.5.2 Mittelschwere Demenz

Bei einer mittelschweren Demenz kommen die Betroffenen nicht mehr ohne fremde Hilfe zurecht. Sie sind zeitlich, örtlich und meistens auch situativ desorientiert. Die Unfähigkeit zum zweckmäßigen Handeln verhindert das Ausführen alltäglicher Verrichtungen (Wojnar 2007) wie beispielsweise Körperpflege oder Freizeitaktivitäten. Die Patienten vergessen, wie Sätze formuliert werden; sie sprechen unzusammenhängende Satzteile und einzelne Worte. Es kann zu wiederholten Fragen und ständigem Rufen (Schaade 2008) kommen. Gegenstände, wie zum Beispiel eine Kaffeemaschine, werden nicht mehr erkannt und können deshalb nicht mehr zweckgerichtet benutzt werden (Apraxie). Die Erkrankten bemerken, dass etwas mit ihnen nicht stimmt, sind aber nicht mehr zum kritischen Reflektieren im Stande. Das macht sie aggressiv. Persönlichkeitsveränderungen treten auf. So wird beispielsweise aus einem sehr ruhigen Menschen eine aggressive Person. Es entstehen Gefahrenquellen wie zum Beispiel das Verwechseln eines offenen Fensters mit einer Tür oder von Putzmitteln mit Getränken. Bereits bei einer mittelschweren Demenz erkennen die Erkrankten unter Umständen ihre Familienmitglieder nicht mehr.

2.5.3 Schwere Demenz

Im schweren Stadium einer Demenz ist das Ausführen einfachster alltäglicher Handlungen in allen Lebensbereichen nicht mehr möglich. Die Körperwahrnehmung ist stark beeinträchtigt, Betroffene verlieren die Kontrolle über ihre Körperausscheidungen. Sie vergessen wie sie sich hinlegen, gehen, stehen oder essen können. Sie geben nur noch einzelne Laute von sich oder verstummen ganz. Häufig ist die Muskelspannung (Muskeltonus) im ganzen Körper erhöht, und es werden keine gezielten und dosierten Bewegungen mehr vollzogen. Durch das Verlieren der Bewegungsfähigkeit können die Gelenke versteifen (Kontrakturenbildung). Hiervon sind meistens die Arme und Beine im Ellenbogen- und Kniegelenk zuerst betroffen. Die Erkrankten leben in einer Art »Traumwelt« (Wojnar 2007). Sie wirken abwesend, nehmen kaum Kontakt zu ihrer Umwelt auf und reagieren nur gering auf Reize. Es kommt zu einem allgemeinen körperlichen und geistigen Verfall. Die Betroffenen sterben häufig an Lungenentzündung, Herzversagen oder Niereninsuffizienz.

3 GRUNDLAGEN ZUR AKTIVIERUNG VON DEMENZERKRANKTEN

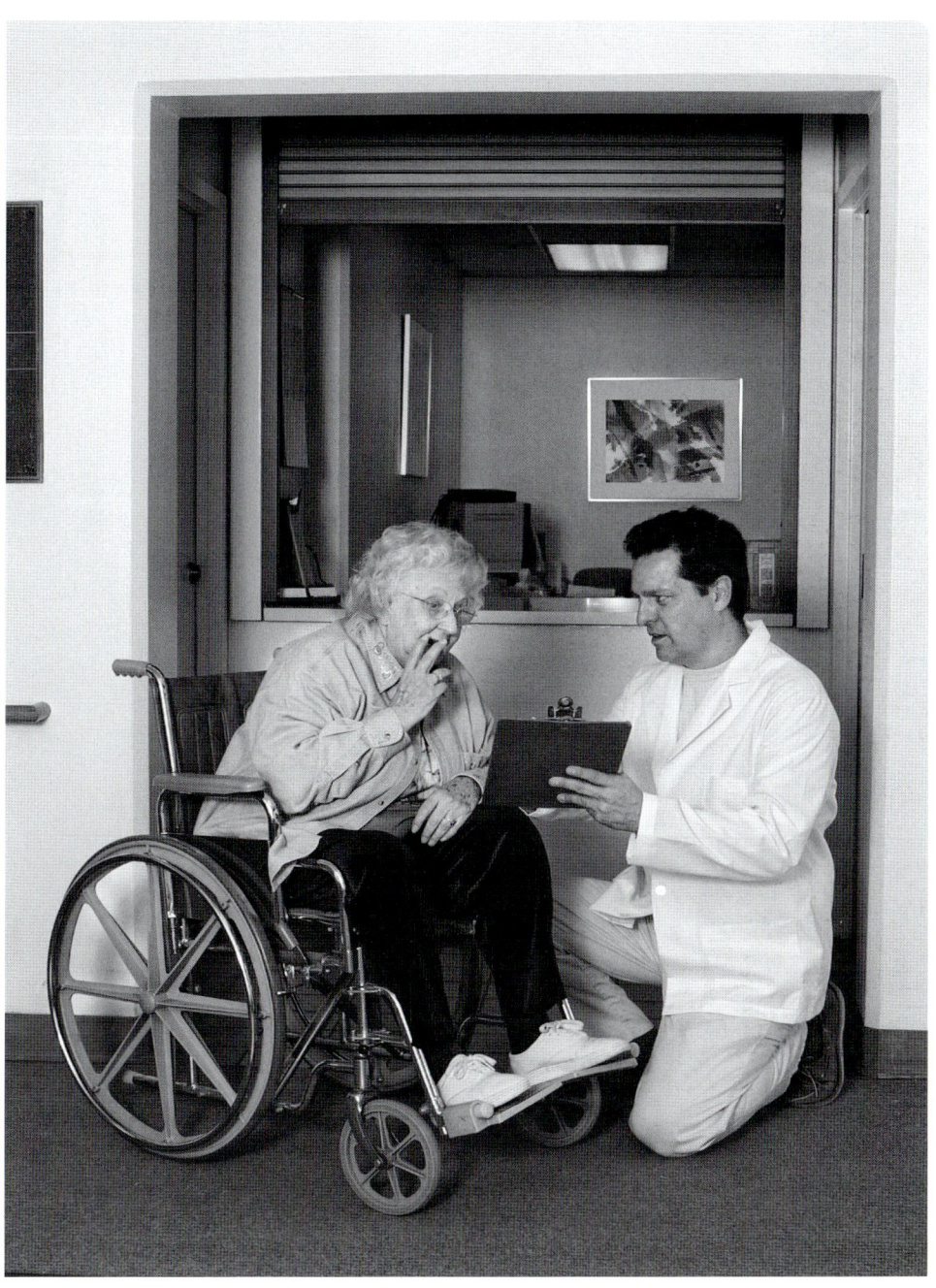

3.1 Verbliebene Fähigkeiten ermitteln

Egal ob Sie als Ergotherapeut, Altenpfleger, als ehrenamtliche Hilfe arbeiten oder es sich um einen Familienangehörigen handelt: Bevor Sie sich mit dem Demenzerkrankten betätigen, sollten Sie in Erfahrung bringen, wie gut seine Fähigkeiten in unterschiedlichen Bereichen noch ausgeprägt sind. Nur dadurch können Sie der Person Aktivitäten anbieten, bei denen sie weder über- noch unterfordert ist. Durch das Ermitteln von Fähigkeiten und Kompetenzbereichen werden auch Ziele für die Aktivitäten definiert. Optimalerweise führen Sie Aktivitäten nicht nur mit dem Ziel durch, dass der Demenzerkrankte in irgendeiner Weise beschäftigt ist. Er soll auch aktiv sein, um Fertigkeiten wie zum Beispiel Konzentration, Kommunikation oder Motorik möglichst lange zu erhalten. Eine Verbesserung der Fähigkeiten ist allerdings nicht möglich, da die Demenzerkrankung unaufhörlich fortschreitet.

Ergotherapeuten dokumentieren nach jeder Behandlungseinheit das Verhalten des Patienten und führen zur Ermittlung der Fähigkeiten eine schriftliche Befunderhebung anhand eines Befundbogens oder ergotherapeutischen Modells durch. Bei dieser Befunderhebung werden Fähigkeiten beobachtet oder getestet, wie zum Beispiel Motorik, Verhalten und Kognition.

Literaturtipp: »Ergotherapie bei Demenzerkrankungen« von Gudrun Schaade, 4. Auflage, Springer 2009. Das Buch vermittelt ein fundiertes, praxisorientiertes Förderkonzept für die Arbeit mit Demenzpatienten und enthält einen Bogen zur ergotherapeutischen Befunderhebung.

Eine ergotherapeutische Befunderhebung gehört nicht in den Arbeitsbereich von Altenpflegern, ehrenamtlichen Helfern oder Familienangehörigen. Diese Gruppen ermitteln deshalb durch Beobachten die Fähigkeiten der Personen.

Folgende Bereiche sollten beobachtet, beurteilt und am besten mit Kollegen oder Angehörigen des Erkrankten thematisiert werden:
- Äußeres Erscheinungsbild (beispielsweise Körperpflege, Kleidung, Gesichtsfarbe)
- Ausdruck (beispielsweise Stimme, Blick, Mimik, Körperhaltung)
- Mobilität (Hypermobilität, Hypomobilität)
- Grobmotorik (beispielsweise Beweglichkeit, Spasmus, Muskeltonus)
- Feinmotorik (beispielsweise Beweglichkeit der Finger, Hand-Hand-Koordination, Hand-Auge-Koordination)
- Kognition (beispielsweise Konzentration, Merkfähigkeit, Orientierung, Auffassungsvermögen)
- Sprache (beispielsweise Lautstärke, Formulierung der Sätze)
- Wahrnehmung (Sehen, Hören, Tasten, Fühlen, Riechen, Schmecken)
- Selbstständigkeit (beispielsweise Essen, Trinken, Anziehen, Waschen)

- Verhalten gegenüber Personal
- Verhalten gegenüber Mitpatienten
- Verhalten außerhalb der Häuslichkeit

Nach dem Erfassen der Fähigkeiten setzt der Betreuer Ziele für den Demenzerkrankten und wählt passende Aktivitäten für ihn aus.

3.2 Auswahl und Ziele der Aktivitäten

Die angebotenen Aktivitäten sollten unbedingt bestimmte Ziele verfolgen. Den Demenzerkrankten lediglich in irgendeiner Weise zu beschäftigen, wäre kein ausreichend adäquates Ziel. Welche Aktivität die Betreuungsperson auswählt und welches Ziel dadurch erreicht werden soll, hängt vorrangig vom Interesse des Demenzerkrankten, vom Schweregrad seiner Erkrankung und den bereitstehenden Medien ab. Dem Betreuer muss bewusst sein, dass der Demenzerkrankte keine Fähigkeiten wiedererlangen oder verbessern kann. Durch eine regelmäßige und gute Aktivierung schreiten die Auswirkungen der Demenzerkrankung aber langsamer fort als ohne Aktivierung. Hauptziel ist immer das Fördern der Fähigkeiten oder Kompetenzen des Erkrankten und das Sicherstellen einer möglichst hohen Lebensqualität und Lebensfreude.

3.2.1 Leichte Demenz

Bei leichter bis mittelschwerer Demenz sind Gruppenaktivitäten beispielsweise zu jahreszeitlichen Themen gut geeignet (siehe Kapitel 5). Bei einer leichten Demenz versucht der Betreuer die Orientierung zur Person, Situation, Zeit und zum Ort zu stützen. Des Weiteren stabilisiert er das Langzeitgedächtnis durch Biografiearbeit (siehe Kapitel 4.1). Die Stabilisierung des Kurzzeitgedächtnisses ist bei der Aktivierung von Demenzerkrankten kein Schwerpunkt, da das Kurzzeitgedächtnis schnell an Leistung verliert. Die Kommunikation regt der Betreuer durch Gesprächsangebote an. Sinnvoll sind in diesem Demenzstadium auch Aktivitäten aus dem Alltag (siehe Kapitel 4.7). Tätigkeiten, die der Demenzerkrankte vorschlägt, können vom Betreuer aufgegriffen und unterstützt werden. Kochen, Backen oder Zusammenlegen von Wäsche ist möglich. Des Weiteren sollte der Betreuer Hobbies unterstützen, damit der Erkrankte seinen Interessen weiter nachgehen kann (siehe Kapitel 4.6 und 4.8). Viele Demenzerkrankte greifen nach der Diagnosestellung alte Hobbies wieder auf, um aktiv zu bleiben. Malen, Gartenarbeit oder die Pflege von Haustieren ist hier denkbar. Dabei sollte der Betreuer den Demenzerkrankten so viel wie möglich selbst tun lassen. Er muss aber gleichzeitig aufpassen, den Erkrankten nicht zu überfordern. Da bei einer leichten Demenz die kognitiven Einschränkungen häufig nicht gleich ersichtlich sind, besteht die zunehmende Gefahr der Überforderung.

3.2.2 Mittelschwere Demenz

Vor dem Betätigungsangebot sollten sich Betreuende unbedingt über die Biografie des Betroffenen informieren, um Aktivitäten auszuwählen, die den Erkrankten interessieren und bei der Ausführung bestenfalls Erinnerungen wecken (siehe Kapitel 4.1). Dadurch können noch gespeicherte Denk- und Bewegungsprozesse abgerufen werden. Eine Hausfrau hat beispielsweise mit einer großen Wahrscheinlichkeit Freude am Zusammenlegen von Kleidung, während ein Büroangestellter vermutlich kein Interesse an dieser Tätigkeit hegt. Er durchlöchert stattdessen gern Papierblätter mit einem Locher oder heftet sie mit Büroklammern zusammen. Dabei wird vor allem die Konzentration und Aufmerksamkeit gefördert. Tätigkeiten mit mehreren Arbeitsschritten – egal ob biografieorientiert oder nicht – werden für den Patienten jedoch immer schwieriger, da die Planung aufeinander folgender Handlungen nicht mehr möglich ist. Der Erkrankte darf in keiner Weise auf Fehler hingewiesen werden, das beeinträchtigt sein Selbstvertrauen. Es spielt keine Rolle, ob Außenstehende die Tätigkeit als sinnvoll beurteilen. Es geht bei der Betreuung von Demenzerkrankten auch nicht um »falsch« und »richtig«, sondern um die Befriedigung durch die gerade ausgeführte Tätigkeit und ihre Förderung.

Des Weiteren nehmen Rituale bei mittelschwerer Demenz einen großen Stellenwert ein. Unter Ritualen sind in diesem Zusammenhang sich ständig wiederholende Aktivitäten zu verstehen, die Lebensbereiche strukturieren, Orientierung sowie den sozialen Zusammenhalt und die Kommunikation stärken. So ist das Begrüßen und Verabschieden per Handschlag ein schönes Ritual, das auch bei weit fortgeschrittener Demenz häufig noch abrufbar ist. Ein Abschlusslied am Ende einer Gruppenstunde kann als Ritual Sicherheit schaffen (siehe Kapitel 4.1). Durch Sprichwörter und Reime (siehe Kapitel 4.2) regt der Betreuer die Sprache der demenziell erkrankten Person an, die immer stärker in Mitleidenschaft gezogen wird. Bewegungsaktivitäten (siehe Kapitel 4.3), wie zum Beispiel Ball- oder Luftballonspiele, fördern die Körperwahrnehmung und bauen körperliche Unruhe ab.

3.2.3 Schwere Demenz

Da sich Demenzpatienten im fortgeschrittenen Stadium nicht mehr zu ihrer Biografie äußern können, muss sich der Betreuer bei Angehörigen oder Freunden informieren (siehe Kapitel 4.1.1). Je weiter die Demenz fortschreitet, desto stärker stößt die Biografiearbeit an ihre Grenzen. Der Erkrankte verliert sein Langzeitgedächtnis. Die Mitmenschen müssen andere Wege finden, um sich Zugang zum Demenzerkrankten zu verschaffen, damit er nicht in die Isolation gerät. Hierfür ist die Sinnesstimulation gut geeignet (siehe Kapitel 4.5). Angebote dieser Art können sprachunabhängig sein und führen dann mit einer geringeren Wahrscheinlichkeit zur Überforderung. Maßnahmen zur Sinnesstimulation sind beispielsweise das Befühlen von Alltagsgegenständen oder ein Schunkeln zur Lieblingsmusik. Ziele sind die Förderung der Körperwahrnehmung, das Abbauen von Unruhe und Ängsten sowie die Minderung der Körperanspannung (Tonus). Bei einer schweren Demenz muss oder kann die betroffene Person nicht augenscheinlich aktiv sein, um ein Wohlgefühl zu erfahren. Auch wenn Schwerstbetroffene nicht tätig sind, genießen sie eventuell eine Tätigkeit einer anderen Person an ihnen. Sie mögen zum Beispiel das Streichen über die Arme mit einem Waschlappen oder einer weichen Bürste. Wenn die kognitiven Fähigkeiten des Demenzerkrankten fast erloschen sind, bleibt ihm bis zum Ende die Kompetenz, über Empfindungen und auf Außenreize zu reagieren. Der Betreuer merkt etwa durch einen entspannten Gesichtsausdruck oder eine ruhige Atmung, ob die Maßnahme gefällt.

Kann die erkrankte Person nicht mehr selbst essen, ist aber in einem Arm beweglich, führt der Betreuer die Hand, die das Besteck hält, anstatt zu füttern (siehe Kapitel 4.7.2). So werden in dieser Alltagstätigkeit mehr Informationen über den eigenen Körper wahrgenommen.

3.3 Umgang mit Demenzerkrankten

Eine wichtige Basis jeglicher Unterstützungsangebote in der Dementenbetreuung ist der richtige Umgang mit den Erkrankten. Dafür gibt es kein Patentrezept, weil jeder Demenzerkrankte anders ist und individuell behandelt werden muss. Allerdings existieren einige Grundregeln für einen adäquaten Umgang, die in diesem Kapitel aufgezeigt werden. Betreuer müssen demenzgerecht motivieren und kommunizieren können. Die Motivation des Erkrankten soll aufrechterhalten werden. Gleichzeitig muss der Betreuer erspüren, wenn die Person gerade keiner Aktivität nachgehen möchte. Des Weiteren sollen Betreuer bestimmte Kommunikationsprinzipien einhalten, um eine vertrauensvolle Beziehung mit dem Demenzerkrankten zu führen und Missverständnissen vorzubeugen. Im folgenden Kapitel sind Motivations- und Kommunikationstipps aufgeführt, zusammengefasst aus der Demenzliteratur (siehe Literaturverzeichnis am Ende des Buchs) und meiner eigenen Erfahrung mit Demenzerkrankten.

3.3.1 Motivation

Wertschätzende Grundhaltung: Dem Demenzerkrankten Empathie entgegenbringen. Er muss das Gefühl haben, so akzeptiert zu werden, wie er ist.
1. ***Ressourcenorientiert arbeiten:*** Auf das konzentrieren, was der Demenzerkrankte noch tun kann, statt auf das, was ihm nicht mehr möglich ist. Eine Aktivität sofort abbrechen, wenn der Demenzerkrankte sie nicht mehr ausführen kann.

2. *Nicht das Ergebnis, sondern der Weg zählt:* Es kommt nicht darauf an, was getan wird und wie das Endprodukt aussieht (zum Beispiel ein gemaltes Bild), sondern auf den Aktivierungsprozess selbst. Die Freude an der Aktivität steht im Vordergrund.
3. *Aktivitäten sind freiwillig:* Personen freundlich zu Aktivitäten auffordern, aber keinesfalls dazu drängen, sonst entsteht nur Widerstand.
4. *Auch Nichtstun befriedigt:* Durch vegetative Zeichen, wie zum Beispiel eine erhöhte Muskelspannung oder schnelleres Atmen, wird einem Betreuer deutlich, ob der Schwersterkrankte seine Ruhe haben möchte.
5. *Aktivitäten können kurz sein:* Aufgrund einer geringen Aufmerksamkeitsspanne fällt es manchen Kranken schwer, längere Zeit eine Tätigkeit auszuführen. Ein Betreuer kann dann ein Repertoire von mehreren kurzen Aktivitäten entwickeln, die im Tagesverlauf effektiv angewandt werden.
6. *Mitarbeiter haben Spaß an ihrer Arbeit:* Bei allen Aktivitäten ist es wesentlich, dass der Betreuer selbst Lust auf diese hat. Demenzkrankte haben ein sicheres Gespür dafür, ob etwas lustlos dargeboten wird oder ob ein echtes Engagement dahinter steckt.
7. *Immer das Gleiche tut gut:* Das gilt sowohl für die Umgebung wie auch für den täglichen Ablauf. Rituale – sofern sie tatsächlich langfristig eingehalten werden können – bewirken ein Gefühl der Sicherheit.
8. *Komplimente machen:* Die demenzkrankte Person loben, um ihre Motivation aufrechtzuerhalten und das Selbstvertrauen zu stärken. Versteht der Erkrankte nicht mehr den ausgesprochenen Inhalt, bemerkt er aber wahrscheinlich den positiven Ton.
9. *Meinungen und Ansichten erfragen:* Auch wenn die Person nicht mehr verbal kommunizieren kann, versteht sie eventuell die gestellten Fragen. Durch das Erfragen der eigenen Meinung fühlt sich der Demenzkrankte respektiert. Schließlich geht es bei der gesamten Aktivierung um sein persönliches Wohlbefinden und ohne dieses geht kaum etwas.
10. *Berücksichtigen der Lebensgeschichte:* Informationen über die Biografie, Gewohnheiten und Wertvorstellung einholen. Mit diesem Wissen ausgestattet, kann der Betreuer sinnvolle Aktivitäten auswählen oder eine Aktivität individualisieren.
11. *Möglichst viele Sinne einbeziehen:* Durch die Stimulation der Sinne (Fühlen, Sehen, Hören, Riechen, Schmecken) nimmt sich der Demenzkrankte intensiver wahr.
12. *Generationsübergreifende Arbeit:* Senioren und Kinder profitieren oftmals davon, eine Tätigkeit gemeinsam auszuführen. Viele demenziell erkrankte Personen freuen sich darüber, wenn sie jüngeren Menschen bei der Erledigung einer Aufgabe helfen können.

3.3.2 Kommunikation

1. *Begrüßung per Handschlag:* Das »Handgeben« ist im Langzeitgedächtnis als eine positive Geste fest abgespeichert.
2. *Demenzgerecht formulieren:* Kurze Sätze, einfacher Satzbau, immer nur eine Mitteilung pro Satz, keine Fremdwörter, langsames und deutliches Sprechen (viele ältere Menschen sind schwerhörig).
3. *Frontal ansprechen:* Die Person von vorne oder von der Seite ansprechen. Nie von hinten, um ein Erschrecken zu vermeiden.
4. *Mit Namen ansprechen:* Das häufige Nennen des Namens der erkrankten Person stärkt ihr Identitätsgefühl und lässt eine persönlichere Beziehung zwischen den Gesprächspartnern entstehen.
5. *Nicht zu viele Wahlmöglichkeiten geben:* Mehr als zwei Wahlmöglichkeiten überfordern in der Regel Personen mit einer mittelschweren Demenz.
6. *Hilfe bei Wortfindungsstörungen:* Fehlendes Wort anbieten, das Gemeinte umschreiben oder zeigen lassen, bei Aufregung das Thema wechseln oder die Person ablenken.
7. *Blickkontakt aufnehmen:* Blickkontakt in der Gruppe und im Einzelgespräch ist wichtig, um Verunsicherung vorzubeugen.
8. *Vertrauen durch Dialekt:* Eine Unterhaltung im Dialekt aus der Heimat des Erkrankten kann Vertrauen vermitteln.
9. *Zeit mitbringen:* Demenzerkrankte benötigen ausreichend Zeit zur Kommunikation. Lieber mit Geduld auf Reaktionen warten ohne gleich nachzufragen.
10. *Auf Aktualität achten:* Wünsche und Bitten erst kurz vor dem Zeitpunkt, zu dem sie ausgeführt werden sollen, äußern.
11. *Keine Negationen und Warum-Fragen:* Zurückweisungen und ein »Nein« vermeiden. Fragen mit »warum« und »weshalb« unterlassen. Somit setzt man den Demenzerkrankten nicht der Peinlichkeit aus, auf Fragen keine Antwort zu wissen.
12. *Gefühlsbetonte Kommunikation:* Gerade demenzerkrankte Menschen, die den Sinn von Sätzen manchmal nicht mehr begreifen, spüren die dahinter liegenden Gefühle umso deutlicher.
13. *Auf emotionale Bedürfnisse reagieren:* Sich auf die ständig wechselnden emotionalen Befindlichkeiten einlassen und die hinter den verwirrten Äußerungsformen liegenden Gefühle erspüren. Wenn ein Demenzerkrankter sich zu freuen scheint, beispielsweise sagen »da freuen Sie sich sehr«.
14. *Gefühle spiegeln:* Trauer oder Freude durch das Einnehmen derselben Mimik oder Körperhaltung als Echo zurückgeben. Der Demenzerkrankte erlebt dadurch, dass seine Gefühle ernst genommen werden.
15. *Berühren:* Der Demenzerkrankte fühlt sich durch Berühren des Arms manchmal stärker angesprochen, als nur durch die Sprache. Leichte und gut dosierte Berührungen (nicht von hinten) schaffen auch Zuneigung und Vertrauen.

16. **Optimistisch kommunizieren:** Traurige und bedrohliche Botschaften des Demenzerkrankten abschwächen und ihn gleichzeitig ernst nehmen. Humor in die Kommunikation mit einfließen lassen. Eine positive Sprache verwenden: Lieber sagen »Wir laufen in diese Richtung« anstatt »Laufen Sie nicht in jene Richtung«.
17. **Aggressionen akzeptieren:** Kleine Aggressionen sind nicht immer negativ zu deuten, sie sind ein Ausdruck von Lebendigkeit und erlauben eventuell einen Rückschluss auf das Erleben und Empfinden des Erkrankten. Ständiges Aggressionspotenzial ist dagegen zu hinterfragen. Überforderung und Schmerzen können die Gründe sein.
18. **Respektvoller Umgang:** Nicht in Anwesenheit der erkrankten Person über sie sprechen.

3.4 Organisatorische Bedingungen

Die Gestaltung einer angenehmen Atmosphäre nimmt bei der Betreuung von Demenzerkrankten viel Bedeutung ein. Demenzerkrankte verfügen über ein feines Gespür für die Atmosphäre, die in einem Raum oder einer Gruppe herrscht (Trilling et al. 2001).

3.4.1 Gründe für die Einzel- oder Gruppenaktivierung

Die meisten in diesem Buch beschriebenen Aktivitäten können sowohl für Einzel- als auch für Gruppenaktivierungen eingesetzt werden. Bevor Sie mit der demenziell erkrankten Person tätig werden, sollten Sie sich genau überlegen, ob für diese eine Betätigung eher in der Gruppe oder in der Einzelsituation geeignet ist. Bei einer schweren Demenz ist eine Einzelaktivierung vorzuziehen, da intensive Betreuung und körperliche Berührungen wichtig sind, um einen effektiven Kontakt herstellen zu können. Auch für Personen mit sowohl starkem Bewegungsdrang, die ständig umherlaufen (Akatisie), als auch für Personen mit ausgeprägten Verhaltensauffälligkeiten ist eine Einzelaktivierung besser geeignet. Sie würden eine Gruppe sprengen, denn die gesamte Aufmerksamkeit der Betreuer müsste sich auf diese Personen richten. Der Vorteil bei Aktivitäten in Gruppen besteht darin, dass soziale Kompetenzen stärker gefördert werden und mehrere Personen gleichzeitig von Ihrem Angebot profitieren. Personen mit Demenz ziehen sich besonders im Anfangsstadium von ihren Mitmenschen zurück. Eine Gruppe wirkt dem entgegen. In manchen Fällen ist es sinnvoll, demenziell Erkrankten sowohl Einzel- als auch Gruppenaktivierungen anzubieten (Schaade 2008).

Egal ob Einzel- oder Gruppenaktivität: Versuchen Sie, interessierte Angehörige oder Besucher des Erkrankten immer einzubeziehen. Die Personen sind meistens darüber erstaunt, was ihr Angehöriger oder Freund noch kann und machen motiviert mit.

3.4.2 Gruppenzusammensetzung und -größe

Bei Überlegungen zur Gruppenzusammensetzung im Hinblick auf den Schweregrad der Demenz scheiden sich die Geister. Einige Demenzexperten sind der Meinung, dass man Patienten mit leicht ausgeprägter Demenz und Patienten mit schwerer Demenz mischen soll, damit die schwer Betroffenen von den verbliebenen Fähigkeiten der weniger Betroffenen profitieren. Andere Experten sind wiederum der Ansicht, dass bei unterschiedlicher Krankheitsausprägung immer bestimmte Personen unter- oder überfordert sind. Häufig schauen die weniger von der Krankheit betroffenen mitleidig auf die Personen herab, die eine schwere Demenz haben, und lassen sich kaum auf Kontakte ein. Ursache ist möglicherweise die Angst, in absehbarer Zeit auch zur »anderen Seite« zu gehören. Vielleicht ist es aber auch nur die im Alter wachsende Ungeduld, mit den Schwächen anderer umzugehen oder das Verlangen, auf gleichem Niveau mit anderen Teilnehmern verkehren zu können (Beckstein 2007). Nach meinen Erfahrungen kommen homogene Gruppen den Wünschen der Personen am ehesten entgegen. Deshalb sollte nicht absichtlich eine gemischte Gruppe gebildet werden. Allerdings ist es auch nicht möglich, eine Gruppe zu bilden, deren Teilnehmer an einer im gleichen Maß ausgeprägten Demenz leiden und auch exakt die gleichen Interessen haben. Es ist die Aufgabe der Betreuungskraft, das Angebot so zu gestalten, dass möglichst alle Personen gefordert, aber nicht überfordert sind. Wenn Sie zum Beispiel stärker von der Krankheit Betroffene zusammen mit weniger stark Dementen an den Tisch setzen, können die leichter Erkrankten die stärker Betroffenen unterstützen.

In Altenpflegeeinrichtungen, in denen ehrenamtliche Helfer oder Honorarkräfte nur stundenweise arbeiten, dauert es lange, bis diese alle Bewohner kennen. Sie sind dann im besonderen Maße auf die Hilfe des Pflegepersonals angewiesen, das am besten die Auswahl trifft. Vor der Aktivierung sollte die Betreuungskraft das Pflegepersonal informieren, welche Ziele das Gruppenangebot hat und welche Aktivitäten durchgeführt werden (Eisenburger 2008).

Die Gruppengröße wird auch von der Art der Aktivität bestimmt. Da die Teilnehmer beispielsweise Sitztänze oder Singen mit einem gesellschaftlichen Beisammensein verbinden, kann bei solchen Aktivitäten die Gruppe aus bis zu acht dementen Teilnehmern bestehen. Eine größere Teilnehmerzahl ist hinderlich, da Störungen immer zahlreicher werden und die einzelnen Personen dann zu wenig Aufmerksamkeit erhalten. Je stärker die Teilnehmer von der Erkrankung betroffen sind, desto weniger Personen sollten in die Gruppe aufgenommen werden. Für eine Gruppe mit Betroffenen, die an einer mittelschweren Demenz leiden, sind bis zu acht Teilnehmer angemessen. Eine neue Gruppe sollte von maximal sechs Teilnehmern besucht werden, da Demenzerkrankte es häufig nicht gewohnt sind, in einer Runde zusammenzusitzen und miteinander zu agieren. Manche Teilnehmer sind unruhig und wollen ständig aufstehen, andere fühlen sich nicht angesprochen und schlafen ein.

Am besten ist es, immer zwei Betreuungskräfte vorzusehen, da es zu keiner Unterbrechung des Gruppengeschehens kommt, wenn ein Teilnehmer auf die Toilette oder in sein Zimmer begleitet werden muss (Gatz und Schäfer 2002). Eine Betreuungskraft führt das Programm der Stunde durch, während die andere im Hintergrund handelt und schwächeren Gruppenmitgliedern hilft oder organisatorische Aufgaben übernimmt.

3.4.3 Zeitplanung

Personen mit Demenz sollten so oft wie möglich das Angebot erhalten, sich ihren Wünschen entsprechend zu betätigen, allein, zusammen mit anderen Personen und mit oder ohne Unterstützung eines Betreuers. Ablehnung der Betätigung müssen Sie akzeptieren. Eine Gruppenaktivität pro Tag genügt, da demenziell erkrankte Personen sonst zu stark beansprucht würden.

In Einrichtungen ist ein Wochenplan sinnvoll, den Sie an zentralen Orten (zum Beispiel im Aufenthaltsraum und an der Rezeption) aufhängen. Personen mit einer leichten Demenz, Angehörige oder Kollegen informieren sich dadurch über die Art, den Beginn und den Ort des Angebots. Bieten Sie möglichst immer die gleichen Aktivitäten, an einem bestimmten Wochentag, zur selben Zeit und im gleichen Raum an, um den Demenzerkrankten einen Wochenrhythmus und eine feste Tagesstruktur zu ermöglichen. Das begründet ein Sicherheitsgefühl bei den Personen. Donnerstags findet beispielsweise immer um 10.30 Uhr eine Ballrunde statt.

Die Dauer einer Einheit kann in der Gruppe länger sein als bei der Einzelaktivierung, da in der Gruppe die einzelne Person nicht so stark gefordert wird und unter Beobachtung ist. Die Gruppeneinheit sollte 45 Minuten nicht überschreiten, obwohl es oft einige Zeit braucht, bis die Gruppe reagiert und deutlich wird, dass alle bei der Sache sind. Manchmal dauert es aber bis zu 20 Minuten, bis ein richtiger Beginn möglich ist. In diesem Fall kann die Aktivierung ruhig etwas länger dauern. Bei der Einzelaktivierung ist nach 30 Minuten die Konzentration einer schwerkranken Person ausgeschöpft, sodass sie spätestens dann beendet werden sollte. Auch kurze Aktivierungen von etwa zehn Minuten mehrmals am Tag können für die Betroffenen befriedigend sein und die Betreuungskraft erreicht auch so die erhofften Ziele. Eine Aktivität – egal ob in der Gruppen- oder Einzelsituation – sollte mindestens 20 Minuten vor einer Mahlzeit beendet werden. Die Betroffenen benötigen zwischen der Betätigung und dem Essen eine Pause, da beides anstrengend für sie ist. Außerdem richten viele Personen mit Demenz, besonders die in Altenpflegeeinrichtung lebenden, ihren Tagesablauf stark an den Mahlzeiten aus. Sie werden oft vor den gewöhnlichen Essenszeiten unruhig und fragen ständig, wann denn nun endlich gegessen wird.

3.4.4 Gruppenraum

Bei der Wahl geeigneter Räumlichkeiten hat die Betreuungskraft meistens nicht viel Spielraum. Ein gemütlich eingerichteter und abgeschlossener Raum mit Wohnzimmercharakter ist ideal. Eine separate Sitzecke ermöglicht den Demenzerkrankten einen Rückzug vom Gruppengeschehen. Bei Gruppenaktivitäten ist ein Schild mit der Aufschrift »Bitte nicht stören« an der Tür nicht übertrieben. Eine Flurecke oder ein Durchgangszimmer erweisen sich nur für kurze Aktivierungen als sinnvoll, da Demenzerkrankte in der Regel schnell abgelenkt sind. Auch das Gefühl, beobachtet zu werden, hemmt oft die Bereitschaft von Personen mit einer leichten oder mittelschweren Demenz, sich auf eine Aktivität einzulassen. Die Raumgröße sollte der Gruppengröße angepasst sein: Wenn sich zu viele Menschen auf zu kleinem Raum befinden, entsteht schnell das Gefühl des »Eingesperrtseins« mit den entsprechenden Stresssymptomen. Dagegen hinterlässt ein zu großer Raum oft ein Gefühl der Leere und des Verlorenseins, sodass eine geborgene und wohlige Stimmung nicht aufkommen kann (Eisenburger 1998). Das Platzangebot sollten Sie so gestalten, dass die Senioren gut mit ihren Gehhilfen zu ihren Plätzen gelangen. Für die Gehhilfen muss ausreichend Stellplatz vorhanden sein. Sie müssen einen freien Weg zur Toilette gewährleisten, ohne dass die Senioren über Gehhilfen oder andere Hindernisse stolpern.

Erforderlich ist ein heller Raum mit mehreren Fenstern, im Winter ausreichend geheizt und im Sommer gut gelüftet. Vorhänge schirmen zu aufdringliche Sonnenstrahlen ab. Gut erreichbare elektrische Anschlüsse sind wichtig, wenn ein CD-Player benutzt werden soll. Da ältere Menschen schnell frieren, sollten Sie den Raum lieber ein paar Grade über ihrem Normalempfinden heizen. Achten Sie auf ausreichende Beleuchtung. Was für junge Menschen noch gut sichtbar ist, bereitet Senioren oft Probleme (Beckstein 2007).

Ein wichtiges Ausstattungselement ist der Tisch. Er gibt den Personen Rauminformationen, dient als harter Widerstand beim rhythmischen Klopfen mit den Handflächen und es lassen sich Hilfsmittel wie Bilder und Gegenstände für alle sichtbar ausbreiten. Durch körperliche und räumliche Wahrnehmungsstörungen kommt es beim Werfen eines Balls in den freien Raum oft zu Angstgefühlen. Der Tisch gibt Hilfestellung, denn die Person kann sich an diesem orientieren und den Ball über ihn rollen lassen (Schaade 2008). Nur bei wenigen Aktivitäten, wie zum Beispiel einem Sitztanz, würde der Tisch stören. Die Teilnehmer benötigen dann ausreichend Zeit, um sich an die neue Situation ohne einen Tisch zu gewöhnen.

Gehen Sie bei schönem Wetter mit der Gruppe ins Freie, falls Ihre Einrichtung über einen Garten oder eine Terrasse verfügt. Die Teilnehmer haben dann die Möglichkeit, die Wärme der Sonne zu genießen, die Gerüche der Blumen wahrzunehmen und das Vogelgezwitscher zu hören.

4 AKTIVITÄTEN

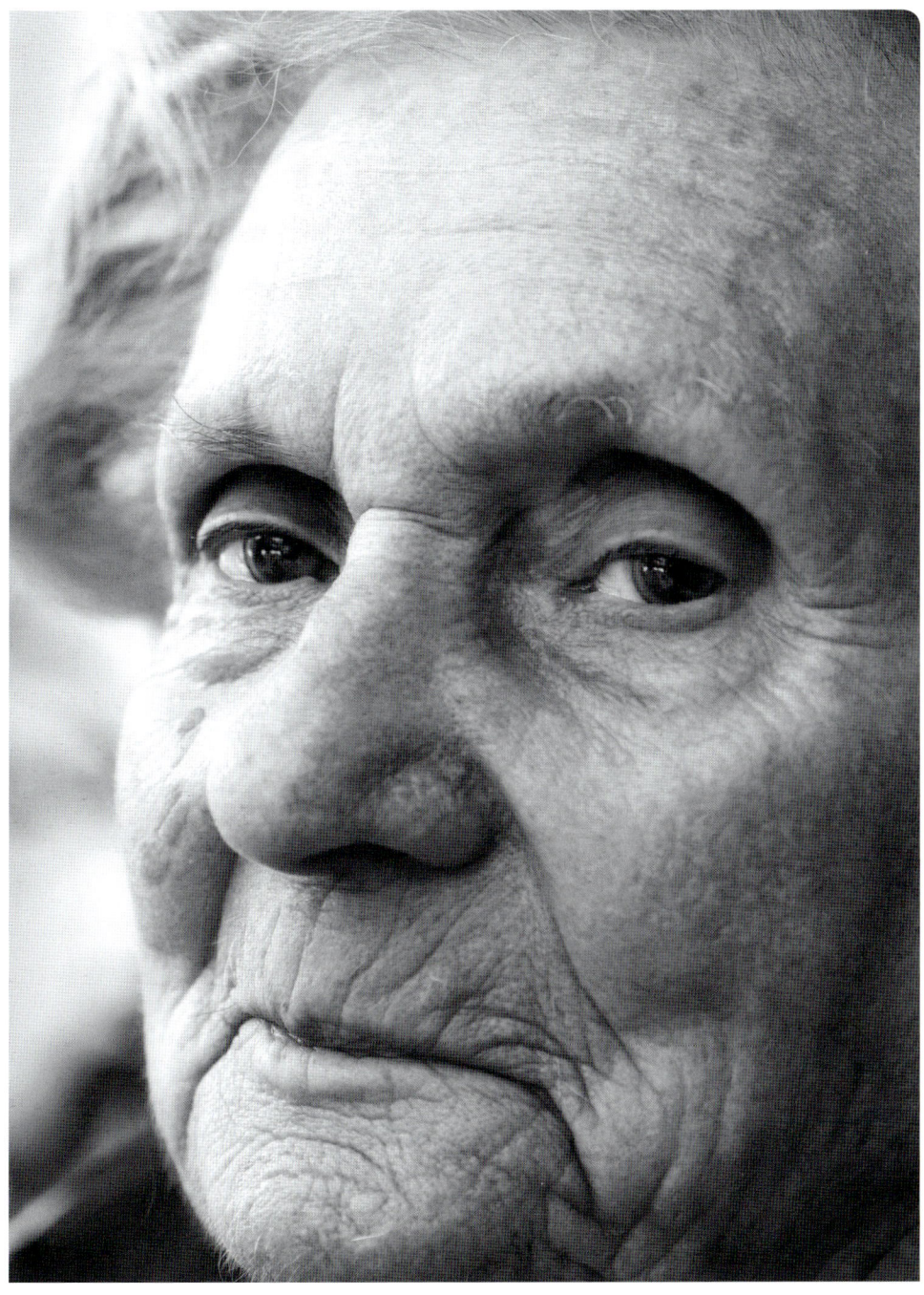

4.1 Biografiearbeit

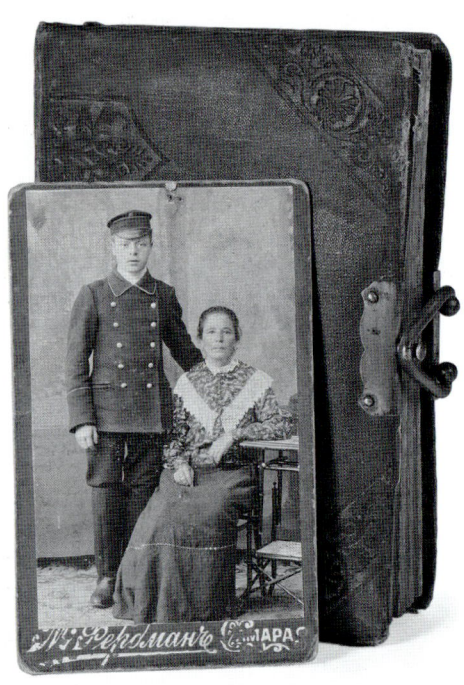

Auf die Bedeutung der Biografie in der Arbeit mit Demenzerkrankten wurde schon in den vorangegangenen Kapiteln hingewiesen. Bei der Biografiearbeit geht es nicht um das bloße Rekonstruieren der Vergangenheit, sondern um eine Verbindung der Vergangenheit mit der Gegenwart. Dem Erkrankten soll die Gegenwart durch das Bewusstwerden seiner einzigartigen Vergangenheit angenehmer werden. Die Biografie stellt eine große Ressource für die Arbeit mit Demenzerkrankten dar, weil sie fest im Langzeitgedächtnis gespeichert ist und deshalb – im Gegensatz zu Inhalten des Kurzzeitgedächtnisses – lange in der Erinnerung des Demenzerkrankten erhalten bleibt. Je weiter die Erkrankung fortschreitet, desto mehr stößt die Biografiearbeit allerdings an ihre Grenzen. Im letzten Krankheitsstadium ist es dem Patienten trotz Unterstützung nicht mehr möglich, Angaben über seine Biografie zu machen oder in der Vergangenheit oft ausgeführten Tätigkeiten nachzugehen. In diesem Stadium kann der Patient möglicherweise nur noch durch die Stimulation der Sinne (siehe Kapitel 4.5) erreicht werden.

Biografieorientiertes Arbeiten ist ein essentieller Bestandteil der meisten Betreuungskonzepte für demenzerkrankte Menschen und zielt darauf ab, das Identitätsgefühl der Person möglichst lange zu erhalten. Gerade bei einer demenziellen Erkrankung gewinnt die Identität zusätzlich an Bedeutung, da der Mensch im Laufe der Demenz immer mehr vergisst, wer er ist und was seine individuelle Persönlichkeit ausmacht. In der stationären Betreuung spielt die Biografiearbeit eine besonders große Rolle, weil durch den Einzug in die Einrichtung die Zahl wichtiger Repräsentanzen des vergangenen Lebens, die zur Identitätsbildung beitragen, stark reduziert wird. Es besteht dann die Gefahr, dass der demenzerkrankte Heimbewohner mit seinen Erinnerungen allein bleibt und sein Identitätsgefühl besonders schnell abnimmt (Staak 2004).

In der Literatur wird häufig zwischen gesprächsorientierter und aktivitätsorientierter Biografiearbeit unterschieden. Zur **gesprächsorientierten Biografiearbeit** zählen Einzel- und Gruppengespräche zu vorgegeben Themen wie etwa zur Schulzeit oder zu Weihnachten. Der Betreuer stellt Fragen, die sowohl zur Erinnerung an früher als auch zur Förderung der Kommunikationsfähigkeit und dem Stärken des sozialen Miteinanders dienen sollen. Die **aktivitätsorientierte Biografiearbeit** zeichnet sich durch die Integration der Biografie in eine Tätigkeit aus, beispielsweise einen Ausflug zu einem Ort, der häufig in der Kindheit besucht wurde. Da durch aktivitätsorientierte Biografiearbeit mehr Sinne angesprochen werden und viele Demenzpatienten nicht mehr in der Lage sind, sich verbal mitzuteilen, ist diese Variante der Biografiearbeit oder eine Mischung beider Varianten besonders sinnvoll.

Bei der Biografiearbeit geht es nicht – wie manchmal irrtümlicherweise angenommen – um das Aufarbeiten der Lebensgeschichte. Dies ist durch die kognitiven Einbußen nicht mehr möglich. Es handelt sich um ein Instrument, das sehr sensibel gehandhabt werden muss, denn nicht jede Person beschäftigt sich gern mit der eigenen Vergangenheit.

4.1.1 Herstellung und Verwendung eines Biografiebogens

Durch biografische Daten finden Betreuende leichteren Zugang zum Demenzerkrankten, dessen Sprache eingeschränkt ist, und es entwickelt sich schneller eine persönliche und vertrauensvolle Beziehung. Häufig wissen Pflege- oder Betreuungskräfte allerdings nur wenig über die Biografie des Bewohners. Die Einrichtungen lassen sich zwar von neuen Bewohnern biografische Informationen geben, die Angaben sind aber meistens oberflächlich und werden nicht von allen Mitarbeitern gelesen. Ausführliche Hinweise über die Vergangenheit, Vorlieben und Abneigungen des Erkrankten sind aber wichtig, um in Erfahrung zu bringen, welche Aktivitäten Freude bereiten, welche Werte, Eigenschaften und Gewohnheiten der Kranke hat. Dabei kommt den Angehörigen eine große Bedeutung zu: Weil die Betroffenen häufig nicht mehr in der Lage dazu sind, Auskunft über ihr eigenes Leben zu geben, ist ohne die Zusammenarbeit mit Angehörigen kaum eine bedürfnisgerechte Aktivierung möglich. Es gibt zwar zufällige Zugänge zu biografischen Daten, etwa die vielen Stoffhunde im Zimmer eines Bewohners. Diese Informationen sind aber meist nicht ausreichend, um genügend bedürfnisorientiert arbeiten zu können. Im optimalen Fall erstellt jede Altenpflegeeinrichtung einen Biografiebogen, der Fragen zur Kindheit, Jugend, dem Erwachsenenalter und aktuellen Lebensweisen des Bewohners beinhaltet. Es gibt keinen standardisierten Biografiebogen für die Altenpflege. Jede Einrichtung sollte einen eigenen Bogen erstellen, da je nach Konzept der Institution unterschiedliche Daten wichtig sein können.

Je nach der Schwere der Erkrankung füllt die betroffene Person den Fragebogen selbst aus, alternativ gemeinsam mit einem Angehörigen oder – falls die Person nicht mehr sprechen kann – der Angehörige allein. Ein Mitarbeiter steht gleichzeitig für Fragen zur Verfügung und schafft eine angenehme Atmosphäre. Es wird immer Lücken in der Lebensgeschichte des Bewohners geben, weil die Angehörigen vielleicht nicht zur Verfügung stehen und die Berichte des Betroffenen unzuverlässig sind. In diesem Fall sollten die Mitarbeiter besonders wachsam sein, da sich während der Betreuung biografische Hinweise auftun können.

Fragen zu folgenden Themen sollten in einem Biografiebogen nicht fehlen:
- Familie (Eltern, Geschwister, Familienstand, Kinder)
- Bildung (Schulzeit, Ausbildung, Studium)
- Beruf (Tätigkeit, Arbeitsort, Auszeichnungen)
- Freizeit (Urlaub, Freundeskreis, Hobbies, Vereinszugehörigkeit, Aufbau der Bundesrepublik Deutschland)
- Kulturgeschichtliche Ereignisse (Kriegserlebnisse)
- Religion (Ausübung des Glaubens)
- Gewohnheiten (Tagesablauf, Essen, Schlafen)

Aber es gilt immer: Das Beantworten von biografischen Fragen ist freiwillig. Kein Demenzerkrankter oder Angehöriger darf dazu gedrängt werden. Betreuer müssen mit dem neu gewonnenen Wissen vertraulich umgehen und den Datenschutz beachten. Der Fragebogen stellt lediglich ein Gerüst dar, das helfen soll, interessante Fragestellungen oder Gesprächsthemen zu finden. Es geht nicht um ein systematisches, schnelles Abfragen.

4.1.2 Verwendung von Elementen aus der Biografie

Neben der Möglichkeit, spezielle Materialien zur biografischen Aktivierung einzusetzen (siehe Kapitel 4.1.5), können Sie Biografiearbeit auch in alltägliche Handlungen einfließen lassen. Dafür gibt es folgende Möglichkeiten:

Vertrauen durch Kenntnis der Biografie
Machen Sie der demenziell erkrankten Person deutlich, dass Sie ihre Lebensgeschichte kennen. Das schafft Vertrauen und stärkt das Identitätsgefühl. Begrüßen Sie eine demenzerkrankte Frau beispielsweise folgendermaßen: »Hallo Frau B.! Ich habe gestern einen Fernsehbericht über Ihre Heimatstadt Weimar gesehen, eine wunderschöne Stadt.« Auch wenn Frau B. nicht mehr spricht, versteht Sie möglicherweise Ihre Aussage.

Demenzerkrankte einander vorstellen
Stellen Sie Personen, die an einem Tisch sitzen oder gemeinsam an einer Gruppenaktivität teilnehmen, einander vor. Das stärkt das Identitäts- und Selbstwertgefühl der vorgestellten Person und erregt Interesse bei den anderen. Beispiel: »Die Dame neben Ihnen heißt Frau K. Frau K. liebt Gartenarbeit.« Stellen Sie die Personen auch dann vor, wenn Sie sich nicht sicher sind, ob der Inhalt ihrer Aussage verstanden wird.

Tägliche Rituale einfließen lassen

Hat die demenzerkrankte Dame früher Make-up getragen? Las der demenzerkrankte Herr jeden Morgen die Tageszeitung? Gewohnheiten sollten beibehalten werden, indem die Dame sich – eventuell mit Hilfestellung – schminken kann und dem Herrn, auch wenn er nicht mehr lesen kann, jeden Morgen eine Zeitung zum Blättern auf den Frühstückstisch gelegt wird.

Den Zeitfaktor beachten

Eine Person, die immer um sieben Uhr morgens aufgestanden ist, wird diese Gewohnheit auch im Alter beibehalten wollen.

Bekannte Kommunikationsmuster verwenden

Vertraute Redewendungen, das Lieblingslied, Lieblingsgedicht oder der heimische Dialekt erleichtern den Zugang zum Demenzerkrankten. Wenn eine demenziell erkrankte Person ihr Lieblingssprichwort »Eile mit Weile« hört, lässt sie pflegerische Tätigkeiten eher zu.

Bedeutsame Gegenstände einbeziehen

Die psychosoziale Eingliederung in die Altenpflegeeinrichtung wird für den Demenzerkrankten leichter, wenn sich vertraute Utensilien aus der alten Wohnung wie etwa Möbel, Kissen oder Bilder im Bewohnerzimmer und im Gemeinschaftsbereich befinden.

Von beruflichen Fähigkeiten Gebrauch machen

Der früher ausgeübte Beruf spielt auch in der Demenz noch eine wesentliche Rolle. So wird sich ein ehemaliger Buchhalter geehrt fühlen, wenn er eine einfache Rechenaufgabe von Ihnen erhält.

Frühere Lebensweisen beachten

Bei den jetzigen Hochaltrigen war die traditionelle Rollenverteilung vorherrschend: Die Frau war mit Kindererziehung und Haushalt beschäftigt, das Leben der Männer spielte sich vorwiegend in der Berufswelt ab. Für die praktische Biografiearbeit bedeutet dies, die hauswirtschaftlichen Kompetenzen der Frau in den Mittelpunkt zu stellen und sie dafür zu loben, während beim Mann das ehemalige Berufsleben in den Vordergrund tritt.

Beruhigungs- und Kompensationsstrategien entwickeln

Oft verschwimmen in den Gedanken und im Erleben der Demenzerkrankten Vergangenheit und Gegenwart miteinander. Erinnerungen an früher nimmt der Erkrankte als Wirklichkeit wahr, die sein augenblickliches Wollen und Handeln beeinflusst: Wenn sich ein demenzerkrankter Heimbewohner an seine verstorbene Katze erinnert, macht er sich auf die Suche nach ihr, um sie zu füttern. Zugleich weiß er aber auch, dass er sich in einem Altenheim befindet. Durch Beruhigungs- und Kompensationsstrategien lassen sich solche Zeitverschränkungen meistens beheben. Es wäre beispielsweise möglich, den Bewohner aufzufordern, Blumen zu gießen. Dadurch erhält er das Gefühl, eine dringende Aufgabe erledigt zu haben und das Füttern der Katze wird wahrscheinlich vergessen.

4.1.3 Persönliche Fotografien betrachten

Wer schaut sich nicht gern alte Fotos von Familienfeiern, dem Urlaub oder Kindergeburtstagen an? Fotos nehmen mit dem Alter häufig an Bedeutung zu, da sie verstärkt als Erinnerungshilfen dienen. Der visuelle Sinn bleibt im Gegensatz beispielsweise zum Geschmackssinn noch lange erhalten. Alte Fotos bieten einen Anreiz in die Vergangenheit einzutauchen, über schöne Lebensereignisse zu sinnieren und Bezugspersonen ins Gedächtnis zu rufen. Das Anschauen von Fotos ist sprachunabhängig und ist deshalb für Menschen sehr befriedigend, die nicht mehr verbal kommunizieren können.

Voraussetzungen
- Fotoalbum oder einzelne Fotos
- Sitzgelegenheit
- Ruhiger Ort

Durchführung
Erkundigen Sie sich bei der demenzerkrankten Person über den Besitz eines Fotoalbums oder nehmen Sie die im Zimmer vorzufindenden Fotos zur Hand. Bei stationärer Versorgung können auch die Angehörigen aufgefordert werden, ein Fotoalbum des Bewohners mitzubringen. Machen Sie es sich mit der Person in einem ruhigen Raum auf einem Sofa oder an einem Tisch mit Stühlen bequem. Auch Bettlägerige können Fotos betrachten, wenn das Kopfteil ihres Bettes hochgestellt wird. Bitten Sie die Person, Ihnen die Fotografien zu zeigen und stellen Sie Fragen zu den Fotos, sofern die Person noch in der Lage zur verbalen Kommunikation ist. Die demenzerkrankte Person wird sich gewürdigt fühlen, da Sie sich für ihr Leben interessieren. Kann der Erkrankte nicht mehr sprechen, so erzählen Sie, was sie auf den Bildern sehen und was Ihnen besonders gut darauf gefällt. Das kann auf einem Foto eine schöne Landschaft sein oder auf einem anderen Foto die kunstvolle Frisur eines Mädchens.

Personen mit einer fortgeschrittenen Demenz blättern gern in Fotoalben, Büchern und Zeitungen. Lassen Sie sich von wildem Umherblättern nicht verunsichern und unterbinden Sie diese Tätigkeit nicht, sie dient der Befriedigung von Spürinformationen. Möglicherweise erkennt die Person die Fotos auch nicht mehr, aber das macht nichts.

Bringen Sie gelegentlich auch eigene Fotos mit, um den kranken Menschen an Ihrem Leben teilhaben zu lassen. Das darf aber keinesfalls Überhand nehmen, denn im Vordergrund steht der zu betreuende Mensch.

4.1.4 Herstellen und Anwenden einer Biografiekiste

Ältere Menschen verfügen meist über Gegenstände, die eine große Bedeutung in ihrem Leben hatten und die der Erinnerung an frühere Zeiten dienen. Sobald die Erinnerungsstücke ausgepackt werden, fühlen sie sich in die alte Zeit zurückversetzt, als etwa die Mutter mit der alten Kaffeemühle am Küchentisch saß.

Erinnerungsstücke können in einer Biografiekiste gesammelt werden, um alle wichtigen Materialien an einem Ort beisammen zu haben. Die Biografiekiste eignet sich besonders gut für Heimbewohner, da diese aus ihrer gewohnten Umgebung herausgerissen wurden und im Heim kaum über einen selbst gestalteten Raum und nur wenige eigene Habseligkeiten verfügen. Der Verlust der Identität wird dann durch die Erinnerungsstücke erträglicher. Allerdings erkennen bei einer schweren Demenz die Betroffenen die Erinnerungsstücke möglicherweise nicht mehr. Sie genießen aber dennoch deren Auspacken, Befühlen und Anschauen.

Vorbereitung
Besorgen Sie eine Holzkiste oder einen alten Schuhkarton. Kleben Sie ein Foto der erkrankten Person darauf und beschriften Sie das Behältnis mit dem Namen. Dekorieren Sie das Behältnis nach Belieben. Bei Heimbewohnern ist die Zusammenarbeit mit den Angehörigen von großer Bedeutung: Bitten Sie die Angehörigen, Erinnerungsstücke mitzubringen und möglichst ausführlich über die Biografie zu informieren. Eine Biografiekiste zur Ansicht erleichtert den Angehörigen die Vorstellung dieser Aktivierungsmöglichkeit. Materialien für das Ansichtsexemplar können Sie zum Beispiel auf dem Flohmarkt erwerben. Meine Erfahrung ist, dass Angehörige sehr engagiert im Sammeln der Erinnerungsstücke sind. Sie freuen sich, wenn einige Gegenstände des Bewohners noch sinnvolle Verwendung finden und nach der Wohnungsauflösung nicht vernichtet werden müssen. Beispiele für den Inhalt einer Biografiekiste:
- Reiseandenken (Postkarten und Souvenirs)
- Flakon mit Parfum
- Urkunden
- Sammelgegenstände (Briefmarken, Münzen, Glanzbilder)
- Gebetbuch, Gesangbuch
- Briefe und Fotos
- Alte Eintrittskarten
- Schmuck
- Selbst hergestellte Handarbeiten

- Kleidungsstücke aus der Jugend
- Alte Haushaltsgeräte
- Schallplatten
- Kinderspielzeug

Durchführung

Bringen Sie die Biografiekiste im Zimmer des Demenzerkrankten oder bei Heimunterbringung auch im Gemeinschaftsraum in einem Schrank unter. Bei Bedarf bietet der Betreuer die Erinnerungsstücke an. Falls sich der Demenzerkrankte verbal äußern kann, freut er sich, wenn jemand durch das Stellen von Fragen Interesse an den Erinnerungsstücken zeigt. Für Demenzerkrankte im fortgeschrittenen Stadium ist die Biografiekiste besonders gut geeignet, da sie auch ohne Worte eingesetzt werden kann: Durch Anschauen, Berühren und Riechen der Erinnerungsstücke werden viele Sinne angesprochen. Da eventuell das Greifen und auch das Loslassen der Gegenstände wegen der nachlassenden Körperwahrnehmung und schwindenden Motorik erschwert sind, wird gegebenenfalls Ihre Unterstützung benötigt.

4.1.5 Poesiealbum anschauen

Seine Blütezeit hatte das Poesiealbum im 19. Jahrhundert, als sich Mitglieder von literarischen Zirkeln gegenseitig mit Versen und künstlerischen Beiträgen in eigens angeschafften Heften verewigten. Die Beliebtheit von Poesiealben ist einem Modetrend unterworfen. Moderne Poesiealben heißen heutzutage »Freundschaftsbuch« oder »Meine Freunde« und lassen Platz für ein Foto, Angabe der Hobbies, des Lieblingssongs und einen Sinnspruch, wie er ursprünglich üblich war. Viele ältere Damen besitzen noch ein Poesiealbum. Das Vorlesen der Verse und Anschauen der Zeichnungen, Glanzbilder oder Scherenschnitte kann zu einer wunderbaren Reise in die Vergangenheit werden (Joppig 2004). Da die Verse im Langzeitgedächtnis gespeichert sind, können sie von den Demenzerkrankten noch lange mitgesprochen werden. Der Verlust des Sprachverständnisses wird bei Demenzerkrankten von einer zunehmenden Neigung zu Klangassoziationen (»Scherz-Schmerz«, »Futter-Mutter«) begleitet. Dies erleichtert die Reproduktion von Reimen und verleiht dem Gehirn eine – bei allen anderen Aktivitäten verlorengegangene – Fähigkeit zur Vorwegnahme der Ereignisse (Wojnar 2007). Falls eine verbale Kommunikation nicht mehr möglich ist, erfreuen sich die Personen an der künstlerischen Gestaltung der Seiten und über die Erinnerung an Mitmenschen, die sich im Poesiealbum verewigt haben. Möglicherweise haben Personen mit fortgeschrittener Demenz aber auch einfach Spaß am Blättern.

Voraussetzungen
- Poesiealbum
- Sitzgelegenheit
- Ruhiger Ort

Durchführung
Lesen Sie die Verse laut vor. Häufig spricht die Person dann unaufgefordert mit, hingerissen von den schönen und bekannten Versen. Das Vorlesen ist ein guter Anknüpfungspunkt für Gespräche mit leicht demenziell erkrankten Personen: Welche Bedeutung hatte das Poesiealbum? Ist ihr ein bestimmter Vers besonders wichtig? Welche Freundinnen haben einen Vers ins Poesiealbum geschrieben?

Sprechen Sie die Verse rhythmisch und begleiten Sie die Verse gemeinsam mit der Person durch Klatschen in die Hände oder ein Klopfen mit flachen Händen auf die Tischplatte. Rhythmik ist tief im Menschen verwurzelt und das Klatschen fördert die Körperwahrnehmung sowie die Hand-Hand-Koordination. Bei immobilen Menschen können die Hände beim Klatschen auch zunächst geführt werden. Meistens klappt das Klatschen dann nach kurzer Zeit ohne Hilfestellung.

Viele ältere Damen haben ihr Poesiealbum wegen Wohnungsumzügen verloren. Bringen Sie dann Ihr eigenes Poesiealbum mit und stellen es den Seniorinnen vor – es gibt auch geläufige Verse, die sich in verschiedenen Büchern finden.

Hier einige bekannte Beispiele:
- Edel sei der Mensch, hilfreich und gut. (Johann Wolfgang von Goethe, 1749–1832)
- Schläft ein Lied in allen Dingen, die da träumen fort und fort, und die Welt hebt an zu singen, triffst du nur das Zauberwort. (Joseph Freiherr von Eichendorff, 1788–1857)
- Rosen Tulpen Nelken, alle Blumen welken, aber nur die eine nicht, diese heißt Vergissmeinnicht. (Verfasser unbekannt)
- In allen vier Ecken soll Liebe drin stecken. (Verfasser unbekannt)
- Liebe das Mutterherz solange es schlägt, denn wenn es aufhört, ist es zu spät. (Verfasser unbekannt)
- Willst du glücklich sein im Leben, trage bei zu andrer Glück, denn die Freude, die wir geben, kehrt ins eigene Herz zurück. (Verfasser unbekannt)
- Blaue Augen, roter Mund, liebe XX (Name der Demenzerkrankten Person), bleib' gesund. (Verfasser unbekannt)
- Hab' im Herzen Sonnenschein und trag' ihn überall hinein. (Verfasser unbekannt)

4.1.6 »Eine Handtasche hat viel zu bieten«

Die eigene Handtasche ist ein unverzichtbarer Gegenstand im Leben vieler alter Frauen. Sie ist angefüllt mit dem, was das Leben ihrer Besitzerin zu bieten hat und ihr »lieb und teuer« ist. Als Betreuer erkennen Sie die Qualität des Inhalts nicht unbedingt auf den ersten Blick. Beim Hinsehen stellen Sie fest, dass es oft Taschentücher oder Servietten sind. Dazu kommen Brillen mit oder ohne Etui, vielleicht eine Geldbörse, Teelöffel, Krümel, eine Brotrinde. Es kann sein, dass noch eine Creme, Nylonstrumpfhose oder ein Foto in dieser Tasche stecken.

Für eine alte Dame, die sich wenig in der realen Welt orientieren kann, erfüllt die Handtasche eine Aufgabe: Sie gibt Sicherheit und vermittelt unter Umständen das Gefühl, alles Wichtige beisammen zu haben – auf »alles« vorbereitet zu sein. Sie kann unter Umständen die gesamte Identität der Frau ausmachen. Die Handtasche darf nicht verlorengehen. Sie muss immer dabei sein, auch im Bett, und seien auch noch so viele Krümel darin.

Aufgeräumt werden sollte die Handtasche nur im Beisein der Besitzerin, um ihre Privatsphäre nicht anzufechten. Meist hilft es, für alles, was ggf. ausgeräumt wird/werden muss, etwas Neues zum Einräumen anzubieten. Dies ist besonders wichtig, wenn sich verderbliche/verdorbene Lebensmittel in der Tasche befinden, die entsorgt werden müssen (vgl. Messer 2009).

Material
- Kleine Handtasche
- Hübsche Stofftaschentücher
- Geldbörse mit Münzen
- Parfum – eins, was die Frau mag und kennt
- Creme – eine, die die Frau mag und kennt
- Handspiegel
- Ausgedienter Schlüsselbund
- Notizbuch mit Bleistift
- Büchlein mit Gedichten
- Visitenkarten
- Hustenpastillen
- Stadtplan

Durchführung
Nicht jede alte, demenzkranke Frau trägt eine Handtasche bei sich. Die meisten Damen erkennen aber noch Handtaschen und messen diesem Utensil viel Wert bei. Sie freuen sich, wenn ihnen eine Person mit einer eleganten, altmodischen Handtasche begegnet, sie die Tasche ausräumen können und die Gegenstände nach Herzenslust anschauen

und befühlen dürfen. Eine Handtasche mit vielen Utensilien – mit allem, was so unterwegs gebraucht werden könnte – eignet sich gut für eine biografieorientierte Einzelaktivierung: Während die Gegenstände ausgepackt und auf den Tisch gelegt werden, erzählt die demenzkranke Dame, was sie so früher alles in ihrer Handtasche herumgetragen hat, welche Erinnerungen sie damit verbindet und welche Orte sie mit der Tasche aufgesucht hat. Personen, die wegen einer Demenz im dritten Stadium nicht mehr verständlich sprechen können, haben auch einfach nur Freude am Anschauen und Betasten der Gegenstände.

4.1.7 Ein Erinnerungszimmer einrichten

Verblasste Fotos in dunklen Rahmen, vergilbte Blümchentapete, hellgrüne Ohrensessel, eine Glasvitrine mit Sammeltassen, Häkeldeckchen auf einem Beistelltisch: Der Raum weckt Erinnerungen an alte Zeiten. Immer mehr Altenheime und gerontopsychiatrische Krankenhäuser richten einen sogenannten Erinnerungsraum, Retro-Raum oder eine »gute Stube« für demenzkranke Menschen ein. In diesem Zimmer sollen sich Demenzkranke wohl und sicher fühlen, sich an alte Zeiten erinnern und zurechtfinden können.

Besonders in Kliniken profitieren Personen mit Demenz von einem Erinnerungszimmer, denn ein Krankenhausaufenthalt bedeutet für sie eine Ausnahmesituation: Veränderte Tagesabläufe, eine unbekannte Umgebung und fremde Menschen verunsichern und führen zu Ängsten oder Abwehrverhalten. Um Menschen mit Demenz den Krankenhausaufenthalt zu erleichtern und Unsicherheiten zu nehmen, ist ein Erinnerungszimmer gut geeignet. Das Zimmer sollte ausschließlich mit Möbeln, Gegenständen, einer Tapete und Vorhängen aus der Jugendzeit der betroffenen Personen bestückt werden. Für Betreuungskräfte oder Angehörige ist das Erinnerungszimmer ebenfalls spannend. Sie werden sich möglicherweise beim Betreten des Zimmers an eigene Besuche bei ihren Großeltern erinnert fühlen.

Die Idee für ein Erinnerungszimmer entspringt der Milieutherapie. Allgemein kann Milieutherapie als Sammelbegriff für Verfahren bezeichnet werden, die das räumliche und soziale Milieu innerhalb Institutionen diesen möglichst unähnlich (etwa im Krankenhaus) und dafür aber kommunikationsfördernd gestaltet: vom Wohncharakter der Zimmer bis über Dienstleistungsangebote, Gruppenaktivitäten und Kleidung. Der Begriff stammt ursprünglich aus der Psychiatrie.

In der Altenhilfe hat die Milieutherapie das Ziel, die Fähigkeiten der Bewohner zu erhalten, vor Überforderung zu schützen, Symptome wie Angst, Unruhe und Aggressivität zu lindern, zwischenmenschliche Beziehungen zu fördern, sich besser in Zeit, Ort und Situation zu orientieren und das Selbstwertgefühl, die Zufriedenheit und das

Wohlbefinden zu steigern. Dabei sind die Wohnraumgestaltung (etwa die Orientierung durch die Raumstruktur, barrierefreies Wohnen, Raumgestaltung durch biografisch orientierte Gegenstände und Schaffung von gemütlichen und praktischen Sitzgelegenheiten, Beleuchtung, Farbgebung von Wänden), die Gestaltung des sozialen Umfelds (etwa das Einbeziehen der Angehörigen, Bezugspflegesystem, Kontakte zu Mitbewohnern ermöglichen, Biografiearbeit) und die Tagesstrukturierung (Ruhepausen, Konstanz, Rituale) einbegriffen (vgl. Graber-Dünow 2003).

Das Erinnerungszimmer sollte für jede Person gut erreichbar sein. Wenn Institutionen keine finanziellen Mittel für die Anschaffung antiquarischer Möbel haben, ist eine Anzeige in der Heim- oder Tageszeitung ein Versuch wert: Bestimmt gibt es Menschen, die sich freuen, alte Möbel für eine Einrichtung zu spenden. Die Möbel müssen sich aber für alte Menschen eignen: Ein Sofa taugt zum Beispiel nichts, wenn es so flach ist, dass die Bewohner nur mit Schwierigkeiten allein aufstehen können. Utensilien zum Einrichten und fürs tägliche Leben – alte Zeitschriften, altes Geschirr und jahreszeitliche Dekoration – findet man auch auf Flohmärkten. Verfügt eine Einrichtung nicht über ein ganzes Zimmer, können auch Erinnerungsplätze eingerichtet werden, beispielsweise am Ende eines Flurs. So ist eine Küchenecke mit einem alten Herd, Kochgeschirr, einer Eckbank und einem Küchentisch möglich oder ein Nähplatz mit einer alten Nähmaschine, Schemel, Stoffresten und Nähzubehör. Ganz wichtig ist, dass alle Möbel und Gegenstände wirklich aus einer früheren Zeit stammen und nicht etwa aus modernen Kaffeetassen getrunken wird. Die Betroffenen sollen sich in eine längst vergangene Zeit zurückversetzt fühlen. Während des Plauderns können Mitarbeiter leise nostalgische Musik von einem alten Plattenspieler abspielen lassen, vielleicht besteht auch die Möglichkeit, einen alten Film vorzuführen.

Im Erinnerungszimmer können sich Betreuungskräfte und Angehörige mit den Menschen mit Demenz einfach zum Kaffeetrinken treffen. Durch die besondere Atmosphäre des Raumes kommt man schnell ins Gespräch. Sicher gibt es Personen, die von sich aus Erinnerungen abrufen und jene, bei denen man nachfragen muss: »Hatten Sie auch Sammeltassen zu Hause?«, »Was gab es im Fernsehen?«, »Haben Sie früher gestrickt oder genäht?« – solche und andere Fragen regen die Gespräche an. Ein Fenster zu einer vergangenen Welt öffnet sich. Personen, die sich wegen einer stark ausgeprägten Demenz nicht mehr am Gespräch beteiligen, sollten sich trotzdem im Raum aufhalten. Wer weiß, vielleicht erinnern sie sich in diesem Zimmer auch, können es nur nicht verbal äußern.

4.2 Gedächtnistraining durch Sprichworte und Wortspiele

Das Wort »Gedächtnistraining« ist bei der Aktivierung von Demenzpatienten umstritten. Ein Training setzt voraus, dass Leistungen verbessert oder wiederhergestellt werden. Bei demenziell erkrankten Menschen ist dies nicht mehr möglich. Klassisches Hirn-Leistungs-Training oder Gehirnjogging, worunter beispielsweise das Abfragen von Wissen oder das Vervollständigen von Zahlenreihen fällt, führt gegebenenfalls nur bei beginnender Demenz zu Erfolgserlebnissen und muss bei Verunsicherung oder Negativerlebnissen sofort eingestellt werden. Setzt der Betreuer oder Therapeut das Wort »Gedächtnistraining« aber mit dem Schulen noch vorhandener Fähigkeiten gleich, dann ist es eine sinnvolle Aktivierung für Demenzerkrankte. Ziel ist dann, den krankheitsbedingten Abbauprozess zu 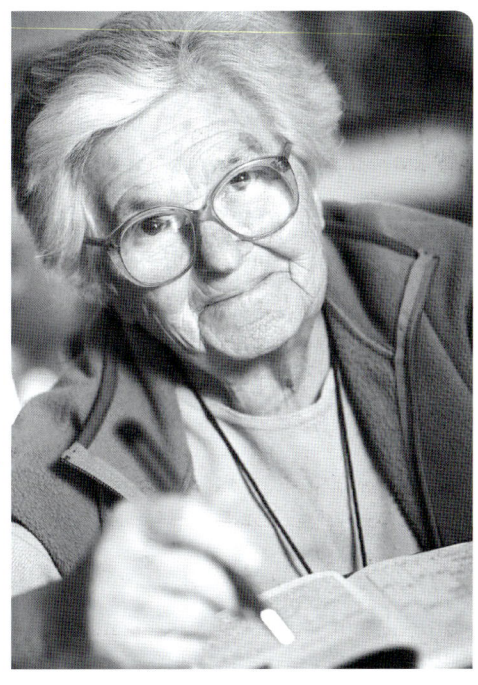 verlangsamen und somit noch vorhandene Hirnleistungen möglichst lange aufrechtzuerhalten. Jede verfügbare Hirnleistung bedeutet ein Stück mehr Handlungsfähigkeit. Dies schafft und erhält die Möglichkeit gesellschaftlicher Teilhabe.

Die Leistungen des Langzeitgedächtnisses bleiben bei Demenzpatienten oft noch lange erhalten, während das Ultrakurzzeitgedächtnis (Speicherungszeit: wenige Sekunden) und das Kurzzeitgedächtnis (Speicherungszeit: wenige Stunden oder Tage) schnell nachlässt. Das Langzeitgedächtnis stellt deshalb eine Ressource für die Aktivierung Demenzerkrankter dar. Beim Gedächtnistraining mit Demenzerkrankten geht es darum, das Langzeitgedächtnis auf spielerische und stressfreie Weise arbeiten zu lassen. Dafür sind Sprichwörter, Redewendungen oder Zitate aus Märchen gut geeignet, da sie fast automatisch mitgesprochen werden. Wenn eine Person mit mittelschwerer Demenz »Ach wie gut, dass niemand weiß, dass ich …« hört, kann sie das Märchenzitat fast immer mit »dass ich Rumpelstilzchen heiß« vervollständigen. Genauso verhält es sich bei bekannten Sprichwörtern, wie beispielsweise »Auch ein blindes Huhn findet mal ein Korn«. Wenn der Betreuer bei Sprüchen die ersten Worte aufsagt, folgen die passenden Worte oft sehr schnell. Dem Betreuer muss allerdings bei allen Erfolgserlebnissen bewusst sein, dass Floskeln abgerufen werden können, die selbstständige Sprachfähigkeit der demenzkranken Person dadurch aber nicht unbedingt erhalten werden kann.

Auch bestimmte Folgen wie zum Beispiel Wochentage, Monate, Zahlen oder das Alphabet fallen dem Demenzerkrankten in der richtigen Reihenfolge ein, wenn ihm der Impuls dazu gegeben wird. In vielen Fällen hilft es schon, den ersten Buchstaben eines Wortes zu hören. Da solche Automatismen relativ leicht abgerufen werden können, erzeugt dies ein Erfolgserlebnis und schafft Motivation, weiterzumachen. Außerdem kann der Betreuer auf diese Weise oft noch Zugang zum Gedächtnis des Demenzerkrankten erlangen, wenn dies über den Intellekt nicht mehr möglich ist. Verbindet man gesprochene Folgen, wie etwa das Aufsagen der Wochentage, mit einfachen rhythmischen Bewegungen, wie zum Beispiel Klatschen oder auf den Tisch klopfen, kommen die Begriffe meist noch schneller in Erinnerung. Das erklärt sich dadurch, dass Wörter rhythmisch abgespeichert werden und durch Bewegung auch das Gehirn besser durchblutet wird.

Personen mit einer mittelschweren Demenz können meistens noch einzelne Wörter oder kurze Sätze lesen. Die Bedeutung und das Zusammenbringen von Buchstaben sind fest im Langzeitgedächtnis abgespeichert. Im Gegensatz zur Rechenfähigkeit bleibt die Lesefähigkeit noch lange erhalten. Diese sollte der Betreuer nutzen, indem er den Demenzerkrankten Sprichwörter, Begriffe oder Sprüche ablesen lässt (Schaade 2008). Dass der Inhalt des abgelesenen Wortes oder Satzes verstanden wird, ist allerdings nicht selbstverständlich und auch nicht das Ziel.

4.2.1 Gegensätze oder Entsprechungen erraten

Bei dieser Einzel- oder Gruppenaktivierung rät der Teilnehmer gegensätzliche Begriffe, die vom Betreuer auf Pappkarten geschrieben wurden. Die Antwort auf »heiß« lautet zum Beispiel »kalt« oder auf »dünn« »dick«.

Material und Vorbereitung
1. Verschiedenfarbige Papierblätter in der Größe DIN-A4.
2. Die Blätter auf der Vorderseite mit einem Begriff und auf der Rückseite mit dem gegensätzlichen Begriff in Blockbuchstaben beschriften (Beispiele siehe unten).
3. Die Papiere laminieren, damit sie stabiler werden und sich nicht so schnell abnutzen.

Durchführung
Halten Sie eine Karte für alle gut sichtbar in die Höhe. Die Teilnehmer lesen den Begriff laut vor und erraten den gegensätzlichen Begriff. Anschließend drehen Sie die Karte um und die Senioren lesen, ob er richtig erraten wurde. Geben Sie die Karte in der Runde herum. Personen mit einer schweren Demenz haben oft Interesse am Befühlen und Drehen der Karten. Dabei werden ihre Greiffunktionen gefördert. Wenn die Karten unterschiedliche Farben haben, können Sie Sprichwörter, wie zum Beispiel »Rot ist die Liebe« oder »Grün wie Klee«, ergänzen lassen. Das Zählen der richtig er-

ratenen Karten am Ende des Spiels führt den Senioren ihren Erfolg vor Augen und gibt Ihnen einen Anhalt für Unter- oder Überforderung.

Beispiele für gegensätzliche Begriffe:

Glück	Pech
Gesund	Krank
Weiß	Schwarz
Freude	Trauer
Schmal	Breit
Links	Rechts
Tag	Nacht
Leben	Tod
Nass	Trocken
Schlafen	Wachen
Wahrheit	Lüge
Alt	Neu
Jung	Alt
Flach	Tief
Weich	Hart
Hell	Dunkel
Spitz	Stumpf
Nah	Fern
Hoch	Tief

Der Schweregrad des Spiels wird erheblich gesteigert, wenn berühmte Paare gesucht werden sollen.

Beispiele für berühmte Paare:

Hänsel	Gretel
Maria	Josef
Romeo	Julia
Gretchen	Faust
Kain	Abel
Mozart	Konstanze
Goldmarie	Pechmarie
Tarzan	Jane
Asterix	Obelix
Dick	Doof
Max	Moritz
Sissi	Franz
Susi	Strolch
Pünktchen	Anton
Schneeweißchen	Rosenrot
Adam	Eva

Bringen Sie als Anschauungsmaterial Bilder von den Paaren und typische Materialien mit (bei Adam und Eva zum Beispiel einen Apfel). Fragen Sie die Teilnehmer je nach Ausprägung ihrer Demenz, was sie über die Paare wissen oder erzählen Sie selbst etwas über sie.

4.2.2 Begriffe assoziieren

Bei dieser Einzel- oder Gruppenaktivierung wird die Wortfindung gefördert. Die Demenzerkrankten ordnen einem Überbegriff, der auf einer Karte steht, Unterbegriffe zu. Steht auf der Karte etwa »Kleidungsstücke für den Winter«, lautet die Antwort zum Beispiel »Mütze, Handschuhe, Schaal«.

Material und Vorbereitung
1. Verschiedenfarbige Papierblätter in der Größe DIN-A4.
2. Die Papiere mit einem Überbegriff in Blockbuchstaben beschriften (Beispiele siehe unten).
3. Die Papiere laminieren, damit sie stabiler werden und sich nicht so schnell abnutzen.

Durchführung
Halten Sie eine Karte für alle gut sichtbar in die Höhe. Die Teilnehmer lesen den Begriff laut vor und suchen Unterbegriffe. Verhindern Sie auch bei dieser Aktivität nicht das ausführliche Befühlen der Spielkarten und lassen Sie sich nicht aus der Ruhe bringen, wenn die Demenzerkrankten die Karten knicken. Bringen Sie zu den unterschiedlichen Begriffen Material mit, das die Demenzerkrankten ausführlich anschauen und befühlen können. Bei »Kleidungsstücke für den Winter« können Sie eine Mütze, Handschuhe und einen Schaal vorzeigen und von den Demenzerkrankten anprobieren lassen. Dies fördert diverse Fähigkeiten, wie zum Beispiel die Motorik und Sensorik. Einige Beispiele für Oberbegriffe:

- Tiere
- Gemüsesorten
- Blumenarten
- Berühmte Männer
- Farben
- Länder
- Getränke
- Frauennamen
- Berufe
- Früchte
- Möbelstücke
- Nahrungsmittel

Erheblich schwieriger wird das Spiel, wenn die Teilnehmer Unterbegriffe suchen, die mit einem bestimmten Buchstaben beginnen sollen. Fangen Sie dabei am besten mit dem Buchstaben »A« an und gehen Sie das Alphabet der Reihe nach durch. Diese Spielvariante ist nur für Personen mit einer leichten Demenz geeignet.

Sie steigern den Schwierigkeitsgrad des Spiels ebenfalls, indem die Teilnehmer Objekte mit bestimmten Eigenschaften suchen sollen.

(Eigenschaftenrätsel)

Einige Beispiele:
- Dinge, die abfärben, die heiß sind, die glitschig sind, die hart sind
- Dinge, die gut riechen, die schlecht zu knacken sind, die gelb sind
- Dinge, die sich weich anfühlen, die rund sind, die eckig sind, die bitter sind
- Dinge, die kleben, die glatt sind, die haarig sind, die lustig sein können
- Dinge, die spitz sind, die schneebedeckt sein können
- Dinge, die kalt sind, die laut sind, die salzig schmecken, die hüpfen können
- Dinge, die rot sind, die fliegen können, die rollen können, die blau sind
- Dinge, die süß schmecken
- Dinge, die klappern
- Dinge, die sich schnell bewegen
- Dinge, die sich rau anfühlen
- Dinge, die schwer sind

4.2.3 Sprichwörter und Redewendungen ergänzen

Das Ergänzen von Sprichwörtern und Redewendungen ist eine altbewährte Aktivität. Sie ist bei den Senioren stets beliebt, für Personen im fortgeschrittenen Demenzstadium noch gut möglich und ohne viel Vorbereitung für den Betreuer durchführbar. Sprichwörter und Redewendungen – früher mehr benutzt als heute – sind den heute hochbetagten Menschen seit ihrer Kindheit bekannt und fest in ihrem Langzeitgedächtnis verankert. Sie dienen dazu, Situationen zu verdeutlichen oder Sachverhalte und Einsichten bildhaft auszudrücken.

Material und Vorbereitung
1. Verschiedenfarbige Papierblätter in der Größe DIN-A4.
2. Den Anfang eines Sprichworts in Blockbuchstaben auf eine Papierseite schreiben und auf der anderen Seite beenden (Beispiele siehe unten).
3. Die Papiere laminieren, damit sie stabiler werden und sich nicht so schnell abnutzen.

Durchführung
Halten Sie die Karte mit der Vorderseite für alle gut sichtbar in die Höhe und lassen Sie den Anfang des Sprichwortes von den Teilnehmern ablesen. Anschließend ergänzen die Teilnehmer das Sprichwort. Sie drehen die Karte um und die Teilnehmer sehen, ob der Spruch richtig ergänzt wurde. Nun wird das Sprichwort im Chor gesprochen. Wiederholen Sie das Sprichwort mehrmals, wenn nicht alle Personen mitsprechen. Schwieriger wird die Übung, wenn die Sprichwörter zusätzlich gedeutet werden sollen. Dies ist nur Personen mit leichter Demenz möglich. Mit begleitendem Klatschen lassen sich die Sprichwörter auch rhythmisch sprechen. Das schult die Körperwahrnehmung und die Hand-Hand-Koordination.

Sprichwörter

Anfang	Ende
Abwarten und	Tee trinken
Aller guten Dinge	sind drei
Alle Wege	führen nach Rom
Alles hat ein Ende	nur die Wurst hat zwei
Alte Liebe	rostet nicht
Alter schützt vor	Torheit nicht
Andere Länder	andere Sitten
Auch ein blindes Huhn	findet mal ein Korn
Aus einer Mücke	einen Elefanten machen
Auf jeden Topf	passt ein Deckel
Auge um Auge	Zahn um Zahn
Bescheidenheit ist eine Zier	doch weiter kommt man ohne ihr
Da wird ja der Hund	in der Pfanne verrückt
Das Handwerk hat	goldenen Boden
Der Apfel fällt nicht	weit vom Stamm
Der Glaube kann	Berge versetzen
Der Klügere gibt	nach
Der Ton macht die	Musik
Der Weg ist das	Ziel
Der Zweck heiligt	die Mittel
Die Axt im Haus	erspart/ersetzt den Zimmermann
Die dümmsten Bauern	haben/ernten die dicksten Kartoffeln
Die Katze	lässt das Mausen nicht
Die Rechnung ohne	den Wirt machen
Die Spatzen pfeifen es	von den Dächern
Die Zeit heilt	alle Wunden

Anfang	Ende
Eigener Herd	ist Goldes wert
Eile mit	Weile
Ein gutes Gewissen	ist ein sanftes Ruhekissen
Ein voller Bauch	studiert nicht gern
Eine Hand	wäscht die andere
Eine Krähe	hackt der anderen nicht die Augen aus
Eine Schwalbe macht	noch lange keinen Sommer
Einem geschenkten Gaul	schaut man nicht ins Maul
Einer für alle	alle für einen
Ende gut	alles gut
Erst die Arbeit	dann das Vergnügen
Es ist nicht alles Gold	was glänzt
Es ist noch kein Meister	vom Himmel gefallen
Es wird nicht so heiß gegessen	wie es gekocht wird
Frisch gewagt	ist halb gewonnen
Gebranntes Kind	scheut das Feuer
Geld	regiert die Welt
Geteiltes Leid	ist halbes Leid
Gleich und Gleich	gesellt sich gern
Gute Miene zum	bösen Spiel machen
Herein	wenn's kein Schneider ist
Hochmut kommt	vor dem Fall
Hunde die bellen	beißen nicht
In der Kürze	liegt die Würze
In der Not	frisst der Teufel Fliegen
In der Not	schmeckt die Wurst auch ohne Brot
In der Ruhe	liegt die Kraft

Anfang	Ende
Irren ist	menschlich
Ist der Ruf erst ruiniert	lebt es sich ganz ungeniert
Ist die Katze aus dem Haus	tanzen die Mäuse auf den Tischen
Je später der Abend	desto schöner die Gäste
Jeder ist seines Glückes	Schmied
Jemandem einen Floh	ins Ohr setzen
Keine Rose	ohne Dornen
Kindermund	tut Wahrheit kund
Kleider machen	Leute
Kleine Geschenke	erhalten die Freundschaft
Kommt Zeit	kommt Rat
Lange Rede	kurzer Sinn
Liebe macht	blind
Lieber den Spatz in der Hand	als die Taube auf dem Dach
Lieber ein Ende mit Schrecken	als ein Schrecken ohne Ende
Lügen haben	kurze Beine
Man ist so alt	wie man sich fühlt
Man kann nicht auf zwei Hochzeiten	gleichzeitig tanzen
Man soll das Eisen schmieden	so lange es heiß ist
Man soll den Tag nicht	vor dem Abend loben
Man soll die Feste feiern	wie sie fallen
Man soll nicht sofort die Flinte	ins Korn werfen
Mit Kanonen auf	Spatzen schießen
Mit Speck	fängt man Mäuse
Morgen, morgen nur nicht heute	sagen alle faulen Leute
Morgenstund' hat	Gold im Mund
Müßiggang ist	aller Laster Anfang

Anfang	Ende
Nach dem Essen sollst du ruh'n	oder tausend Schritte tun
Neue Besen	kehren gut
Not macht	erfinderisch
Ohne Fleiß	keinen Preis
Ordnung ist	das halbe Leben
Quäle nie ein Tier zum Scherz	denn es fühlt wie du den Schmerz
Pech im Spiel	Glück in der Liebe
Reden ist Silber	Schweigen ist Gold
Schadenfreude	ist die schönste Freude
Sauer macht	lustig
Scherben	bringen Glück
Sich regen	bringt Segen
Steter Tropfen	höhlt den Stein
Stille Wasser	sind/gründen tief
Übung macht	den Meister
Viele Köche	verderben den Brei
Vorsicht ist die	Mutter der Porzellankiste
Was du heute kannst besorgen	das verschiebe nicht auf morgen
Was Hänschen nicht lernt	lernt Hans nimmermehr
Was ich nicht weiß	macht mich nicht heiß
Wenn zwei sich streiten	freut sich der dritte
Wer anderen eine Grube gräbt	fällt selbst herein
Wer A sagt	muss auch B sagen
Wer den Pfennig nicht ehrt	ist des Talers nicht wert
Wer die Wahl hat	hat die Qual
Wer im Glashaus sitzt	soll nicht mit Steinen werfen
Wer nicht hören will	muss fühlen

Anfang	Ende
Wer rastet	der rostet
Wer schön sein will	muss leiden
Wer zuerst kommt	mahlt zuerst
Wer zu spät kommt	den bestraft das Leben
Wer zuletzt lacht	lacht am besten
Wie die Katze um den heißen	Brei herumlaufen
Wie du mir	so ich dir
Wie ein Elefant	im Porzellanladen
Wie gewonnen	so zerronnen
Wie man in den Wald hineinruft	so schallt es heraus
Wie man sich bettet	so liegt man
Zwei Fliegen mit einer	Klappe schlagen

Redewendungen

Anfang	Ende
Auf Schritt und	Tritt
Außer Rand und	Band
Drehen und	wenden
Fix und	fertig
Feuer und	Flamme
In Grund und	Boden
In Hülle und	Fülle
In Samt und	Seide
In Nacht und	Nebel
Kopf und	Kragen
Klipp und	klar
Kreuz und	quer

Anfang	Ende
Land und	Leute
Lug und	Trug
Mit Sang und	Klang
Mit Haut und	Haar
Mit Sack und	Pack
Mit Pauken und	Trompeten
Mit Mann und	Maus
Mit Kind und	Kegel
Mit List und	Tücke
Mit Rat und	Tat
Nach und	nach
Schalten und	walten
Unter Dach und	Fach
Wie Kraut und	Rüben

Das Vervollständigen der Sprichwörter und Redewendungen ist schwieriger, wenn der Betreuer das Ende vorgibt. Diese Übung ist nur für Personen mit einer leichten Demenz geeignet.

4.2.4 Verballhornte Sprichwörter

Unter verballhornten Sprichwörtern versteht man Aussagen, die falsch wiedergegeben werden. Die Bezeichnung »verballhornen« geht auf den Lübecker Buchdrucker Jürgen Ballhorn zurück, der 1586 eine Ausgabe des Lübecker Stadtrechts verlegte, die sinnentstellende Fehler enthielt. Der Historie zufolge soll er eine ältere Ausgabe überarbeitet haben, wonach jedoch mehr Fehler enthalten waren als vorher, weshalb »verballhornen« ursprünglich so viel wie »verschlimmbessern« bedeutet.

Menschen mit einer leichten bis mittelschweren Demenz mögen diese Übung, denn verballhornte Sprichwörter reizen zum Lachen und sorgen für eine entspannte Atmosphäre. Oft lösen sie auch leichte Entrüstung aus und fördern damit über die Emotion das Engagement wie etwa: »Da stimmt aber etwas nicht, das muss schleunigst wieder in Ordnung gebracht werden« (Joppig 2004). Diese Übung ist schwieriger als das einfache Ergänzen der Sprichwörter (siehe vorherige Übung).

Material und Vorbereitung
1. Verschiedenfarbige Papierblätter in der Größe DIN-A4
2. Das verballhornte Sprichwort in Blockbuchstaben auf eine Seite schreiben und auf die andere Seite das korrekte Sprichwort (Beispiele siehe unten)
3. Die Papiere laminieren, damit sie stabiler werden und sich nicht so schnell abnutzen

Durchführung
Halten Sie die Vorderseite der Karte für alle gut sichtbar in die Höhe und lassen Sie das verballhornte Sprichwort von den Teilnehmern ablesen und richtigstellen. Sie drehen anschließend die Karte um und die Teilnehmer sehen, ob der Spruch richtig erraten wurde.

Einige Beispiele für verballhornte Sprichwörter:

1. falsches Sprichwort	2. falsches Sprichwort	Lösung
Wer rudert, der rostet	Wer rostet, der rastet	Wer rastet, der rostet
Wie gewonnen so verloren	Wie verloren so zergoren	Wie gewonnen so zerronnen
Splitter bringen Pech	Scherben bringen Freude	Scherben bringen Glück
Wer Y sagt, muss auch Z sagen	Wer O sagt, muss auch U sagen	Wer A sagt, muss auch B sagen
Süß macht matt	Salzig macht albern	Sauer macht lustig
Alte Schrubber schrubben schlecht	Neue Lappen wischen gut	Neue Besen kehren gut
Mit Pfeilen auf Käfer schießen	Mit der Knallpistole auf Fliegen schießen	Mit Kanonen auf Spatzen schießen
Was Paula nicht lernt, lernt Paulinchen nimmermehr	Was Karl nicht lernt, lernt Karlchen nimmermehr	Was Hänschen nicht lernt, lernt Hans nimmermehr
Schweigen ist Silber, Reden ist Gold	Reden ist Gold, Schweigen ist Silber	Reden ist Silber, Schweigen ist Gold
Morgenstund' frisst den Hund	Abendstund' hat Silber im Schlund	Morgenstund' hat Gold im Mund
Man soll das Wachs formen solange es weich ist	Man soll das Blech schmieden solange es kalt ist	Man soll das Eisen schmieden solange es heiß ist
Zwei Wespen mit einem Beil schlagen	Zwei Insekten mit einer Klatsche schlagen	Zwei Fliegen mit einer Klappe schlagen

1. falsches Sprichwort	2. falsches Sprichwort	Lösung
Reißende Flüsse sind schnell	Laute Seen sind flach	Stille Wasser sind tief
Wenn fünf sich freuen, streitet sich der sechste	Wenn drei sich lieben, ärgert sich der vierte	Wenn zwei sich streiten, freut sich der dritte
Wer zuerst lächelt, lächelt am stärksten	Wer zuletzt weint, weint am schlechtesten	Wer zuletzt lacht, lacht am besten

Schwieriger wird das Erraten der Sprichwörter, wenn Teile von zwei Sprichwörtern miteinander verbunden werden. Diese Übung ist nur für Personen mit einer leichten Demenz geeignet. Wenn Sie die beiden Sprichwörter geschickt kombinieren, werden amüsante Situationen beschrieben. Das löst Heiterkeit bei den Teilnehmern aus. Den zweiten Teil eines verballhornten Sprichwortes zu ergänzen, fällt den meisten Menschen relativ leicht, während das Vervollständigen des ersten Teils schwieriger ist (Joppig 2004).

Verballhorntes Sprichwort	Die Teilnehmer korrigieren
Wer rastet, findet mal ein Korn	Wer rastet, der rostet
	Auch ein blindes Huhn findet mal ein Korn
Wie ein Elefant freut sich der dritte	Wie ein Elefant im Porzellanladen
	Wenn zwei sich streiten, freut sich der dritte
Wer A sagt, ist des Talers nicht wert	Wer A sagt, muss auch B sagen
	Wer den Pfennig nicht ehrt, ist des Talers nicht wert
Abwarten und den Wirt machen	Abwarten und Tee trinken
	Die Rechnung ohne den Wirt machen
Wer zuletzt lacht, den bestraft das Leben	Wer zuletzt lacht, lacht am besten
	Wer zu spät kommt, den bestraft das Leben
Wer schön sein will, höhlt den Stein	Wer schön sein will, muss leiden
	Steter Tropfen höhlt den Stein
Viele Köche kehren gut	Viele Köche verderben den Brei
	Neue Besen kehren gut
Alle guten Dinge führen nach Rom	Alle guten Dinge sind drei

Verballhorntes Sprichwort	Die Teilnehmer korrigieren
	Alle Wege führen nach Rom
Gebranntes Kind ersetzt den Zimmermann	Gebranntes Kind scheut das Feuer
	Eine Axt im Haus ersetzt den Zimmermann
Kommt Zeit von den Dächern	Kommt Zeit, kommt Rat
	Die Spatzen pfeifen es von den Dächern
Eigener Herd vom Himmel gefallen	Eigener Herd ist Goldes Wert
	Es ist noch kein Meister vom Himmel gefallen
Lange Rede regiert die Welt	Lange Rede, kurzer Sinn
	Geld regiert die Welt
Wer im Glashaus sitzt rostet nicht	Wer im Glashaus sitzt soll nicht mit Steinen werfen
	Alte Liebe rostet nicht
Ohne Fleiß schmeckt die Wurst auch ohne Brot	Ohne Fleiß keinen Preis
	In der Not, schmeckt die Wurst auch ohne Brot
Wie man sich bettet so schallt es heraus	Wie man sich bettet so liegt man
	Wie man in den Wald hineinruft so schallt es heraus
Ordnung ist dann das Vergnügen	Ordnung ist das halbe Leben
	Erst die Arbeit, dann das Vergnügen

4.2.5 Gemeinsames Rekonstruieren von Märchen

Märchen sind fest im Langzeitgedächtnis gespeichert, da betagte Menschen sie bereits aus ihrer Kindheit kennen und sie wahrscheinlich ihren eigenen Kindern weitererzählt haben. Märchen sollten mit der erkrankten Person gemeinsam rekonstruiert, statt nur vom Betreuer vorgelesen werden. Zum Zuhören und Verstehen eines Märchens muss das abstrakte und logische Denken eingesetzt werden, das bei Menschen mit einer mittelschweren Demenz bereits erheblich eingeschränkt ist. Die Person wird durch das gemeinsame Rekonstruieren des Märchens selbst aktiv. Durch das Ergänzen von

Märchenzitaten, das Singen von passenden Liedern und Befühlen von entsprechenden Materialien werden die unterschiedlichen Sinne stimuliert und die Kognition angeregt. Es kommt nicht darauf an, ob das Märchen richtig wiedergegeben wird, sondern darauf, dass die Menschen aktiv sind und sich angesprochen fühlen.

Vorbereitung und Durchführung
Suchen Sie Sprichwörter, Materialien und Lieder zum Märchen, das Sie mit den Teilnehmern rekonstruieren möchten. Setzen Sie an den entsprechenden Stellen des Märchens die Medien ein.

Einige Beispiele:

Rapunzel
- Zitat: »Rapunzel, Rapunzel, lass dein Haar herunter.«
- Materialien: Rapunzelsalat (Feldsalat).
- Werktätigkeit: Aus alten Strumpfhosen geflochtene Zöpfe vorzeigen oder die Teilnehmer selbst einen Zopf daraus flechten lassen.

Hänsel und Gretel
- Zitat: »Knusper, knusper knäuschen, wer knuspert an meinem Häuschen?« »Der Wind, der Wind, das himmlische Kind.«
- Lied: »Hänsel und Gretel verliefen sich im Wald«.
- Materialien: Karton mit Blättern, Pflanzen und kleinen Steinen (Wald) für die Tischdekoration. Einige der Naturmaterialien im Karton lassen, damit die Teilnehmer darin herumwühlen können. Weitere Utensilien: Pfefferkuchenhäuschen oder einzelne Pfefferkuchen (zum gemeinsamen Verzehr).

Rumpelstilzchen
- Zitat: »Heute back ich, morgen brau ich, übermorgen hol ich der Königin ihr Kind; ach wie gut, dass niemand weiß, dass ich Rumpelstilzchen heiß.«
- Materialien: Spinnrad, Stroh, Lametta (dient als Stroh, dass zu Gold gesponnen wurde), kleine Zwergenfigur.

Schneewittchen
- Zitate: »Rot wie Blut, weiß wie Schnee und schwarz wie Ebenholz«. Farbige Karten auf den Tisch legen. Die Teilnehmer sollen dann beim Zitat die entsprechenden Karten heraussuchen.
Frage: »Spieglein, Spieglein an der Wand, wer ist die Schönste im ganzen Land?«
Antwort 1: »Frau Königin, ihr seid die Schönste hier, aber Schneewittchen ist tausendmal schöner als ihr.«
Antwort 2: Frau Königin, ihr seid die Schönste hier, aber Schneewittchen über den Bergen, bei den sieben Zwergen ist tausendmal schöner als ihr.«

Antwort 3: Frau Königin, ihr seid die Schönste hier, aber die junge Königin ist tausendmal schöner als ihr«.
- Materialien: Gartenzwerge, Handspiegel, Gürtel, Kamm, Äpfel, Kohle.
- Werktätigkeit: Das Märchen »Schneewittchen« lässt sich zur Förderung des Zahlenverständnisses nutzen: Lassen Sie die Teilnehmer nach Möglichkeit sieben kleine Teller oder Bettchen zeichnen (Schaade 2008).

Aschenputtel
- Zitate: »Die guten ins Töpfchen, die schlechten ins Kröpfchen.«
  »Bäumchen rüttel' dich und schüttel dich, wirf Gold und Silber über mich.«
  »Ruckeldigu, Ruckeldiguh, Blut ist im Schuh. Der Schuh ist zu klein, die rechte Braut sitzt noch daheim.«
  »Der Schuh ist nicht zu klein, die rechte Braut, die führt er heim«.
- Materialien: künstliche Taube, Linsen in einer Schüssel, goldener Pantoffel (herkömmlichen Pantoffel mit goldener Farbe besprühen), Abendkleid.

Rotkäppchen
- Zitate: Frage: »Ei Großmutter, was hast du für große Ohren?«
  Antwort: »Damit ich dich besser hören kann.«
  Frage: »Ei Großmutter, was hast du für große Augen?«
  Antwort: »Damit ich dich besser sehen kann.«
  Frage: »Aber Großmutter, was hast du für ein entsetzlich großes Maul?«
  Antwort: »Damit ich dich besser fressen kann.«
- Materialien: rote Kappe, Korb mit Kuchen und Wein zum gemeinsamen Verzehren (als Ersatz eventuell Traubensaft verwenden), Naturmaterialien als Wald (siehe Beschreibung »Hänsel und Gretel«), Eimer mit Steinen.

4.2.6 Spiele mit Farben

Demenzerkrankte können Farben gut erkennen, solange sie nicht unter Sehstörungen leiden. Ihnen fällt es nur manchmal schwer, aufgrund von Wortfindungsstörungen die Farben zu benennen. Bei diesem Spiel werden die Farben von Karteikarten abgelesen.

Material und Vorbereitung
1. Fünf verschiedenfarbige Blätter im DIN-A4-Format auf dem Tisch verteilen. Die Farben müssen eindeutig sein und dürfen sich nicht wiederholen.
2. Mit einem schwarzen Filzstift und in Blockbuchstaben die fünf Farben der Papiere auf einzelne weiße Karteikarten schreiben.

Durchführung

Halten Sie eine Karteikarte, auf der eine Farbe in Blockbuchstaben geschrieben steht, für alle gut sichtbar in die Höhe. Die Teilnehmer lesen die Farbe vor und zeigen das entsprechende farbige Papier, auf das die Karteikarte durch Sie oder einen Teilnehmer gelegt wird.

Variante (1): Sammeln Sie Gegenstände mit typischen Farben in einem Karton, die auf die entsprechenden farbigen DIN-A4-Blätter gelegt werden. Beispiele: Banane (gelb), Naturholz (braun), Ei (weiß), Gras (grün), Tomate (rot).

Variante (2): Benutzen Sie statt der Farbbezeichnungen auf den Karteikarten Zeichnungen von Gegenständen, die eine typische Farbe haben. Die Gegenstände werden mit schwarzem Filzstift auf die Karteikarten gezeichnet. Folgende Gegenstände sind möglich: Sonne (gelb), Herz (rot), Wolke (weiß), Kleeblatt (grün), Karotte (orange). Diese Variante ist erheblich schwieriger als die erste, da sich der Demenzerkrankte die typischen Farben bestimmter Gegenstände in Erinnerung rufen muss.

Farb-Domino: Das Farb-Domino ist eines der wenigen Gesellschaftsspiele, das Personen mit einer mittelschweren Demenz spielen können. Voraussetzung ist die Fähigkeit, die Dominokarten greifen und anlegen zu können – was für Demenzerkrankte manchmal schwierig ist – sowie das Erkennen der Farben. Sie können ein Farb-Domino ohne großen Aufwand selbst herstellen:

1. Mit einem dicken schwarzen Filzstift in der Mitte von 30 Karteikarten eine Linie zur Unterteilung ziehen.
2. Jeweils eine Hälfte der Karten mit einer Farbe anmalen, mit farbigem Papier, Moosgummi oder Stoffresten bekleben. Die Farben müssen mehrere Male vorkommen.

Ziel des Spiels ist es, aus dem Vorrat der Karten die entsprechende Karte mit einer bestimmten Farbe einem der Enden anzulegen, die bereits vom Mitspieler ausgelegt wurden. Rot wird beispielsweise an rot gelegt oder blau an blau. Personen mit fortgeschrittener Demenz wollen die Karten eventuell nicht aus der Hand geben und haben nur am Betasten und Anschauen der Karten Interesse. In diesem Fall wird die Person ausgelassen und der nächste Mitspieler kommt an die Reihe.

4.2.7 Reimrätsel

Rätsel raten mit Demenzerkrankten ist eigentlich widersinnig. Bei Rätseln wird Wissen abgefragt und die Teilnehmer würden normalerweise sofort an ihre kognitiven Grenzen stoßen. Deshalb sind insbesondere Scherzfragen oder Teekesselchen (Doppeldeutungen erraten) für Demenzerkrankte ungeeignet. Eine Ausnahme stellen Reimrätsel dar. Reimrätsel sind bei mittelschwerer Demenz meistens noch gut zu bewältigen, da sie nicht durch Wissen gelöst werden, sondern durch Erkennen eines Wortklangs, wozu die Betroffenen oft noch gut in der Lage sind.

Durchführung

Sie lesen die Reimrätsel vor und die Teilnehmer erraten die Lösung gemeinsam. Reimrätsel können Sie sich auch selbst ausdenken. Die erste Rätselzeile muss besonders leicht sein, da vorher kein Begriff genannt wird, auf den sich das gesuchte Wort reimt. Zur Erleichterung können Sie auch die ersten beiden Buchstaben des gesuchten Begriffs vorsagen.

Zum Ausprobieren sind hier einige Beispiele:

Ein Tier das bellt nennt man – Hund.
Essen schieben wir in den – Mund.
Ein Ball ist völlig – rund.
Entdeckt man einen Schatz, hat man einen tollen – Fund.
Schlechte Ernährung ist – ungesund.
Nach viel Arbeit sind die Hände – wund.
Schlüssel sind an einem – Bund.

Tomaten haben die Farbe – rot.
Butter schmeckt nicht ohne – Brot.
Ein Flugzeug steuert der – Pilot.
Zum Fahren auf dem See braucht man ein – Boot.
Ohne Essen wären wir in großer – Not.
Ein unordentlicher Mensch ist ein – Chaot.
Ein dummer Mensch ist ein – Idiot.
Fußballer tragen ein – Trikot.
»Du sollst nicht stehlen« ist ein – Gebot.

Wenn man zum Arzt geht, ist man – krank.
Kleidung befindet sich im – Schrank.
Fotomodelle sind meistens – schlank.
Wenn man kein Geld hat, ist man – blank.
Millionen Menschen in der Welt kennen das Tagebuch der Anne – Frank.
Einen Kredit aufgeben tut man bei der – Bank.
Wenn man ein Geschenk erhält, sagt man vielen – Dank.

4.2.8 Oberbegriffe erraten

Begriff-Einordnungsspiele sind nur für Personen mit einer leichten Demenz geeignet. Personen mit einer mittelschweren Demenz wären damit überfordert, deshalb sollte diese Aktivität auf keinen Fall mit ihnen durchgeführt werden.

Zu vier Begriffen mit einem gleichen Merkmal soll ein Oberbegriff gefunden werden.

Durchführung
Die Übung können Sie mündlich oder auch schriftlich an einer Wandtafel durchführen. Verwenden Sie möglichst bekannte Begriffe.

Ein paar Beispiele:
- Amsel, Fink, Drossel, Star (Vögel)
- Bohnen, Tomaten, Erbsen, Möhren (Gemüse)
- Jacke, Hose, Pullover, T-Shirt (Kleidungsstücke)
- Rose, Nelke, Tulpe, Lilie (Blumen)
- Geige, Flöte, Trompete, Cello (Musikinstrumente)
- Fingerring, Armband, Kette, Ohrclip (Schmuck)
- Tisch, Stuhl, Sessel, Kommode (Möbelstücke)

Die Übung ist beträchtlich schwieriger, wenn vier Begriffe genannt werden sollen, von denen einer nicht in die Reihe passt. Die Antwort soll möglichst begründet werden. Hier ein paar Beispiele (der »Außenseiter« ist *kursiv* gesetzt):
- Amsel, Fink, Drossel, *Auto* (Vögel)
- Bohnen, Tomaten, Erbsen, *Radio* (Gemüse)
- Jacke, Hose, Pullover, *Luftballon* (Kleidungsstücke)
- Rose, Nelke, Tulpe, *Lampe* (Blumen)
- Geige, Flöte, Trompete, *Bettlaken* (Musikinstrumente)
- Fingerring, Armband, Kette, *Nudelauflauf* (Schmuck)
- Tisch, Stuhl, Sessel, *Fingerring* (Möbelstücke)

Je stärker sich der »Außenseiter« von den drei anderen Begriffen abhebt, desto einfacher ist das Spiel.

4.2.9 Wohn-Spiel: Gegenstände Zimmern zuordnen

Personen mit einer leichten bis mittelschweren Demenz haben Spaß am Ordnen und Sortieren von Gegenständen. Sie erfahren dabei Erfolgserlebnisse und die scheinbar durcheinander geratene Umwelt erscheint wieder klarer. Beim Wohn-Spiel wird zusätzlich das Langzeitgedächtnis angesprochen, das eine wichtige Ressource der

Personen darstellt. Das Spiel lädt auch zum Erzählen über die (ehemalige) eigene, lieb gewonnene Wohnung ein. Darüber gibt es einfach viel zu erzählen.

Das Spiel ist für Gruppen- und Einzelbetreuungen geeignet. Es ist in der Vorbereitung leider etwas aufwendig. Man benötigt: etwa einen halben Tag Zeit für die Anfertigung, feinmotorisches Geschick für Klebe- und Scherenarbeit, Bilder und Fotos von hübsch eingerichteten Zimmern und Haushaltsgenständen. Vielleicht hilft Ihnen bei der Anfertigung des Spiels ein Praktikant, ein Angehöriger oder ein rüstiger Pflegeheimbewohner mit. Zu zweit macht die Bastelarbeit doppelt so viel Spaß.

Material und Vorbereitung
- 4 Pappkarten, ca. DIN-A5
- Ca. 20 Pappkärtchen, ca. 5 x 5 cm
- Je ein Foto von einem Wohnzimmer, Schlafzimmer, Badezimmer und einer Küche
- Fotos oder Zeichnungen von Haushaltsgegenständen (Kaffeemühle, Sammeltasse, Pyjama, Haarbürste, Standuhr, Nachttischlampe, Zahnbürste, Lebensmittelwaage, Sofa, Rasierpinsel, Kochtopf etc.)
- Laminiergerät mit Folien
- Klebestift
- Schere

Auf allen Fotos sollten die Zimmereinrichtungen und Gegenstände möglichst altmodisch sein – wie zur Jugendzeit der Betroffenen. Die Fotos müssen nicht selbst aufgenommen werden. Mitarbeiter können auch Abbildungen aus Zeitschriften verwenden, aus alten Kalendern, aus Fotodatenbanken oder dem Internet.

Die Abbildungen der Räume (Wohnzimmer, Schlafzimmer, Badezimmer, Küche) mit einer Bastelschere auf die Größe der DIN-A5-Pappkarten zuschneiden, auf je eine Karte kleben und laminieren. Die Abbildungen von den Gegenständen mit einer Bastelschere auf die Größe der kleinen Pappkärtchen zuschneiden, jeweils aufkleben und laminieren. Das Laminieren ist wichtig, damit die Karten haltbarer sind, abgewischt werden können und sich nicht so schnell abnutzen.

Durchführung
Ziel des Spiels ist, dass alle Gegenstands-Karten den Zimmer-Karten zugeordnet werden. Dabei kann der Gruppenleiter bei starken Gruppen die Gegenstands-Karten unter den Spielern aufteilen – reihum legen dann die Personen eine Gegenstands-Karte auf eine Zimmer-Karte. Wenn Personen mit einer mittelschweren Demenz mitspielen oder eine Einzelaktivierung stattfindet, verteilt der Spielleiter die Gegenstands- und Zimmer-Karten auf dem Tisch. Wer möchte, sucht sich einfach eine Karte mit einem Gegenstand aus und ordnet sie unter Umständen mit Hilfe einer anderen Person einer Zimmer-Karte zu.

4.3 Lesen und Vorlesen

Lesen macht Spaß, Vorlesen sowieso und Geschichten vorgelesen zu bekommen, gehört zu den schönsten Kindheitserinnerungen. Lesen ist eine der alltäglichsten Aktivitäten im Leben. Wir können gar nicht anders: Sobald unser Auge Buchstaben entdeckt, setzt unser Gehirn sie zu sinnvollen Wörtern zusammen. Vorlesen wiederum kann Vertrauen schaffen – gerade wenn es für den demenziell Erkrankten befremdlich ist, wenn Betreuer sein Zimmer betreten und er nicht weiß, was ihn erwartet. Unsicherheit und Ängste stehen zu Beginn im Raum. Das Vorlesen ist eine aus früher Kindheit bekannt Handlung. Vertrauen wird dadurch aufgebaut, indem Pflegende und Betreuende vermitteln, dass dem Betroffenen keine Leistung abverlangt wird, sondern ein gemeinsames Interesse am harmonischen Zusammensein besteht. Vorlesen steigert die Lebensqualität und regt Gespräche an.

Demenzkranke können noch sehr lang lesen, da diese Fähigkeit seit der Kindheit im Gehirn abgespeichert ist und dauernd angewendet wird. Allerdings leiden viele Demenzkranke an weiteren Diagnosen (Multimorbidität), die das Lesen erschweren. Diagnosen wie Grauer Star, Schlaganfall und Wahrnehmungsstörungen beeinträchtigen ihre Lesefähigkeit. Hier ist die Umsicht der Betreuer gefragt, für Hilfsmittel (Brille oder Lupe) zu sorgen oder dem Demenzkranken vorzulesen. Auch das Vorlesen birgt Hindernisse: Schwerhörigkeit trotz Hörgerät, geminderte Konzentrationsfähigkeit, Defizite in der Informationsverarbeitung (etwa erhöhter Zeitbedarf bei der Verarbeitung des Gehörten im Gehirn) und verstärkte Ablenkbarkeit. Mit speziellen Vorlesetexten können diese Probleme allerdings minimiert werden.

4.3.1 Erfolgreich vorlesen

Die Vorlesetexte müssen kurz sein, denn lange Texte überfordern die Demenzbetroffenen häufig. Ihre maximale Konzentrationsspanne ist deutlich geringer und reicht nur für kurze Geschichten. Ebenfalls hat ihre geminderte Merkfähigkeit einen deutlichen Einfluss auf das Verhalten beim Vorlesen: Ist die Geschichte zu lang, vergessen sie, wie die Geschichte begonnen hat. In der Praxis haben sich Texte bis zu einer DIN-A4-Seite bewährt. Besonders bei mittel- bis schwergradig Betroffenen sollte das Vorlesen nicht die Gedächtnisleistung beanspruchen, sondern auf der emotionalen Ebene ansetzen.

Mittlerweile gibt es ein sehr umfangreiches spezielles Textangebot für Menschen mit Demenz. Doch woran erkennt man eine geeignete Geschichte? – Sie sollten vor allem aus kurzen Sätzen mit einfachem Satzbau bestehen. Die Faustregel lautet: Wenn es mir bei einem bestimmten Text besonders leicht fällt, ihn vorzutragen, dann ist er meist auch für mein Publikum gut zu verstehen. Beim ersten Vorlesen eines neuen Textes sollte man die Reaktionen der Demenzbetroffenen genau beobachten. Nur wenn sie ihn gut aufnehmen, wird er in die eigene Geschichtensammlung eingegliedert. Viele Texte findet man frei zugänglich im Internet. Auch Gedichte kommen oft gut an.

Es gibt nichts Einschläferndes als eine monoton vorgelesene Geschichte. Gerade die Aufmerksamkeit von Demenzkranken hängt in besonderem Maße von einem lebendigen Vorlesestil ab. Neben der Betonung spielt auch der Kontakt zum Zuhörer eine sehr wichtige Rolle. Warum also während des Vortrags nicht eine Frage in den Raum werfen und die Zuhörer aktiv beteiligen: »Kennen Sie das auch?«, »Haben Sie das auch einmal erlebt?« Oder – in der Einzelsituation – die Hand des Betroffenen halten und durch leichtes Streicheln oder Verändern des Händedrucks die Aufmerksamkeit wiedergewinnen.

Primär spricht Vorlesen den Gehörsinn an. Es lassen sich aber auch weitere Sinne damit anregen. Was macht ein gelungenes Vorlesen aus und was können Sie beachten?
- Sprechen Sie die Zuhörer namentlich an, gehen Sie dabei aber sensibel vor. Nicht jeder schätzt es, auf diese persönliche Art angesprochen zu werden.
- Stellen Sie Kontakt zum Zuhörer her und lenken Sie die Aufmerksamkeit auf sich.
- Lenken Sie nun die Aufmerksamkeit auf das Vorlesen durch gemeinsames Aussuchen der Geschichte oder stellen Sie eine Initialfrage.
- Lesen Sie laut und deutlich vor. Lassen Sie vereinzelt Textfragmente ergänzen oder denken Sie sich mit dem Zuhörer gemeinsam eine neue Wendung der Geschichte aus und erfinden ein eigenes Ende.
- Regen Sie anschließend ein Gespräch über den Text an. Erfragen Sie persönliche Erfahrungen des Zuhörers.
- Betrachten Sie passende Bilder zum Text und besprechen diese. Das erleichtert die Erinnerung an das Vorgelesene.
- Sie können auch passende Gegenstände zum Text ansehen und betasten lassen.
- Erweitern Sie das Vorlesen mit gezielten Übungen zum Text.
- Beenden Sie das Vorlesen mit einer persönlichen Verabschiedung.

Berücksichtigen Sie all diese Punkte, werden beim Betroffenen viele Sinne angesprochen, auch wenn es augenscheinlich nur ums Vorlesen geht. Betreuer sollten aber genau überlegen, was sie einer Person zumuten können – mit Übungen zum Text oder dem Erfinden einer neuen Wendung in der Geschichte sind Personen ab einer mittelschweren Demenz wohl überfordert. Doch auch wenn Menschen mit schwerer Demenz den Inhalt des Textes nicht (mehr) erfassen können, wirken die Anwesenheit der Betreuungsperson und das Vorlesen mit angenehmer ruhiger Stimme für sie oft beruhigend.

Über eine Geschichte lässt sich ein Großteil der Demenzkranken an andere kognitive Übungen heranführen, die ohne einleitendes Vorlesen eher Unsicherheit auslösen. Legt man einem Menschen mit Demenz etwa gleich ein Arbeitsblatt mit kognitiven

Übungen vor (auch auf seinen Wunsch hin), verunsichert ihn das oft und er geht skeptisch an die Aufgaben heran. Liest man hingegen zum Thema eine Kurzgeschichte vor und leitet anschließend das Arbeitsblatt an, bleibt die Verunsicherung häufig aus. Vermutlich liegt es daran, dass Vorlesen vertraute Gefühle weckt (Busch 2013).

4.4 Bewegungsangebote

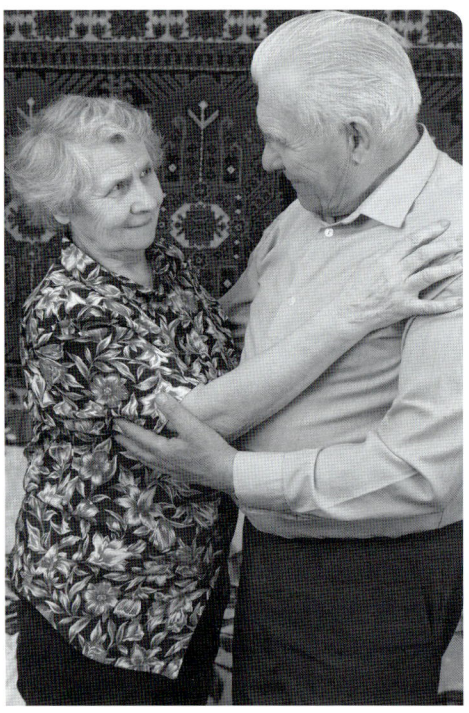

Menschen mit Demenz, die in einem hohen Maß auf die Fürsorge anderer Personen angewiesen sind, werden häufig körperlich wenig gefördert. Die Pflegekräfte helfen bei zu vielen Verrichtungen meistens aus Gewohnheit oder »damit es schneller geht«. Manchmal übernehmen sie die Tätigkeiten auch ganz. Sie ziehen dem Betroffenen etwa vollständig den Pullover an, obwohl er dabei nur ein geringes Maß an Unterstützung bräuchte. Dadurch wird der Demenzerkrankte immobiler. Deshalb ist es wichtig, die Person im Alltag möglichst viel selbst tun zu lassen, auch wenn der Zeitaufwand hierdurch größer ist, und außerdem spezielle Bewegungsmöglichkeiten anzubieten. Regelmäßige Bewegung gehört zu den wichtigsten Maßnahmen gegen motorische Einschränkungen, wie etwa die Abnahme der Kraft, Beweglichkeit und des Gleichgewichts, was Haltungsschäden, Kontrakturen (Versteifung eines Gelenks) und Schmerzen verursacht. Bewegungsangebote, wie zum Beispiel Spaziergänge, können bei älteren Menschen Stürzen vorbeugen. Körperliche Bewegung wirkt stimmungsaufhellend und lässt Gruppenteilnehmer soziale Zugehörigkeit erleben. Zusätzlich fördert Bewegung die Durchblutung des Gehirns, was das Auftreten von Demenzsymptomen verzögert. Kommen einem nicht oft die besten Gedanken beim Putzen, Radfahren oder einem langen Fußmarsch?

Menschen mit einer leichten Demenz möchten durch Bewegung möglichst lange körperlich mobil bleiben. Menschen mit einer mittelschweren oder schweren Demenz genießen einfach das beglückende Gefühl des sich Bewegens, weil sie dadurch ihren Körper besser wahrnehmen und ihrem Bewegungsdrang nachkommen. Bewegung ist eine Tätigkeit, die auch Personen mit fortgeschrittener Demenz ohne viel fremde Hilfe leisten können, wenn die Bewegungsangebote ihren Fähigkeiten angepasst sind. Deshalb ist es wichtig, dass die Betreuungskraft das Leistungsvermögen und die Grenzen des Kranken sowie die Gefahren bei bestimmten Übungen einschätzen kann.

Ohne Bewegung nimmt das Gefühl für den eigenen Körper ab. Nur wenn der Mensch seine Gelenke bewegt, weiß er ohne hinzusehen, wo sich Arme und Beine befinden und welche Stellung sie einnehmen. Das Schieben von schweren Gegenständen, wie zum Beispiel eines Sessels, ist für Demenzerkrankte eine gute Möglichkeit, den Körper wahrzunehmen. Doch nicht nur das Gefühl für den eigenen Körper, sondern auch das Erkennen der Umwelt nimmt ohne Bewegung ab: Wenn man die Augen schließt und einen Gegenstand auf die Hand gelegt bekommt, kann man die Beschaffenheit und Größe nur feststellen, indem man die Finger um diesen legt und ihn befühlt. Aus diesem Grund ist es wichtig, Demenzerkrankten Objekte zum Anfassen (Be-Greifen) anzubieten (Schaade 2008).

Zahlreiche Bewegungen sind als Muster gespeichert und müssen beim Demenzerkrankten nur hervorgelockt werden. Beim Zurollen eines Balls auf dem Tisch werden häufig reflexartig die Arme nach vorn gestreckt und der Ball gefangen. Klappt das Fangen nicht beim ersten Mal, dann wahrscheinlich beim zweiten oder dritten Versuch. Oft hilft es, wenn der Betreuer zunächst den Ball zum Befühlen in die Hände gibt. Beim Rollen des Balls wird der Demenzerkrankte unterstützt, indem der Betreuer den Ball rasch unter den Händen der Person wegzieht. Der Erkrankte erhält dadurch die benötigten Informationen, um beim nächsten Mal selbst den Ball rollen zu können. Bestimmte Gesten, wie etwa das Aufschlagen der Faust auf den Tisch bei Ärger, sind tief im Langzeitgedächtnis abgespeichert und erfolgen fast automatisch. Der Betreuer kann diese Gesten durch die passenden Worte, etwa in einer Bewegungsgeschichte, und das Vormachen der Bewegung auslösen. Dem Betreuer muss allerdings bewusst sein, dass das Vor- und Nachahmen von Bewegungen immer schwieriger für den Demenzerkrankten wird, je weiter die Erkrankung fortschreitet. Um bestimmte Bewegungen hervorzurufen, etwa das Klatschen in die Hände, hilft auch das Führen der entsprechenden Körperteile. Nach dem wiederholten Zusammenführen der Hände kann die Person wahrscheinlich selbstständig weiterklatschen.

Persönlicher Einsatz und Freude an der Arbeit gehören zu den wichtigsten Grundlagen, um Bewegungsaktivierungen lebendig zu gestalten und Demenzerkrankte zum Mitmachen zu motivieren. Spielerisch und unterstützt von Alltags- oder Gymnastikmaterialien werden vor allem motorische, aber auch soziale und psychische Komponenten gefördert. Jegliche Überforderung sollte dabei vermieden und auf Trinkpausen geachtet werden. Die Betreuungskraft sollte keine großen Fortschritte in Bezug auf die körperliche Leistungsfähigkeit erhoffen.

Rein funktionelle Gymnastik wie Dehnübungen oder Übungen zum Kraftaufbau ohne einen spielerischen Charakter finden bei Demenzerkrankten nur selten Anklang. Zum Verstehen solcher Übungen wird ein gewisses Ausmaß an abstraktem Denkvermögen benötigt, das bei einer Demenz schnell verloren geht.

4.4.1 Spazierengehen

Um einen demenzerkrankten Menschen erfolgreich zu aktivieren, muss die Betreuungskraft keine anspruchsvollen und lange ausgetüftelten Aktivitäten anbieten. Oft können durch einfache Tätigkeiten die Ziele erreicht werden, beim Spazierengehen etwa der Abbau von motorischer Unruhe oder die Stimulation der Wahrnehmung. Forscher der Universität Bologna wiesen nach, dass leichte körperliche Betätigung das Risiko einer Demenzerkrankung verringert (Ravaglia et al. 2007). Ein Spaziergang in Begleitung einer anderen Person vermittelt Wohlbehagen und ein Zusammengehörigkeitsgefühl. Menschen, die sich in gleicher Richtung bewegen, werden vom demenzerkrankten Menschen instinktiv für »gut« gehalten, im Gegensatz zu denjenigen, die entgegenkommen oder sich ihnen in den Weg stellen. Die Angst vor dem »Verlorengehen« wird bereits in der Zweiergruppe erheblich verringert (Wojnar 2007).

Durchführung

Wenn eine demenziell erkrankte Person Sie zum Mitkommen auffordert, sollten Sie sich nicht in den Weg stellen und umständlich erklären, warum das nicht möglich ist. Dadurch werden Sie intuitiv als negativ wahrgenommen. Sie sollten sich daher vom Demenzerkrankten führen lassen, auch wenn der Spaziergang kein örtliches Ziel zu haben scheint. Das bloße Gehen kann das Ziel sein, um dem Bewegungsdrang freien Lauf zu lassen.

Ist ein Spaziergang im Garten oder in einem Wald möglich? Dann nehmen Sie ein Behältnis mit, in dem Naturmaterialien wie zum Beispiel Blumen und interessante Steine gesammelt werden. Geben Sie die Möglichkeit, die Naturmaterialien ausgiebig zu betrachten, zu befühlen und zu beschnuppern. Verknüpfen Sie Dinge, die Sie unterwegs antreffen, mit der Biografie des Erkrankten. Wenn dieser gern gegärtnert hat, können Sie ihm bestimmte Pflanzen zeigen. Fragen Sie die Angehörigen nach den Lieblingsspaziergängen und suchen Sie diesen oder einen ähnlichen Ort auf.

Auch ein Rundgang im Haus kann interessant und anregend sein. In Altenheimen gibt es viele Bereiche, die demenziell Erkrankte mit Freude erkunden. Ein Rundgang ist besonders abends angenehm, um überschüssige Kraft loszuwerden. Laden Sie einen oder mehrere Bewohner ein, Sie auf einem Rundgang zu begleiten.

Einige Beispiele für geeignete Unternehmungen:
- Bilder an den Flurwänden kritisch begutachten
- Die neuen Sessel im Eingangsbereich testen
- Die ausgehängten Veranstaltungshinweise an der Pinnwand studieren
- Von unterschiedlichen Fenstern aus die Landschaft betrachten
- Das Klavier im Aufenthaltsraum ausprobieren
- An den Blumen im Speisesaal riechen

Fragen Sie Ihre Begleitung – falls sie zu Fuß unterwegs ist –, ob sie so hilfsbereit wäre, einen Rollstuhlfahrer zu schieben, dann wird der Spaziergang zu dritt weitergeführt (Bell und Brock 2007).

Personen mit einer fortgeschrittenen Demenz wühlen gern in Körben mit weichen Materialien. Dies dient der Befriedigung taktiler Spürbedürfnisse. Verteilen Sie im Haus Körbe mit Tüchern oder alten Klamotten. Während des Spaziergangs treffen Sie auf so einen Korb und der Demenzerkrankte kann die Textilien nach Herzenslust aus- und einräumen, knüllen, um den Körper wickeln und vieles mehr. Akzeptieren Sie Unordnung. Wo Demenzerkrankte leben, ist es häufig unordentlich!

4.4.2 Bewegungsgeschichten

Während seines Lebens merkt sich der Mensch sämtliche Bewegungsmuster, die er einmal erlernt hat. Viele Bewegungen speichert er in Zusammenhang mit der Sprache und bestimmten Ritualen ab, wie zum Beispiel das Winken. Erfolgt lediglich die Aufforderung, die erhobene Hand hin und her zu bewegen, können Demenzerkrankte diese Bewegung häufig nicht mehr ausführen. Wenn man die Bewegung mit dem Zuruf »Hallo Frau Meyer« verbindet und die Bewegung vormacht, kann sie mit einer größeren Wahrscheinlichkeit nachgeahmt werden. Integriert der Betreuer gespeicherte Bewegungsmuster in eine Geschichte, bereitet das den Demenzerkrankten viel Freude. Die Geschichte ermöglicht das Eintauchen in eine andere Lebenswelt: Die Personen können in ihrer Vorstellung die Enge des Hauses verlassen – solange ihre kognitiven Fähigkeiten das zulassen – und sich gedanklich an schönen Landschaften oder Aktivitäten erfreuen.

Durchführung
Es ist einfach, sich selbst eine Bewegungsgeschichte auszudenken. Sie kennen die Teilnehmer und können daher beurteilen, welche Bewegungen sie noch ausführen können. Die Bewegungsgeschichte sollte von einem Thema handeln, das allen geläufig ist. Personen mit einer leichten und eventuell mittelschweren Demenz bereitet es auch Freude, eine Bewegungsgeschichte selbst weiterzuentwickeln. Sie geben dann nur den Anfang der Geschichte vor.

Beispiele für Bewegungsgeschichten:

Waldspaziergang

Der Gruppenleiter erzählt	Die Teilnehmer führen aus
Wir machen uns bereit für den Waldspaziergang. Was sollen wir anziehen?	Kleidungsstücke nennen und diese pantomimisch anziehen.
Wir gehen in den Wald.	Füße trappeln auf der Stelle (zu einem Waldlied von CD, Beispiel: »Ein Jäger aus Kurpfalz«).
Wie sieht der Wald aus?	Den Wald beschreiben.
Es ist sehr kalt.	Mit den Armen den Oberkörper umschlingen und reiben.
Welche Farben haben die Blätter in den Baumkronen?	Nach oben schauen und Blätterfarben nennen.
Baumstämme liegen im Weg, wir müssen über sie hinweg steigen.	Füße hoch heben.
Wir halten Ausschau nach Pilzen.	Den Kopf senken und die Hände über die Augen halten.
Da sehen wir schon die ersten Pilze. Wir bücken uns und legen sie in unseren Eimer.	Zur Seite und nach vorne beugen, Arm nach vorne bewegen.
Wie sehen die gefundenen Pilze aus?	Pilze beschreiben.
Jetzt müssen wir einige Äste aus dem Weg schieben.	Arme nach vorne und zur Seite bewegen.
Plötzlich kommt ein Wildschwein aus dem Gebüsch gerannt und wir müssen uns verstecken.	Sich ducken.
Heimlich zeigen wir dem Wildschwein eine lange Nase.	Mit ausgestreckter Hand die Nase berühren.
In unserem Versteck halten wir ein kleines Schläfchen.	Handflächen übereinander ans Ohr legen und den Kopf schräg halten, die Augen schließen, schnarchen.
Plötzlich ziehen dunkle Wolken auf. Wir erwachen und laufen schnell mit unserem Regenschirm in der einen Hand und dem Eimer mit Pilzen in der anderen Hand nach Hause.	Nach oben schauen, Füße trappeln sehr schnell auf der Stelle (zu einem Waldlied von CD), Hände halten den fiktiven Regenschirm und den Eimer mit Pilzen.

Schifffahrt

Der Gruppenleiter erzählt	Die Teilnehmer führen aus
Wir machen uns bereit für die Schifffahrt. Was sollen wir anziehen?	Kleidungsstücke nennen und diese pantomimisch anziehen.
Wir laufen zur Anlegestelle und gehen an Bord des Schiffs.	Füße trappeln auf der Stelle (zu einem Seefahrtslied von CD, Beispiel: »Eine Seefahrt, die ist lustig«).
Der Matrose schläft. Deshalb müssen wir das Tau einholen, damit das Schiff losfahren kann.	Arme abwechselnd nach vorn strecken, Hände öffnen und schließen.
Der Steuermann hat heute einen lahmen Arm. Wir müssen ihm beim Steuern des Schiffes helfen.	Fiktives Steuerrad drehen.
Wir brauchen eine Pause und gehen an Deck, wo uns der Wind um die Nase pustet.	Fußgetrappel.
Es ist ein heißer Tag.	Mit der Hand über die Stirn fahren.
Wir benötigen unbedingt Sonnencreme, um keinen Sonnenbrand zu bekommen.	Sich pantomimisch eincremen.
Der starke Seegang lässt uns hin und her schaukeln.	Schunkeln (zu einem Seefahrtslied von CD).
Wir sehen ein Segelschiff vorbeifahren und winken den Personen, die sich darauf befinden, zu.	Mit beiden Händen kräftig winken.
Wir haben unser Fahrziel erreicht und bekommen vom Matrosen die Aufgabe, das Schiffstau um einen Pfosten zu werfen.	Werfbewegung.
Wir gehen über den wackeligen Steg an Land.	Fußgetrappel.
Wir setzen uns am Ufer auf eine Bank und genießen die Sonnenstrahlen im Gesicht.	Gesicht gen Himmel richten.

Hausputz

Der Gruppenleiter erzählt	Die Teilnehmer führen aus
Der Tag beginnt. Wir stehen aus dem Bett auf.	Augenzwinkern, strecken, das rechte und linke Bein nacheinander nach vorn bewegen.
Die Zeit reicht gerade noch für eine Katzenwäsche im Bad.	Pantomimisch das Gesicht waschen und abtrocknen, Zähne putzen, sich anziehen.
Frühstücken	Fiktives Brot schmieren und kauen, Tee trinken, Geschirr wegräumen.
Oje, hier ist es aber staubig. Wir müssen unbedingt Staub wischen (Lappen an die Teilnehmer verteilen).	Die Lappen entgegennehmen.
Unsere Stühle sind völlig eingestaubt.	Die Stuhlbeine, Kanten der Sitzfläche und Lehne gründlich mit dem Tuch abwischen.
Putzen ist furchtbar anstrengend.	Aufrecht hinsetzen und laut stöhnen.
Das Fenster ist dreckig.	Ein Fenster in die Luft malen, das fiktive Fenster in alle Richtungen abwischen.
Überall ist Schmutz. Jetzt wird gefegt.	Pantomimisch den Boden kehren, mit einem Handbesen den Dreck aufkehren und in einen fiktiven Mülleimer schütten.
Der Boden muss gewischt werden.	Den Lappen unter einen Fuß klemmen und über den Boden wischen.
Wir sind müde vom vielen Putzen und schlafen im Sessel ein.	Bequem hinsetzen, Augen schließen und schnarchen.

Weitere Themen für Bewegungsgeschichten:
- Winterspaziergang
- Bauernhof
- Morgens im Bad
- Einen Kuchen backen
- Gartenarbeit

4.4.3 Tänze im Sitzen

Das Tanzen ermöglicht, die körperliche und mentale Mobilität von demenzerkrankten Menschen zu fördern sowie im geselligen Kreis Freude und Gemeinschaft zu erleben. Durch die wechselnde Verlagerung des Körpergewichts ist diese Art der Aktivierung ein hervorragendes Mittel zur Sturzprophylaxe. Die körperliche Immobilität nimmt im Laufe einer Demenz aber zu, sodass Tänze, wie wir sie gelernt haben, häufig nicht mehr möglich sind. Sitztänze eignen sich besonders gut für Kranke, die einen Rollstuhl oder Gehwagen benutzen. Mit Hilfe von Musik werden bestimmte Bewegungsmuster häufig automatisch in Gang gesetzt: Marschmusik fordert zum Beispiel zum Gehen auf, während Walzermusik zum Schunkeln einlädt. Viele Demenzerkrankte verbinden mit dem Tanzen schöne Erinnerungen: den Besuch der Tanzschule, rauschende Bälle oder Hochzeiten.

Im Folgenden werden nicht spezielle Sitztanzchoreografien geschildert, die sich der Demenzerkrankte ohnehin oft nicht merken kann. Der Abschnitt gibt Anregungen, wie Bewegungen auf spielerische und einfache Weise Musik begleiten können.

Voraussetzungen
Führen Sie die Tänze in einem Stuhlkreis ohne Tisch in einer Gruppe mit vier bis acht Personen durch. Mit einer größeren Gruppe überfordern Sie die Teilnehmer, mit einer kleineren Gruppe entsteht meistens kein Geselligkeitsgefühl. Ein Stuhlkreis ohne einen Tisch stellt für viele Demenzerkrankte eine Herausforderung dar, denn ein Tisch vermittelt ihnen Sicherheit und Schutz.

Vor der Aktivierung sollten Menschen mit einer leichten Demenz – ganz besonders Männer – über den Sinn aufgeklärt werden. Wegen Unkenntnis oder Hemmungen sehen sie Sitztänzen häufig skeptisch entgegen. Wenn Sie die Ziele des Tanzens nennen und dadurch aufzeigen, dass es nicht um eine »Bespaßung« geht, akzeptieren die Teilnehmer die Aktivität eher. Lassen Sie den Menschen Zeit zum Beobachten des Gruppengeschehens und drängen Sie niemanden zum Mitmachen.

Die Musikauswahl hängt vom Geschmack und der Biografie der Teilnehmer ab. Wählen Sie vorzugsweise heitere Musik. Die Bewegungen müssen zum Rhythmus der Musik passen. Für Sitztänze eignen sich kurze instrumentale Musikarrangements oder Lieder ohne große Schwankungen im Tempo. Stets beliebt sind bekannte Schlager oder Volkslieder (zum Beispiel Seemannslieder, passende Lieder zur Jahreszeit), Marschmusik und klassische Musikstücke (zum Beispiel Walzer).

Demenzerkrankte können tanzen, wenn die Bewegungen einfach sind und sich wiederholen. Passen Sie die Bewegungen an die Fähigkeiten der Teilnehmer an, achten Sie auf mögliche Überanstrengungen und planen Sie Pausen ein. Vermeiden Sie häufige Bewegungswechsel und beschränken Sie die Anzahl der Bewegungen bei einer fortgeschrittenen Erkrankung. Die Betreuungskraft sollte die Bewegungen nicht vor, sondern während des Tanzens ohne viele Erklärungen ankündigen und die Bewegungen immer mitmachen.

4.4.3.1 Sitztanz mit einfachen Bewegungen

Zur Vorbereitung spielen Sie das Musikstück oder das Lied mehrmals ab. Dadurch machen Sie sich mit der Struktur des Stücks (Refrain und wiederkehrende Strophen) vertraut. Passen Sie dann die Anzahl bestimmter Bewegungen (siehe unten) an die Musikabschnitte an. Es hat sich bewährt, beim Refrain eines Liedes oder Musikstücks immer die gleichen Bewegungen auszuführen. Die Teilnehmer erinnern sich dann beim Refrain mit größerer Wahrscheinlichkeit daran.

Folgende Bewegungen sind möglich:
Arme, Hände und Oberkörper:
- Die Arme nach vorn oder zu den Seiten bewegen
- Die Arme anwinkeln, anheben und kreisen lassen
- In die Hände klatschen
- Auf die Schenkel klopfen
- Schunkeln
- Schnipsen (für Menschen mit einer schweren Demenz nicht mehr möglich)
- Mit geradem Rücken nach vorn vorbeugen
- Die Schultern heben oder kreisen
- Scheibenwischer: die Arme anwinkeln, die Hände zeigen nach vorn und wischen imaginär in Augenhöhe
- Grüßen: abwechselnd die rechte und die linke Hand heben und spreizen, beide Hände gleichzeitig

Beine und Füße:
- Am Platz marschieren
- Die Beine nacheinander nach vorn strecken
- Die Füße kreisen
- Zehen und Fersen nacheinander auf den Boden tippen
- Die Füße von zwei Sitznachbarn »begrüßen sich«

Demenzerkrankten fallen Bewegungen mit den Armen leichter als mit den Beinen. So ist das Klatschen in die Hände einfacher als das Stampfen mit den Füßen.

Bewegungen, die Personen mit einer mittelschweren Demenz oft nicht mehr ausführen können:
- Sich gegenseitig an die Hände fassen und halten
- Wolle wickeln: die Hände umeinander drehen
- Kreuzen: Die rechte Hand tippt auf die linke Schulter, die linke Hand tippt auf die rechte Schulter, Kreuzen beider Arme gleichzeitig
- Gegenstände mit den Händen oder Füßen in die Luft »malen«

Vermeiden Sie Drehbewegungen des Kopfes. Älteren Menschen wird schnell schwindelig.

4.4.3.2 Sitztanz mit einem Chiffontuch

Chiffontücher sind in Geschäften für Gymnastikbedarf erhältlich und eignen sich gut für Tänze: Sie bewegen sich wegen ihrer großen Oberfläche bei geringem Gewicht langsam in der Luft, wenn man sie schwingt.

Jeder Teilnehmer sucht sich ein Chiffontuch in der Farbe seiner Wahl aus. Manche Menschen benötigen bei der Entscheidung eventuell Unterstützung. Falls Sie keine Chiffontücher besitzen, eignen sich auch Seidentücher. Legen Sie schwungvolle Musik nach Geschmack der Teilnehmer auf. Wenn Sie die Übungen mit beiden Armen ausführen lassen, wird die Motorik beider Arme gefördert.

Mögliche Bewegungsfolgen:
- Das Tuch mit einer Hand an einer Ecke halten und schwingen: vor dem Körper, entlang der Körperseiten und im Kreis
- Das Tuch mit je einer Hand an einer Ecke halten und wie ein Handtuch ausschütteln
- Das Tuch mit einer Hand an einer Ecke halten und vor den Füßen wie eine Schlange auf dem Boden bewegen
- Das Tuch mit einer Hand an einer Ecke fassen und mit derselben Hand so zusammenknüllen, dass es von der Hand ganz umschlossen ist (nur für Personen mit einer leichten Demenz geeignet)
- Das Tuch nach oben bewegen, auf den Boden schweben lassen oder mit den Füßen auffangen
- Das Tuch zu einer Rolle drehen
- Knoten in das Tuch binden
- Das Tuch ganz klein falten

Personen mit einer fortgeschrittenen Demenz machen die von Ihnen angekündigten Bewegungen möglicherweise nicht mit, sondern nesteln nur am Tuch. Das vermittelt taktile Spürinformationen. Lassen sie die Personen das Tuch in Ruhe befühlen und drängen Sie niemanden zum Mitmachen.

4.4.3.3 Bewegungslieder

Bei diesen Sitztänzen untermalen die demenziell erkrankten Personen Lieder mit einfachen Bewegungen. Dadurch wird den Erkrankten das Musikstück zusätzlich motorisch und visuell erfahrbar. Die Texte und Melodien vertrauter Lieder sind im Langzeitgedächtnis abgespeichert und können deshalb oft auswendig gesungen werden. Aus Erfahrung empfinden die Demenzerkrankten die Lieder nicht als »Kinderei«, sondern erfreuen sich an den alten Texten.

Nachfolgend zwei Beispiele für Liedillustrationen. (Die Melodie der Lieder können Sie sich im Internet, zum Beispiel unter www.Volkslieder-songarchiv.de, anhören und herunterladen.)

Zeigt her eure Füße

Jeder Teilnehmer erhält ein Küchenhandtuch, Chiffontuch oder Seidentuch.
Refrain: »Zeigt her eure Füße, zeigt her eure Schuh und sehet den fleißigen Waschfrauen zu!«
Dazugehörige Bewegung: Beine nach vorn strecken, Füße auf und ab bewegen.
Stellen Sie die gesungenen Strophen mit den Teilnehmern mit Hilfe des Tuchs pantomimisch dar:
1. Sie waschen, sie waschen, sie waschen den ganzen Tag.
2. Sie wringen, sie wringen, sie wringen den ganzen Tag.
3. Sie hängen, sie hängen, sie hängen den ganzen Tag.
4. Sie legen, sie legen, sie legen den ganzen Tag.
5. Sie rollen, sie rollen, sie rollen den ganzen Tag.
6. Sie bügeln, sie bügeln, sie bügeln den ganzen Tag.
7. Sie klatschen, sie klatschen, sie klatschen den ganzen Tag.
8. Sie ruhen, sie ruhen, sie ruhen den ganzen Tag.
9. Sie tanzen, sie tanzen, sie tanzen den ganzen Tag.

Wer will fleißige Handwerker sehn

Refrain: »Wer will fleißige Handwerker sehn, der muss zu uns Kindern gehn.«
Dazugehörige Bewegung: Hand an die Stirn halten, als schaue man in die Ferne.
Stellen Sie die gesungenen Strophen mit den Teilnehmern pantomimisch dar:
1. Stein auf Stein, Stein auf Stein, das Häuschen wird bald fertig sein.
2. O wie fein, o wie fein, der Glaser setzt die Scheiben ein.
3. Tauchet ein, tauchet ein, der Maler streicht die Wände fein.
4. Zisch, zisch, zisch; Zisch, zisch, zisch, der Tischler hobelt glatt den Tisch.
5. Poch, poch, poch; Poch, poch, poch, der Schuster schustert zu das Loch.
6. Stich, stich, stich; Stich, stich, stich, der Schneider näht ein Kleid für mich.
7. Rühre ein, rühre ein, der Kuchen wird bald fertig sein.
8. Trapp, trapp, drein, trapp, trapp, drein, jetzt geh'n wir von der Arbeit heim.

Weitere Volkslieder, die mit Bewegungen untermalt werden können:
- Bruder Jakob
- Das Wandern ist des Müllers Lust
- Brüderlein, komm tanz mit mir
- Es klappert die Mühle am rauschenden Bach
- Kommt ein Vogel geflogen

4.4.4 Bewegungsspiele aus der Kindheit

Die meisten Senioren von heute tobten als Kinder stundenlang im Freien herum. Es gab damals nur wenige Spielplätze und keine Fernseher oder Computer, mit denen sie sich hätten beschäftigen können. Deshalb haben sie sich Spiele ausgedacht. An bestimmte Kinderspiele können sich Demenzerkrankte oft noch erinnern. Sie fühlen sich dann – abhängig von dem Schweregrad der kognitiven Einschränkungen – in alte Zeiten zurückversetzt, als sie mit Freunden und Geschwistern ihre Kindheit verlebten.

Literaturtipp: »Schöne alte Kinderspiele« von Gisela Dürr und Martin Stiefenhofer, 2. Auflage, Piper 2009. Dieses sehr schön illustrierte Buch enthält über 170 alte Kinderspiele, bei denen unter anderem die Bewegung gefördert wird.

Demenzerkrankte fühlen sich grundsätzlich nicht kindlich behandelt, wenn die Betreuungskraft ein altes Kinderspiel mit ihnen spielt. Es kommt aber darauf an, wie die Aktivität angeboten wird: Wenn es bei der Aktivierung um das Erinnern an ein Kinderspiel geht und nicht nur um eine »Bespaßung«, fühlen sich die Demenzerkrankten ernst genommen.

Im Folgenden werden drei alte Kinderspiele vorgestellt, die mit Demenzerkrankten durchführbar sind.

Taler, Taler, du musst wandern (auch bekannt als »Ringlein, Ringlein, du musst wandern«)
Die Teilnehmer sitzen im Kreis. Die Hände werden vor dem Bauch mit den Handflächen nach oben zu einer »Schale« zusammengelegt. Eine Person, die gehen kann, versteckt ein Geldstück zwischen ihren Händen. Während des gemeinsamen Singens des Liedes (siehe unten) geht der Besitzer des Geldstücks von Teilnehmer zu Teilnehmer und hält seine geschlossenen Handflächen in die leicht geöffneten Hände der Teilnehmer. Im Verlauf des Singens lässt er unbemerkt das Geldstück in die Hände eines Mitspielers fallen. Ist das Lied zu Ende, raten die Teilnehmer, wer das Geldstück erhalten hat. Wer richtig rät, darf als nächstes das Geldstück wandern lassen.

Lied:
Taler, Taler, du musst wandern,
von der einen Hand zur andern,
das ist schön, das ist schön,
Taler lass dich ja nicht seh'n.

Armer schwarzer Kater
Alle Teilnehmer sitzen im Kreis. Zu Beginn des Spiels wird eine Person ausgewählt, die den Kater darstellt. Der Kater maunzt einen Teilnehmer an. Der Auserwählte muss den Kater streicheln (Wange, Kopf, Rücken) und mehrere male »armer schwarzer Kater« sagen, ohne dabei zu lachen. Ansonsten ist er als nächster der Kater. Schafft es der Kater nicht, die Person zum Lachen zu bringen, muss er einen weiteren Teilnehmer auswählen und es bei ihm erneut versuchen. Alle anderen Teilnehmer dürfen sich gern über den Kater amüsieren, ohne Gefahr zu laufen, den Kater spielen zu müssen.

Ein Hut, ein Stock, ein Regenschirm
Manche demenzerkrankte Menschen sind schwer zum Aufstehen und Gehen zu motivieren. Singt man dabei allerdings ein bekanntes Lied oder spricht einen rhythmischen Vers, laufen sie gern mit.

Hier ein Abzählreim mit Bewegungsfolge:
»Eins und zwei und drei und vier und fünf und sechs und sieben und acht.
Ein Hut, ein Stock, ein Regenschirm.
Und vorwärts, rückwärts, seitwärts, ran.
Und Hacke, Spitze, hoch das Bein.«

Die Schritte werden im Rhythmus bis acht gezählt. Sobald das Wort »Hut« kommt, hebt man pantomimisch einen Hut zum Gruß. Bei »Regenschirm« wird ein imaginärer Regenschirm über den Kopf gehalten. Bei den Worten »vorwärts, rückwärts, seitwärts« bleibt man kurz stehen und tippt mit dem rechten Fuß in die entsprechende Richtung. Bei »ran« wird der rechte Fuß wieder neben den linken Fuß gestellt. Bei »Hacke, Spitze, hoch das Bein« tippt der Demenzerkrankte zunächst die Ferse auf den Boden, dann die Zehenspitzen und bewegt anschließend das Bein in die Höhe. Anschließend beginnt man von vorn.

Variante: Das Spiel kann auch im Sitzen durchgeführt werden. Die Personen marschieren dann am Platz.

Weitere Bewegungsspiele aus der Kindheit
Diese Spiele sind nur für körperlich mobile Personen geeignet:
- Schornsteinfeger ging spazieren
- Fischer, wie tief ist das Wasser
- Teddybär, Teddybär dreh' dich um

Fingerspiele:
- Zehn kleine Zappelmänner
- Himpelchen und Pimpelchen
- Kommt ein Mann die Treppe hoch

4.4.5 Einsatz von Gymnastikgeräten

Bei der Verwendung von Gymnastikgeräten geht es nicht um funktionales Körpertraining – das schnell seinen Reiz verlieren würde –, sondern um ein Erleben des eigenen Körpers durch das Material. Spielerisch soll der Körper bewegt werden, um die Motorik zu fördern, um die Kommunikation anzuregen und Spaß zu haben. Der lustbetonte Aspekt und das körperliche Wohlbefinden stehen im Vordergrund. Gymnastikgeräte lenken die Aufmerksamkeit der Person vom eigenen Körper weg auf das Gerät, sodass die Anspannung bei den Übungen als weniger anstrengend wahrgenommen wird (Eisenburger 2002). Geräte schaffen eine lockere Atmosphäre, unterstützen bestimmte Bewegungen und sorgen für einen schönen optischen Eindruck: Das Bewegen beider Arme nach oben wird durch das Schwingen eines bunten Schwungtuchs einfacher als ohne Hilfsgerät und sieht interessanter aus. Im Krankheitsverlauf einer Demenz schließen sich die Hände immer weiter. Es können sich Beugekontrakturen (Versteifung der Gelenke in Beugestellung) in den Fingern bilden. Das Greifen und Halten von Gymnastik- und Alltagsmaterialien beugt Kontrakturen vor.

Demenziell erkrankten Personen sollte Gelegenheit gegeben werden, das Gymnastikgerät ausführlich zu erkunden. Jeder Gegenstand hat einen eigenen »Charakter«, er sendet – meist auf unbewusster Ebene – eine Aufforderung, mit ihm umzugehen (Beyschlag 2002). Bei einem Luftballon können beispielsweise das elastische Material und die Farbe interessant sein. Wahrscheinlich experimentiert die erkrankte Person von selbst mit dem Gerät. Bei Scheu oder Unbeholfenheit kann die Betreuungskraft das Gerät ausprobieren, wodurch der Demenzerkrankte inspiriert wird und mitmacht. Um Überforderung zu vermeiden, sollten die Übungen so einfach sein, dass sie sofort umsetzbar sind.

Möglicherweise ist es schwierig, die mitgebrachten Geräte ohne Protest zurück zu erhalten. Wenn die Betreuungskraft der demenzerkrankten Person einen anderen Gegenstand in die Hand legt, lässt sie das Gymnastikgerät in der Regel sofort los. Nachfolgend werden unterschiedliche Gymnastikgeräte und deren Einsatz vorgestellt.

Ball
Ballspiele lassen sich besonders gut an einem Tisch sitzend ausführen, weil der Ball nur gerollt und nicht geworfen werden muss. Demenziell erkrankte Personen sind meist schon mit dem bloßen Zurollen eines Balls stark herausgefordert. Am besten eignen sich zum Ballspielen Schaumstoffbälle, da diese Bälle eine raue Oberfläche haben, weich sind, gut gegriffen werden können und nicht so leicht aus den Händen gleiten. Um Abwechslung ins Spiel zu bringen, können Sie bei mobilen Teilnehmern allerdings unterschiedlich große Bälle mit verschiedenartigen Oberflächen und Farben verwenden. Benutzen Sie keine schweren Bälle wie zum Beispiel Medizinbälle. Die Verletzungsgefahr ist dabei zu hoch.

Das Ballspielen ist eine Tätigkeit, die tief im Gedächtnis gespeichert ist und die Demenzerkrankte deshalb noch lange Zeit ausführen können. Sobald ihnen ein Ball zugerollt wird, strecken sie meist reflexartig die Arme nach vorn, öffnen die Hände und fangen den Ball. Das Fangen und Rollen eines Balls wird aber bei Fortschreiten der Erkrankung immer schwieriger. Der Betroffene kann die Tätigkeit besser ausführen, wenn die Betreuungskraft ihm den Ball zunächst zum Fühlen in die Hände legt und diese vorsichtig auf den Ball drückt. Dadurch entsteht ein Gefühl für den Gegenstand. Beim Rollen zieht die Betreuungskraft den Ball rasch unter den Händen des Demenzerkrankten heraus. Nach einigem Üben funktioniert dann das Fangen und Rollen fast automatisch.

Eine Tennisball- oder Igelballmassage ist eine ideale Möglichkeit zur nonverbalen Kontaktaufnahme mit Kranken, die sich nicht verbal äußern können. Die Hand des Betreuers liegt dabei auf dem Tennisball und rollt den Ball mit kleinen kreisenden Bewegungen und leichtem Druck über den Rücken und die Arme des Erkrankten. Gegenseitiges Massieren mit einem Tennisball nehmen Personen mit einer leichten Demenz gern an, da die Kontaktaufnahme nicht so intim wie bei einer Massage mit den bloßen Händen ist. Bei Einschränkungen der Bewegungsfähigkeit der Hände ist das Ausführen einer Tennisballmassage allerdings schwierig, da die Bälle dann leicht aus den Händen gleiten.

Luftballon

Luftballons sind wegen ihrer ausdrucksstarken Farben sehr beliebt. Das langsame Schweben durch die Luft kommt dem Bewegungsrhythmus betagter Menschen entgegen. Allerdings ist ein Luftballon schwieriger zu steuern als ein Ball. Er ist auch kein so großer Widerstand in den Händen und wird deshalb nicht so stark gespürt.

Neben dem Werfen und Fangen haben Personen mit einer leichten bis mittelschweren Demenz Freude daran, sich einen Luftballon mit einer Fliegenklatsche oder einem Pappteller zuzuspielen. Eine weitere Übung kann das Einklemmen eines Luftballons sein: unter dem Arm, zwischen die Beine, zwischen der Schulter und dem Kopf oder zwischen dem Rücken und der Stuhllehne. Sie können den Teilnehmern die Aufgabe stellen, durch streichen und klopfen auf den Luftballon Geräusche zu erzeugen. Dies stimuliert die auditive Wahrnehmung und kräftigt die Hände.

Schwungtuch

Große Schwungtücher sind für Bewegungsrunden mit Demenzerkrankten im fortgeschrittenen Stadium besonders gut geeignet, da zum bloßen Schwingen des Tuchs keine komplexen Gedächtnisinhalte abgerufen werden müssen. Das Tuch besitzt durch seine bunten Farben und die Größe starken Aufforderungscharakter. Damit sich das gesamte Tuch hebt und senkt, müssen nahezu alle Personen im Kreis beteiligt sein. Die »Teamarbeit« stärkt das Zusammengehörigkeitsgefühl einer Gruppe.

Schwungtücher waren ursprünglich ausgediente Fallschirme. Der Stoff ist leicht, aber robust und so zum Schwingen gut geeignet. Seit einigen Jahren werden Schwungtücher speziell als Spielgeräte produziert. Man erhält runde Tücher, in bunten Farben oder mit Motiven gestaltet. Manche Schwungtücher sind am Rand mit einem eingesäumten Seil als Griffhilfe verstärkt, andere haben Griffschlaufen. Schwungtücher werden auch in unterschiedlichen Größen angeboten.

Bei einer fortgeschrittenen Demenz sind die Betroffenen durch das Auf- und Abschwingen des Tuchs im Rhythmus einer heiteren Musik genug gefordert. Fragen Sie die Teilnehmer zwischendurch nach den Farben des Tuchs. Das fördert die visuelle Wahrnehmung, Kognition und Kommunikation. Personen, die Probleme beim Halten des Tuchs haben, sollten nicht nebeneinander sitzen. Ansonsten hängt das Tuch eher an einer Seite herunter.

Wenn Sie einen Luftballon auf das Tuch legen, der beim Schwingen nicht herunterfallen soll, wird die Aktivität schwieriger. Sie steigern den Schwierigkeitsgrad weiter, indem Sie die Teilnehmer auffordern, das Schwungtuch so hoch wie möglich zu halten und darunter hindurchzuschauen.

Kegel
Kegeln ist eine altbekannte Freizeitaktivität. Viele ältere Menschen waren in einem Kegelverein oder haben in ihrem Freundeskreis gekegelt. Menschen mit Demenz ist diese Tätigkeit deshalb oft von früher bekannt. Voraussetzung für das Spiel ist die Fähigkeit, einen Ball geradeaus zu werfen.

Kegeln Sie am besten in einem Flur. Ein schmaler Flur erinnert an eine Kegelbahn und die Treffwahrscheinlichkeit ist höher als in einem großen Raum. Zum Tischkegeln eignen sich gut Kegel aus Kunststoff, da sie beim Umfallen wenig Lärm machen. Sie können das Spiel auch ins Freie verlegen und auf dem Rasen kegeln. Je nachdem, wie zielsicher die Personen werfen, bauen Sie die Kegel weiter entfernt oder näher auf. Unterstützen Sie wenn nötig beim Werfen des Balls und teilen Sie großzügig Komplimente aus. Jeder kann so lange Kegeln, bis mindestens ein Kegel zu Boden gefallen ist, dann kommt der nächste an die Reihe.

Säckchen
Säckchen bestehen aus einem Stoff in einer kräftigen Farbe und sind mit körnigem Material, zum Beispiel Kirschkernen, Erbsen, Dinkel oder Sand, gefüllt. Sie können selbst hergestellt oder über den Fachhandel bezogen werden. Für manche Übungen sind Säckchen besonders gut geeignet, da sie im Gegensatz zu Bällen nicht wegrollen können.

Erwärmen Sie das Säckchen in der Mikrowelle oder im Backofen. Der Demenzerkrankte wird das Säckchen wegen der angenehmen Wärme gern in den Händen halten und eventuell auf verschiedene Körperstellen legen. Das Greifen und Halten des Säckchens ist bereits eine Aktivierung, weil durch das Material und die Temperatur der taktile Sinn stimuliert wird. Zusätzlich werden die Finger bewegt, was eine gute Vorbeugung gegen Kontrakturen in den Händen ist.

Fragen Sie Personen mit einer leichten bis mittelschweren Demenz, was sich im Säckchen befindet. Geben Sie die Aufgabe, das Säckchen in ein Behältnis zu werfen. Eine weitere Übung ist das Balancieren des Säckchens: auf dem Kopf, der Schulter, dem Handrücken oder dem Fußspann.

Reifen
Älteren Menschen ist der Gymnastikreifen als Hula-Hup-Reifen bekannt. Es sind allerdings die wenigsten Personen mit einer Demenz in der Lage, den Reifen um ihre Hüften kreisen zu lassen.

Motorisch geschickten Personen bereitet es Freude, den Reifen über den Boden einander zuzurollen oder mit den Füßen weiterzugeben.

Für Menschen mit einer starken Demenz können Sie aus dem Reifen eine Taststrecke herstellen: Den Reifen mit unterschiedlichen Materialien, wie zum Beispiel Schleifpapier, Frottee, Paketschnur oder Kieselsteinen bekleben. Die Betroffenen holen sich dann durch das Abtasten und Anschauen des Reifens Sinnesstimulationen.

Ring
Gymnastikringe sind kleine, luftgefüllte Gummiringe in unterschiedlichen Farben.

Als Aktivität können sich die Teilnehmer einen Ring einander zurollen oder auf dem Kopf balancieren und sich über die außergewöhnliche Krone amüsieren. Des Weiteren besteht die Möglichkeit, einen Turm aus mehreren Ringen zu stapeln. Personen mit einer fortgeschrittenen Demenz stülpen sich die Ringe gerne über die Arme. Auch das Stülpen über die Füße ist möglich. Geben Sie motorisch besonders geschickten Personen die Aufgabe, Ringe über eine Flasche zu werfen.

Schaumstoffwürfel
Große Schaumstoffwürfel sind zur motorischen und kognitiven Aktivierung gut geeignet. Für Personen mit einer mittelschweren Demenz ist es meistens schon eine Herausforderung, die Anzahl der gewürfelten Punkte zu erkennen. Für viele Personen stellt das Werfen ebenfalls ein Problem dar. Sie benötigen unter Umständen Unterstützung.

Veranstalten Sie doch ein Wettwürfeln: Wer die höchste Zahl würfelt, hat gewonnen. Schreiben Sie die Punktzahl jedes Teilnehmers auf ein Blatt Papier oder Flipchart. Nachdem der Gewinner beglückwünscht wurde, kann eine Person mit einer leichten Demenz die gewürfelten Punkte der gesamten Gruppe addieren. Übrigens können Demenzerkrankte besser addieren als subtrahieren.

Das folgende Würfelspiel ist für Personen mit einer fortgeschrittenen Demenz gut geeignet: Befestigen Sie mit Stecknadeln auf jeder Würfelseite eine Postkarte, ein Bild oder ein Foto mit einem Motiv zu einem bestimmten Thema. Folgende Themen sind möglich: Tiere, Blumen, Städte, Möbel oder Früchte. Die Teilnehmer würfeln reihum. Zum Motiv, das gewürfelt wurde, nennen die Teilnehmer einen Unterbegriff, bei einem Tier zum Beispiel Katze, Hund, Vogel. Wenn Sie die Lesefähigkeit schulen möchten, können Sie auch weiße Karteikarten auf den Würfelflächen befestigen und Oberbegriffe mit einem dicken Filzstift darauf schreiben.

Das folgende Würfelspiel ist nur für Personen mit einer leichten Demenz geeignet: Jeder Teilnehmer würfelt zweimal hintereinander und zählt seine Punkte zusammen. Die Anzahl der Punkte ergibt die Zahl, die der entsprechende Monat im Jahresverlauf hat. Diesen Monat nennt der Teilnehmer. Zusätzlich nennt er einen Begriff, der ihm zu dem gewürfelten Monat einfällt (Eisenburger 1998).

4.4.6 Einsatz von Alltagsmaterialien als Gymnastikgeräte

Alltagsmaterialien sind Demenzerkrankten zwar vertraut, allerdings nicht als zweckentfremdete Gymnastikgeräte. Personen mit einer leichten Demenz sind meistens erstaunt, wenn Sie vorschlagen, aus Zeitungspapieren und Klebeband einen Ball zu wickeln und ihn auszuprobieren. Nach kurzer Eingewöhnungszeit machen sie dann aber erfahrungsgemäß gerne mit und sind überrascht, was man mit den günstigen und leicht zu beschaffenden Alltagsmaterialien alles machen kann. Menschen mit einer fortgeschrittenen Demenz haben in der Regel keine Hemmungen, die Alltagsmaterialien in ungewöhnlichen Kontexten zu nutzen. Die Fähigkeit, den eigentlichen Zweck des Gegenstandes zu erkennen, ist oft verlorengegangen (Agnosie). Die Personen hantieren dann meistens zur Erkundung der Gegenstände unaufgefordert mit diesen.

Literaturtipp: »*In Bewegungsrunden aktivieren*« *von Marianne Eisenburger, Elisabeth Gstöttner und Ellen Prang, Vincentz 2012. Im jahreszeitlichen Aufbau werden Gruppenstunden für Demenzerkrankte dargestellt, in denen Alltagsmaterialien verwendet werden.*

Das Zerpflücken von Watte in kleine Flöckchen erscheint Außenstehenden, die keine Kenntnisse hinsichtlich Betreuung oder Therapie von Demenzerkrankten haben, häufig als sinnloser Zeitvertreib. Erklären Sie den Personen, dass hinter jeder Aktivität, die ein Demenzerkrankter ausführt, ein sinnvolles Ziel steckt und die Aktivität unbedingt unterstützt werden sollte, solange sie keine Gefahr für die erkrankte Person darstellt. Das Zerpflücken der Watte dient vermutlich dem Einholen von Spürinformationen und ist eine wunderbare Übung zur Förderung der Feinmotorik.

Im Folgenden werden einige Alltagsmaterialien und dazugehörige Übungen für Menschen mit unterschiedlich starker Demenz vorgeschlagen. Fragen Sie Personen mit einer leichten bis mittelschweren Demenz, was man noch mit dem Material ausprobieren könnte. Anregungen sollten Sie unbedingt aufnehmen. Überlegen Sie sich weitere Alltagsgegenstände für die Gymnastik. Ihrer Fantasie sind keine Grenzen gesetzt.

Zeitungspapier
- Aus einem Zeitungspapier einen Ball knüllen und einander zuwerfen.
- Aus vielen Zeitungspapieren und Klebeband einen großen Ball wickeln und einander zuwerfen.
- Aus einem Zeitungspapier eine Papierrolle herstellen und als Fernrohr benutzen.
- Ein Zeitungsblatt in viele kleine Stückchen zerreißen. Bei einer leichten Demenz eventuell eine lange Schlange, Formen oder Buchstaben reißen.
- Ein Zeitungsblatt so klein wie möglich falten.
- Aus einem Zeitungspapier einen Hut, ein Schiff oder ein Papierflugzeug falten und ausprobieren.
- Mit Hilfe von Klebeband eine Verkleidung basteln.

Wollknäuel
- Ein Wollknäuel auseinander und wieder aufzuwickeln kann eine Person mit schwerer Demenz beruhigen.
- Die Teilnehmer einer Gruppe werfen sich einen Wollknäuel zu. Jeder Teilnehmer hält den Wollfaden fest, sodass ein Fadengeflecht entsteht. Das Geflecht wieder auflösen, indem das Wollknäuel auf dem gleichen Weg zurückgeworfen wird.
- Möglichkeiten suchen, wo der Wollknäuel gehalten werden kann, ohne die Hände zu benutzen.
- Herstellung eines Wunderknäuels: Ein Wollknäuel auseinander wickeln. Anschließend wieder aufwickeln und kleine Bonbons darin verstecken. Das angefertigte Wunderknäuel ist ein schönes Geschenk für Strickliebhaber.

Bunte Haushaltsgummis
- Die Haushaltsgummis nach Farben sortieren.
- Die Haushaltsgummis über die Füße und Hände ziehen.
- Möglichst viele Haushaltsgummis zu einem langen Band aneinanderknoten.
- Die Haushaltsgummis über den Tisch oder in einen Eimer »flitschen«.

Dosen
- Eine Dose einander auf dem Tisch zurollen.
- Fußgymnastik: Im Sitzen die Füße auf die quer liegende Dose stellen und vor und zurück rollen. Die Dose über den Fuß stülpen und in der Luft halten. Mit der Dose Fußball spielen.
- Einen Tennisball aus der eigenen Dose in die Dose des Sitznachbarn kippen.
- Einen möglichst hohen Turm aus Dosen bauen.
- Eine Pyramide aus Dosen aufbauen, die von den Teilnehmern mit einem Tennisball umgeworfen wird.
- Musikinstrument: Schrauben in eine Dose legen und rhythmisch zu einer Marschmusik schütteln. Die Dose als Trommel verwenden, als Schlägel einen Löffel benutzen.

Watte
- Einen Wattebausch über den Tisch einander zupusten.
- Watte in viele kleine Flöckchen zupfen.
- Einen Wattebausch zu einer möglichst großen Fläche zupfen, ohne dass er reißt.
- Einen Wattebausch zu einer langen Schnur zwirbeln.
- Jeder Teilnehmer erhält einen Schaschlikspieß. Ein Wattebausch wird von Spieß zu Spieß weitergegeben.
- Tanz der Schneeflocken: Die Teilnehmer halten ein großes blaues Tuch ausgespannt in den Händen, auf dem Wattebäusche liegen. Das Tuch zu einem Winterlied auf und ab schwingen.
- Handmassage mit dem Wattebausch.

Bunte Plastikwäscheklammern
- Die Wäscheklammern an der eigenen Kleidung befestigen. Bei Personen mit leichter und eventuell mittelschwerer Demenz bestimmte Farben, Kleidungsstücke und die Anzahl der Wäscheklammern vorgeben. Die Fingerkombination wechseln: Statt Daumen und Zeigefinger werden der Daumen und Mittelfinger eingesetzt, anschließend der Daumen und Ringfinger und so weiter.
- Die Wäscheklammern zu einem langen, bunten Stab aneinander klammern.
- Eine Leine quer durch den Raum spannen und Handtücher daran aufhängen.
- Einfache Motive legen (zum Beispiel einen Mond) oder bizarre Gebilde zusammenstecken
- Viele Zeitungsblätter mit Wäscheklammern zu einer großen Fläche zusammenklammern und vorsichtig schwingen.

4.5 Musizieren

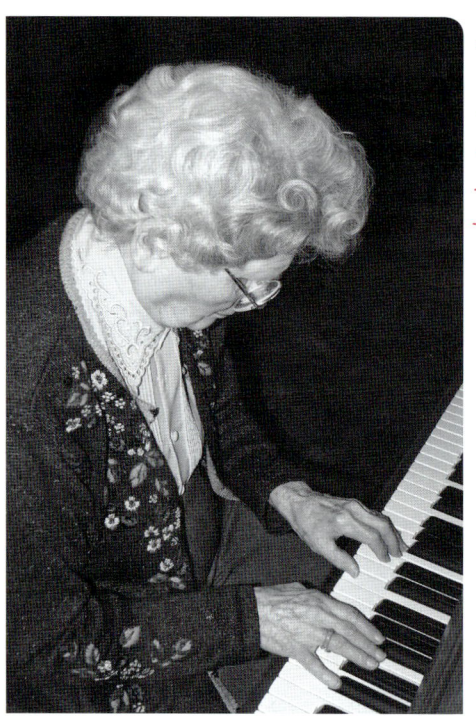

Musik hat eine positive Wirkung auf Menschen mit Demenz und kann – richtig eingesetzt – deutlich zu ihrem Wohlbefinden beitragen. Sie regt die Emotionen an und ist deshalb ideal, um einen Zugang zur Lebenswelt demenzerkrankter Menschen zu schaffen. Des Weiteren erleichtert Musik den Zugriff auf Inhalte des Langzeitgedächtnisses: Erinnerungen – wenn häufig auch nur noch vage – an Konzertbesuche, Familienfeiern und Schlagerlegenden werden wach. Die Erinnerungen bewirken meist positive Gefühle, die dem Kranken helfen, seine Identität wahrzunehmen. Schwer erkrankte Personen können sich dagegen nicht mehr an frühere Geschehnisse erinnern. Musik beeinflusst allerdings ihre Stimmung: Sie kann anregen, entspannen aber auch traurig machen.

Die unbewusste Wahrnehmung der Musik, wie das Erfassen von rhythmischen Mustern und deren Umsetzen in motorische Aktivität sowie das Unterscheiden von Tonhöhen, bleibt bei einer Demenz weitestgehend erhalten. Jedoch ist das bewusste Erfassen von komplexen melodischen oder rhythmischen Strukturen, das Identifizieren von bestimmten Instrumenten oder das Wiedererkennen von Themen nicht mehr möglich. Demenzerkrankte haben auch Schwierigkeiten, weiterhin ein erlerntes Musikinstrument zu spielen oder Noten zu lesen, da diese Tätigkeiten mit hohen kognitiven Fähigkeiten verbunden sind (Bayerisches Staatsministerium für Arbeit und Sozialordnung 2006).

Durch Musizieren wird die Kontaktfähigkeit innerhalb der Gruppe gefördert, das Selbstwertgefühl dank Erfolgserlebnissen gesteigert und körperliche Funktionen durch Singen sowie Benutzen eines Rhythmusinstruments aktiviert. Wenn der Demenzerkrankte nicht mehr spricht, stellt Musik eine sprachunabhängige Ebene der Kommunikation dar und bleibt dem Erkrankten bis zum Endstadium zugänglich.

Literaturtipp: »Musizieren mit dementen Menschen«, Herausgeber: Bayerisches Staatsministerium für Arbeit und Sozialordnung, Reinhardt 2010. Das Buch zeigt mit vielen Praxisbeispielen, wie man Musik in der Betreuung von Menschen mit Demenz anwenden kann.

Musik hören und Musik machen kann von jedem Betreuer ohne viel Aufwand ermöglicht werden. Dabei muss er die subjektive Realität des Demenzerkrankten anerkennen und an vertraute Formen des Musikmachens und -hörens anknüpfen. Hier spielen die Biografie sowie die musikalischen Vorlieben, Abneigungen und die Wahrnehmungsfähigkeit eine große Rolle. Genauso wie es nicht »den« alten Menschen gibt, gibt es auch nicht »die« Musik, die allen alten Menschen gefällt. Durch Gespräche mit dem Demenzerkrankten oder Angehörigen erfährt der Betreuer von den musikalischen Vorlieben. In Gruppen muss er versuchen, möglichst allen Teilnehmern gerecht zu werden. Da zu bestimmten Zeiten gewisse Musik modern war, trifft man oft auf einen einheitlichen Geschmack. Der Betreuer sollte zudem die Aktivitäten an die Fähigkeiten der Demenzerkrankten anpassen: Bei beginnender Demenz nehmen beispielsweise die Gesprächssequenzen zu bestimmten Liedern einen größeren Raum ein, während das Arbeiten auf der emotionalen Ebene durch bekannte Melodien in späteren Stadien wichtiger wird.

4.5.1 Singen mit Demenzerkrankten

Auswirkung des Singens
Im Kindergarten, in der Familie, Schule und Kirche haben die heutigen Senioren viele Lieder gelernt, die fest im Langzeitgedächtnis verankert sind. Das Singen dieser Lieder schafft Sicherheit, Vertrauen und Orientierung. Demenzerkrankte erfahren dadurch, dass sie noch Singen können, große Erfolgserlebnisse. Sie müssen beim Singen nicht lange überlegen, wie der Text weitergeht, er kommt in Begleitung der Melodie fast automatisch über ihre Lippen. Oft pfeifen, summen oder singen Demenzerkrankte vor sich hin. Das Musizieren scheint eine beruhigende und anregende Tätigkeit zu sein, durch die sie sich selbst besser wahrnehmen. Durch Singen erhalten sie wieder das Gefühl eigener Sprachkompetenz. Dass viele Demenzerkrankte trotz erheblicher Störungen des Kurzzeit- und Langzeitgedächtnisses noch so gut singen können, liegt an der fast unbegrenzten Speicherkapazität des menschlichen Gehirns für Melodien. Verglichen mit anderen Gedächtnisleistungen überragt die akustische alle anderen (Wojnar 2007).

Aber auch der Rhythmus trägt einen wichtigen Teil zur Speicherung der Lieder bei. Jahrelange Beobachtungen haben gezeigt, dass Rhythmus eines der wichtigsten und am tiefsten verankerten Elemente ist – und das nicht nur im Bereich der Musik. Alle Sachverhalte, wie Verse oder Reime, die rhythmisch gespeichert werden, bleiben lange im Langzeitgedächtnis erhalten und können deshalb noch über einen sehr langen Zeitraum abgerufen werden (Schaade 2008). Begleiten Demenzerkrankte das Singen mit Klatschen, Schunkeln oder Stampfen, werden auch physische Funktionen gefördert.

Das Singen hat gegenüber anderen Aktivitäten den Vorteil, dass keine weiteren Hilfsmittel benötigt werden und die Singstimme als körpereigenes und individuelles Werkzeug in der Regel jederzeit zur Verfügung steht.

Lieder

- **Volkslieder** sind den heute alten Menschen vertraut und werden nach allen Erfahrungen gern von ihnen gesungen. Deshalb liegt in diesem Kapitel der Schwerpunkt auf Volksliedern.
- Das Singen eines gesamten **Schlagers** ist für Demenzerkrankte meistens zu schwierig. Es funktioniert besser, wenn Sie den Schlager von einem CD-Player abspielen und die Demenzkranken dann mitsingen. Sie können das Singen auch auf den Refrain des Schlagers beschränken.
- Der Einsatz von **religiösen Liedern** hängt von der religiösen Sozialisation der Teilnehmer ab. In der Advents- und Weihnachtszeit sind religiöse Lieder unverzichtbar.
- Sie sollten mit der Gruppe nur **Kinderlieder** singen, wenn diese Lieder positiv angenommen werden. Aus Erfahrung singen Demenzerkrankte gern Kinderlieder, besonders Personen mit einer fortgeschrittenen Demenz. Sie singen dann voller Elan mit. Sobald aber einem Teilnehmer das Kinderlied missfällt, dürfen keine weiteren Kinderlieder gesungen werden. Vorsicht: Beim Einsatz dieser Lieder müssen Sie die Teilnehmer immer als Erwachsene behandeln.

Durchführungstipps

Erfahrungsgemäß können Betreuer die Freude am Singen leicht wecken. Im Vordergrund steht die Befriedigung am gemeinsamen Tun und nicht die Qualität des Gesangs. Sie sollten die Teilnehmer häufig loben und bestärken weiterzusingen. Sie dürfen in keiner Weise Kritik am Gesang üben. Singen Sie grundsätzlich nur Lieder, welche die Personen gut kennen, damit sie ohne Schwierigkeiten mitsingen können. Bei einer leichten Demenz können nach und nach auch unbekannte Lieder hinzugenommen werden. Passen Sie die Liederauswahl an die Stimmung an und vermeiden Sie besonders drastische Stimmungsgegensätze (Harms und Dreischulte 2004). Das Volkslied »Lustig ist das Zigeunerleben« nach dem getragenen Lied »Abendstille überall« zu singen, wirkt unstimmig. Bei einer bedrückenden Stimmung ist es sinnvoll, mit ruhigen Liedern zu beginnen. Im Anschluss daran können Sie dann ganz allmählich Lieder mit lebhaftem Charakter anbieten.

Lesen Sie bei Menschen mit einer fortgeschrittenen Demenz die Strophen vor dem gemeinsamen Singen vor. Dadurch erinnern sie sich besser an den Text. Stellen Sie sicher, dass innerhalb einer Gesangsgruppe mindestens ein Teilnehmer die Lieder anstimmen kann. Das motiviert meistens mehr zum Singen, als wenn der Gruppenleiter die Lieder anstimmt. Im besten Fall zählt dieser Teilnehmer laut bis drei und alle wissen dann, dass das Singen des Liedes beginnt. Die anderen können sich beim Singen an diesem Teilnehmer und an Ihnen orientieren. Damit beim Singen die Lieder nicht nur »abgespult« werden und Ermüdungserscheinungen auftreten, sollten Sie zwischendurch Pausen einlegen. Bieten Sie dann Getränke an. Teilnehmer mit einer leichten Demenz sind vielleicht bereit zu erzählen, wann sie eines der Lieder zum ersten Mal gehört haben und welche Erinnerungen sie damit verbinden. Um Abwechslung zu bieten, kann die Betreuungskraft ein Foto des Sängers auf einer CD zeigen oder Rhythmusinstrumente ausprobieren lassen.

Da die Stimme mit dem Alter tiefer wird, sollten Sie die Lieder nicht in zu hoher Tonlage anstimmen. Zudem singen ältere Menschen oft langsamer als junge. Sie benötigen mehr Atempausen. Deshalb wird das Singen oft einfacher, wenn Sie das entsprechende Lied als Playback von einem CD-Player abspielen. Lieder mit einem langen und sich häufig wiederholenden Refrain, wie zum Beispiel die »Vogelhochzeit«, sind besonders gut geeignet, da sich die Demenzerkrankten meist noch gut an den Refrain erinnern können. Einfache, einstimmige Melodien ohne Rhythmuswechsel eignen sich besonders gut. Kanons oder mehrstimmige Lieder sind für Demenzerkrankte in der Regel zu schwierig. Singen Sie mit den Teilnehmern im fortgeschrittenen Demenzstadium außerdem lieber nur die erste Strophe eines Liedes statt alle Strophen. Die erste Strophe bleibt noch lange im Gedächtnis, während die weiteren Strophen schnell in Vergessenheit geraten. Allgemein gilt: Drängen Sie niemanden zum Mitzusingen. Manche Menschen singen nicht gern, da sie beispielsweise schlechte Erfahrungen im Musikunterricht gemacht haben oder zum Eintritt in den Kirchenchor gezwungen wurden.

Verwenden Sie bei Personen mit einer schweren Demenz keine Liederbücher oder -blätter, das lenkt sie vom Singen ab. Die Betroffenen blättern verunsichert oder rabiat in den Büchern und falten die Seiten. Zudem können diese Teilnehmer die Noten und klein geschriebenen Texte oft nicht mehr lesen. Singen ohne Textvorlage hat auch den Vorteil, dass die Teilnehmer durch Blickkontakt stärker in das Gruppengeschehen eingebunden sind. Falls Sie sich doch dazu entschieden haben, Liederbücher zu benutzen, sollten die Texte und Noten zur besseren Lesbarkeit in großer Schrift abgedruckt sein.

Auch wenn Schwerstbetroffene nicht singen, genießen sie eventuell den Gesang der anderen. Sie lauschen interessiert der Musik. Erinnerungen an früher werden wach, die allerdings nicht mehr verbalisiert werden können. Aktivierung heißt nicht automatisch, dass ein Mensch nach außen sichtbar aktiv werden muss. Passiv am Gruppengeschehen teilzuhaben kann auch im hohen Maße befriedigen. Schließen Sie deshalb niemanden aus der Gruppe aus, nur weil er nicht mitsingt.

Begleiten Sie den Gesang auf einem Instrument oder organisieren Sie eine musikalische Begleitung durch einen ehrenamtlichen Helfer beziehungsweise Angehörigen. Singen mit Begleitmusik macht mehr Spaß und erleichtert das Mitsingen.

4.5.2 Lieder raten und singen

Volkslieder sind den meisten älteren Menschen bekannt. Sie haben deshalb beim Ergänzen, Richtigstellen oder Erraten der Liedertitel sowie beim Singen Freude und Erfolgserlebnisse.

4.5.2.1 Liedertitel ergänzen

Diese Aktivität ist für Personen im fortgeschrittenen Demenzstadium noch gut möglich und ohne viel Vorbereitungszeit durchführbar. Auf spielerische Weise wird das Langzeitgedächtnis gefördert, die Lesefähigkeit geschult und die Musikalität angesprochen. Lesen Sie dazu auch Kapitel 4.2.3 »Sprichwörter und Redewendungen ergänzen«.

Material und Vorbereitung
1. Verschiedenfarbige Papierblätter in der Größe DIN-A4.
2. Den Anfang eines Liedertitels in Blockbuchstaben auf eine Seite schreiben und auf der anderen Seite den Titel beenden (Beispiele siehe unten).
3. Die Papiere laminieren, damit sie stabiler werden und sich nicht so schnell abnutzen.

Durchführung
Halten Sie die Vorderseite der Karte für alle gut sichtbar in die Höhe und lassen Sie den Anfang des Liedertitels ablesen. Anschließend ergänzen die Teilnehmer den Liedertitel. Sie drehen die Karte um und die Teilnehmer sehen, ob der Liedertitel richtig ergänzt wurde. Dann stimmen Sie oder die Teilnehmer die erste Strophe des Liedes an. Volkslieder, die zur Jahreszeit passen, finden bei Demenzerkrankten besonders großen Anklang. Sie dienen auch der zeitlichen Orientierung.

Einige Beispiele:

Frühling

Der Teilnehmer liest ab	Der Teilnehmer ergänzt	Quelle (soweit bekannt)
Komm, lieber...	...Mai und mache die Bäume wieder grün	Text: Christian Adolf Overbeck (1755–1821), Melodie: Wolfgang Amadeus Mozart (1756–1791)
Alle Vögel...	...sind schon da	Heinrich Hoffmann von Fallersleben (1798–1874)
Jetzt fängt das...	...schöne Frühjahr an	Aus dem 19. Jahrhundert
Nun will der...	...Lenz uns grüßen	Text: August Fischer (1885)
Es tönen...	...die Lieder	Aus dem 19. Jahrhundert

Sommer

Der Teilnehmer liest ab	Der Teilnehmer ergänzt	Quelle (soweit bekannt)
Geh aus, mein Herz…	…und suche Freud	Text: Paul Gerhardt (1607–1676), Melodie: August Harder (1775–1813)
Das Wandern…	…ist des Müllers Lust	Text: Wilhelm Müller (1794–1827), Carl Friedrich Zöllner (1800–1860)
Auf der Lüneburger…	…Heide	Text: Hermann Löns (1866–1914)
Sah ein Knab'…	…ein Röslein steh'n	Text: Johann Wolfgang von Goethe (1749–1832), Melodie: Franz Schubert (1797–1828)
Muss i' denn…	…zum Städtele hinaus	Schwäbische Volksweise aus dem Remstal

Herbst

Der Teilnehmer liest ab	Der Teilnehmer ergänzt	Quelle (soweit bekannt)
Hoch auf dem…	…gelben Wagen	Text: Rudolf Baumbach (1840–1905), Melodie: Heinz Höhne (1892–1968)
Bunt sind schon…	…die Wälder	Text: Johann Gaudenz Freiherr von Salis-Seewis (1762–1834), Melodie: Friedrich Reinhardt
Spannenlanger…	…Hansel	Melodie: Carl Reinecke (1824–1910)
Hab mein Wage…	…vollgelade	Niederländisches Fuhrmannslied aus dem 17. Jahrhundert
Ein Jäger…	…aus Kurpfalz	Aus dem 18. Jahrhundert

Winter

Der Teilnehmer liest ab	Der Teilnehmer ergänzt	Quelle (soweit bekannt)
Schneeflöckchen…	…Weißröckchen	Hedwig Haberkern (1837–1902)
Winter ade…	…Scheiden tut weh	Heinrich Hoffmann von Fallersleben (1798–1874)
ABC…	…die Katze lief im Schnee	Melodie: Karl Simrock (1802–1876)
Der Winter ist…	…ein rechter Mann	Text: Matthias Claudius (1740–1815), Melodie: Johann Friedrich Reichardt (1752–1814)

Variante (1): Die Übung wird schwieriger, wenn Sie den zweiten Teil des Liedertitels vorlesen und die Teilnehmer dadurch den vollständigen Titel erraten sollen.

Variante (2): Die Teilnehmer sollen nicht nur den Titel des Liedes ergänzen, sondern den gesamten Text. Das Sprechen des Liedertextes ist viel schwieriger als das Singen, da sich die Teilnehmer beim Singen anhand der Melodien an die Texte erinnern. Beispiel: Sie beginnen mit der Zeile »Der Mond ist aufgegangen«, ein Teilnehmer sagt »Die goldnen Sternlein prangen« und so weiter.

4.5.2.2 Verballhornte Liedertitel

Diese Übung ist schwieriger als das bloße Ergänzen von Liedertiteln. Für Personen mit einer mittelschweren Demenz ist sie aber meistens noch ausführbar. Lesen Sie dazu auch Kapitel 4.2.4. »Verballhornte Sprichwörter«.

Durchführung

Lesen Sie die fehlerhaften Liedertitel vor und lassen Sie die korrekten Titel von den Teilnehmern erraten. Geben Sie den Teilnehmern bei Schwierigkeiten weitere Hinweise, die zur richtigen Antwort führen. Es macht Spaß, die Lieder anschließend zu singen.

Einige Beispiele:

1. falscher Titel	2. falscher Titel	Lösung	Quelle (soweit bekannt)
Mariechen von Trier	Luischen von Lübeck	Ännchen von Tharau	Ostpreußisches Volkslied aus dem 17. Jahrhundert
Morgenlärm überall	Mittagsruhe nirgendwo	Abendstille überall	Text: Anton Wilhelm Florentin von Zuccalmaglio (1803–1869)
Ein Kiebitz wollte Taufe machen	Eine Ente wollte Verlobung feiern	Ein Vogel wollte Hochzeit machen	Schlesisches Volkslied aus dem 15. Jahrhundert
Der Saturn ist untergegangen	Die Sonne ist heruntergefallen	Der Mond ist aufgegangen	Text: Matthias Claudius (1740–1815), Melodie: Johann Abraham Peter Schulz (1747–1800)
Peterchen lütt	Hellmut klein	Hänschen klein	Text: Franz Wiedemann (1821–1882), Melodie: Johann Gustav Gottlieb Büsching (1783–1829) und Friedrich Heinrich von der Hagen (1780–1856)

1. falscher Titel	2. falscher Titel	Lösung	Quelle (soweit bekannt)
Jetzt kommen die traurigen Wochen	Bald gehen die langweiligen Monate	Jetzt kommen die lustigen Tage	Schlesisches Volkslied aus dem 19. Jahrhundert
Ein Müller längs des Waldes ging	Ein Bauer längs der Straße ging	Ein Jäger längs dem Weiher ging	Text und Melodie: Anton Wilhelm Florentin von Zuccalmaglio (1803–1869)
Jetzt stolzieren wir übern Fluss	Jetzt segeln wir übers Meer	Jetzt fahr'n wir übern See	Hopfenpflückerlied von 1884
Im Frühling der Landwirt	Im August die Bäuerin	Im Märzen der Bauer	altes Frühlingslied aus Mähren
Lausch was kommt von drinnen raus	Hör was kommt von draußen hoch	Horch was kommt von draußen rein	unbekannt
Auf der Hecke, auf der Strecke	Auf die Dauer, ewig flauer	Auf der Mauer, auf der Lauer	unbekannt
Du, Du stehst mir auf der Lunge	Ihr, ihr liegt mir im Magen	Du, du liegst mir am Herzen	Norddeutsches Volkslied, entstanden um 1820
Weißt du wie wenig Monde laufen	Weißt du wie viel Wolken schweben	Weißt du wie viel Sternlein stehen	Volkslied gründet auf dem Liebeslied »Soviel Stern, als da stehn« (1823)
Ah, du lieber Aurelius	He, du liebe Agnes	O, du lieber Augustin	Wienerisches Volkslied aus dem 18. Jahrhundert
Bodo wanderte jetzt zu Ostern	Beate reiste just zu Weihnachten	Bolle reiste jüngst zu Pfingsten	Berliner Volkslied

4.5.2.3 Lieder anhand von Liedausschnitten erraten

Bei dieser Aktivität werden die auditive Wahrnehmung und das Langzeitgedächtnis gefördert. Spielen Sie vom CD-Player einen kurzen Ausschnitt eines Volksliedes ab. Die Teilnehmer erraten das Lied und singen es anschließend. Je nachdem, wie leistungsfähig die Personen sind, wird ein längerer oder kürzerer Liedausschnitt vorgespielt.

Variante: Die Übung wird ein wenig schwieriger, wenn Sie einen Liedausschnitt auf einem Musikinstrument vorspielen. Dadurch entfällt der Text.

4.5.2.4 Bildassoziationen

Zeigen Sie der Gruppe ein großes Bild und fragen Sie die Teilnehmer nach Liedern, die ihnen dazu einfallen. Die genannten Lieder werden anschließend gesungen. Personen mit einer fortgeschrittenen Demenz nennen wahrscheinlich keine Lieder, erfreuen sich aber an den schönen Bildern und dem gemeinsamen Singen.

Beispiele für Abbildungen und dazu passenden Liedern:

Abbildung	Lieder
Wanderer, Berglandschaft	• Das Wandern ist des Müllers Lust • Im Frühtau zu Berge • Auf, auf du junger Wandersmann • Wem Gott will rechte Gunst erweisen • Wer recht in Freuden wandern will
Segelschiff	• Eine Seefahrt, die ist lustig • Jetzt fahrn wir übern See • Ein Mann, der sich Kolumbus nannt • Wir lagen vor Madagaskar
Vogel	• Ein Vogel wollte Hochzeit halten • Kommt ein Vogel geflogen • Alle Vögel sind schon da • Der Kuckuck und der Esel • Auf einem Baum ein Kuckuck • Kuckuck, kuckuck, ruft's aus dem Wald
Brunnen	• Wenn alle Brünnlein fließen • Am Brunnen vor dem Tore
Tänzerin	• Heißa Kathreinerle • Widele, wedele, hinterm Städtele • Zum Tanze, da geht ein Mädel

4.5.2.5 Kinderlied für eilende Erwachsene

Diese Aktivierung ist für Personen mit einer leichten Demenz geeignet. Bei der Übung werden besonders die Konzentration und das Langzeitgedächtnis angesprochen. Es wird ein Lied gesungen, in dem Textteile aus vielen unterschiedlichen Kinderliedern vorkommen.

Vorbereitung

Stellen Sie Textzeilen aus verschiedenen Kinderliedern zusammen, die nach der Melodie eines bestimmten Kinderliedes gesungen werden. Neben der Melodie »Kommt ein Vogel geflogen« eignet sich auch »Wenn ich ein Vöglein wär'« und »Der Kuckuck und der Esel«.

Durchführung

Übungsbeispiel:

Stellen Sie den Teilnehmern folgende Aufgaben:
1. a) Singen Sie den Text nach der Melodie »Kommt ein Vogel geflogen«.
2. b) Aus welchen Liedern stammen die Zeilen?
3. c) Wie geht der Text der Lieder weiter?

Text:
1. Ei wir tun dir nichts zu Leide
2. der Vater hüt' die Schaf
3. der schoss den armen Kuckuck
4. an dem blauen Himmelszelt
5. du wohnst in den Wolken
6. der Vater ist im Krieg
7. die hatten einen Streit
8. sagt, wer mag das Männlein sein
9. sonst wird dich der Jäger holen
10. die Bäume schlagen aus
11. der Wald steht schwarz und schweiget

Lösungen:
1. Summ, summ, summ
2. Schlaf, Kindlein schlaf
3. Auf einem Baum ein Kuckuck
4. Weißt du wie viel Sternlein stehen
5. Schneeflöckchen, Weißröckchen
6. Maikäfer flieg
7. Der Kuckuck und der Esel
8. Ein Männlein steht im Walde
9. Ein Jäger längs dem Weiher ging
10. Der Mai ist gekommen
11. Der Mond ist aufgegangen

4.5.2.6 Erfinden neuer Liedertexte

Bei dieser Übung ist die Kognition stark gefordert, da die Teilnehmer schöpferisch tätig sind. Zum Erfinden neuer Liedertexte eignen sich fröhliche Lieder mit kurzen Strophen und langem Refrain. Personen mit einer leichten Demenz dichten neue Liedertexte, Personen mit einer fortgeschrittenen Demenz singen die Texte und den Refrain mit. Geeignete Lieder: »Die Vogelhochzeit« und »Eine Seefahrt, die ist lustig«. Bei »Die Vogelhochzeit« können sie eine Vogelart nennen und die Teilnehmer dichten dann den dazugehörenden Text.

4.5.3 Musikhören

Demenzerkrankte begreifen auch in einem weit fortgeschrittenen Krankheitsstadium, welche Gefühle durch eine Musik ausgedrückt werden und sie können Musik emotional erleben. Da das Hören von Musik hauptsächlich auf geistigen Fähigkeiten beruht – die bei Demenzerkrankten schnell abbauen –, müssen Sie neben dem auditiven Sinn andere Sinne einbeziehen, um die Aufmerksamkeit der Person aufrechtzuerhalten. Sie können Demenzerkrankten zwei Formen des Musikhörens anbieten: Musik von Tonträgern oder Live-Musik (Bayerisches Staatsministerium für Arbeit und Sozialordnung 2006). Große Effekte erreichen Sie durch letzteres, da neben den akustischen Reizen zusätzlich visuelle Eindrücke geboten werden.

Immer wieder erlebt man in Einrichtungen, dass Pflegekräfte das Radio – besonders bei bettlägerigen Menschen – morgens wie selbstverständlich anschalten und den ganzen Tag über laufen lassen. Diese Mitarbeiter machen sich nur wenige Gedanken darüber, ob die Dauerbeschallung und die Art der Musik überhaupt im Sinne der Bewohner sind. Das Radio wird meistens angeschaltet, um den Bewohnern eine unkomplizierte Form der Unterhaltung zu bieten. Musikhören sollte allerdings als eine gut durchdachte Aktivität eingesetzt werden und nicht als banale Hintergrundmusik. Durch eine ständige Musikbeschallung werden Pflegeheimbewohner meistens unruhig.

Beim aktiven Musikhören vom Tongerät geht es darum, dem Demenzerkrankten das bewusste Hören von gezielt ausgewählter Musik zu ermöglichen und dadurch positive Gefühle zu erwecken. Dabei soll der Betreuer nicht nur die auditive Wahrnehmung des Demenzerkrankten ansprechen, weil dadurch die Aufmerksamkeitsspanne nur für kurze Zeit aufrechterhalten werden kann. Durch das Zeigen von Fotos des Sängers oder Komponisten, Begleiten des Rhythmus' durch gemeinsames Schunkeln und – je nach Demenzstadium – Gespräche über die Musik wird das Interesse angeregt. Auch Menschen, die nicht mehr sprechen können, haben die Möglichkeit, mittels Gestik, Mimik oder Lauten zu kommunizieren. Vielleicht summt die Person das Musikstück mit und bewegt mit Ihrer Unterstützung den Körper sanft im Takt der Musik.

Vorbereitung und Durchführung des aktiven Musikhörens
Erkundigen Sie sich nach dem Musikgeschmack der zu betreuenden Person beziehungsweise – falls die Musik in der Gruppe gehört werden soll – der Gruppenmitglieder. Wenn die Person nicht mehr sprechen kann, dann können Sie sich bei Angehörigen über deren musikalische Vorlieben informieren. Spielen Sie nur Musikstücke vor, die dem Demenzerkrankten bekannt sind. Zu fremder Musik findet er meistens keinen Zugang, weil keine Erinnerungen aufkommen. Um nicht zu überfordern und die Aufmerksamkeit zu erhalten, sollte die Musik nicht länger als fünf Minuten dauern. Spielen Sie gegebenenfalls nur einen Ausschnitt vor.

Folgende Musikgenres sind möglich: Schlager, Küchenlieder, Volks- und Marschmusik, klassische Musik, Filmmusik, Opern und Operetten. Seien Sie bei der Auswahl achtsam, da Musik aus den dreißiger und vierziger Jahren auch traurige Erinnerungen wecken kann.

Die wichtigste Voraussetzung für das Musikhören ist die Hörfähigkeit. Fragen Sie, ob die Lautstärke angenehm ist. Bei Personen, die nicht sprechen können, erkennen Sie häufig am Gesichtsausdruck, ob ihnen die Musikart und Lautstärke angenehm ist. Setzen Sie in einer Gruppe die schlecht Hörenden nah an die Geräuschquelle. Um ein konzentriertes Zuhören zu gewährleisten, sollten Sie jede andere Geräuschquelle ausschließen. Ein geschlossener Raum ist deshalb empfehlenswert.

Zusätzliche Angebote zur auditiven Aktivierung:
- Foto des Sängers oder Komponisten zeigen (eventuell aus dem Internet beziehen).
- Kurzbiografie des Sängers oder Komponisten vorlesen.
- Zum Musikrhythmus schunkeln, klatschen, stampfen oder auf den Tisch klopfen.
- Die Melodie mitsummen.
- Passende Requisiten zu den Musikstücken zeigen und ausprobieren lassen. Beispiele: Beim Holzschuhtanz (aus der Oper »Zar und Zimmermann« von Lortzing) Holzschuhe mitbringen und testen. Bei der Arie »Der Vogelfänger bin ich ja« (aus der Oper »Zauberflöte« von Mozart) einen Vogelkäfig mit einem künstlichen Vogel mitbringen und eine Panflöte erproben.

Bei einer leichten Demenz:
- Das Musikstück vorspielen und den Sänger beziehungsweise Komponisten des Musikstücks erraten lassen. Hilfestellung geben, indem der Sänger oder Komponist umschrieben wird. Beispiel: Er ist 1756 in Salzburg geboren, stammt aus einer Musikerfamilie und war mit einer Dame namens Konstanze verheiratet. Antwort: Wolfgang Amadeus Mozart.
- Einzelne Musikinstrumente heraushören lassen.

4.5.4 Musizieren mit Rhythmusinstrumenten

Demenziell erkrankte Menschen können ein vorgegebenes Musikstück mit Rhythmusinstrumenten begleiten, da das Taktgefühl durch die Krankheit nicht beeinträchtigt wird und die meisten Rhythmusinstrumente geringe Anforderungen an kognitive und motorische Funktionen stellen. Demenzerkrankte sind besonders schnell für Rhythmusinstrumente zu begeistern, da durch das Fortschreiten der Erkrankung die kognitive Hemmschwelle sinkt. Mancher wird vielleicht einwenden, dass mit diesen Instrumenten doch keine Musik, sondern nur Geräusche erzeugt werden, die noch dazu eher an Kindergarten erinnern (Harms 2004). Wer jedoch Demenzerkrankte beim Musizieren mit Rhythmusinstrumenten beobachtet, wird diese Sichtweise schnell ändern und sich an der Begeisterung erfreuen, mit der die Teilnehmer bei der Sache sind. Gleichzeitig werden unter anderem Motorik, Aufmerksamkeit und das Sozialverhalten gefördert.

Vorbereitung und Durchführung

Am besten eignen sich zur rhythmischen Begleitung Lieder mit fröhlichem und beschwingtem Charakter, wie zum Beispiel Jagd- oder Wanderlieder. Besinnliche Lieder, wie etwa »Kein schöner Land in dieser Zeit«, sollten nicht rhythmisch begleitet werden, weil dadurch der ruhige Liedcharakter gestört wird. Um die Selbstbestimmung zu bewahren, sollten Sie niemandem ein Rhythmusinstrument aufdrängen. Zudem sollten Sie darauf achten, dass die Instrumente zu den Fähigkeiten der Personen passen. Ein Demenzerkrankter mit stark eingeschränkter Feinmotorik ist mit dem Benutzen einer Triangel überfordert, eine Rassel ist besser für ihn geeignet. In der Regel stellt sich schnell heraus, welche Instrumente die Teilnehmer am liebsten benutzen und welche am besten zu ihren Fähigkeiten passen.

Zunächst sollten die Teilnehmer die Möglichkeit erhalten, sich mit dem Instrument vertraut zu machen. Beginnen Sie also nicht gleich mit dem Singen des Liedes oder Auflegen der Musik. Ermutigen Sie die Teilnehmer zunächst, das Instrument auszuprobieren. Eventuell benötigen einige dabei Hilfe. Führen Sie dazu die Arme des Betreffenden mit dem Instrument in den Händen. Nach dem direkten Körperkontakt hilft ein weiteres pantomimisches Begleiten der Bewegung.

Verzichten Sie auf Instrumentalbegleitung nach einem Musizierplan. Personen mit Demenz reagieren auf Einsätze nur noch verzögert oder gar nicht mehr. Je nach Ausprägung der Demenz sind folgende Aktivitäten mit Rhythmusinstrumenten möglich:

Freies Begleiten

Musizieren zu beliebigen Musikstücken oder dem eigenen Gesang. Die Instrumente können frei gewählt und der Einsatz selbst bestimmt werden. Gleichzeitiges Musizieren und Singen stellen erhöhte Anforderungen an den Demenzerkrankten.

Namen rhythmisieren

Die Namen der Teilnehmer werden mehrmals im Chor gesprochen und mit Rhythmusinstrumenten begleitet.

Sprichwörter und Redewendungen rhythmisieren

Genauso wie Namen, können auch Sprichwörter und Redewendungen rhythmisch begleitet werden.

Folgen rhythmisieren

Wochentage, Jahreszeiten, Monate, das Alphabet oder Zahlen laut sprechen und mit den Instrumenten begleiten. Diese Folgen sind fest im Langzeitgedächtnis gespeichert.

Rhythmen nachspielen

Die Teilnehmer wiederholen einen vorgegebenen, kurzen Rhythmus mehrere Male. Variieren Sie dabei auch die Lautstärke. Bei sehr geübten Gruppen können die Teilnehmer reihum einen Rhythmus vorgeben, den die anderen nachspielen.

Musikalische Untermalung einer Geschichte

Denken Sie sich eine Geschichte aus, in der viele Geräusche vorkommen. Fordern Sie die Teilnehmer auf, die Geräusche mit den Rhythmusinstrumenten zu veranschaulichen. Legen Sie immer wieder Pausen beim Erzählen der Geschichte ein, damit die Teilnehmer Zeit zur Darstellung der Geräusche haben. Zu einfachen Geschichten aus dem Alltag finden sie am besten Zugang. Personen mit einer leichten Demenz bereitet es häufig auch Freude, eine Geschichte selbst weiterzuerzählen. Sie geben dann nur den Anfang vor.

Beispiel für eine Geschichte: An einem schönen Frühlingstag liegen wir entspannt auf einer Wiese und hören die Vögel zwitschern. Die Bäume rauschen leise im Wind. Plötzlich erklingt in der Ferne ein leises Donnergrollen. Ein Reh springt behände hinter einen Busch. Eine Amsel flattert erschrocken auf. Langsam fallen Regentropfen auf die Erde. Der Regen wird immer stärker. Plötzlich donnert es gewaltig. Wir springen auf und rennen auf der regennassen Straße so schnell es geht heim, dabei macht es »plitsch platsch«. Zuhause angekommen, klopfen wir laut an die Tür. Uns wird aufgemacht und wir fühlen uns wieder sicher und geborgen.

4.5.4.1 Rhythmusinstrumente selbst herstellen

Als Rhythmusinstrumente bezeichnet man unter anderen Rasseln, Trommeln, Schellenringe, Schlaghölzer, Triangeln, Kastagnetten und Tamburine. Die Anschaffungskosten sind im Vergleich zu Melodieinstrumenten gering. Falls Sie aber Rhythmusinstrumente zunächst bei den Demenzerkrankten testen möchten, können Sie diese mit etwas Geduld und Geschick – unter Umständen mit den Demenzerkrankten zusammen – selbst herstellen. Für den häufigen Einsatz sind gekaufte Rhythmusinstrumente zwar stabiler und haben einen schöneren Klang, das gemeinsame Herstellen der Instrumente mit einer Gruppe von Personen mit einer leichten bis mittelschweren Demenz bereitet aber viel Freude und die emotionale Bindung an das eigene Instrument ist dann groß. Im Folgenden wird die Herstellung von leicht zu bauenden Rhythmusinstrumenten, die sich in der Praxis bewährt haben, aufgezeigt. Sie müssen sich nicht exakt an die Bauanleitungen halten, Ihrer Fantasie sind keine Grenzen gesetzt.

Dosentrommel
Für die Trommel benötigen Sie eine leere Metalldose. Am besten eignen sich große, runde Keksdosen. Zum Verzieren der Ränder sind Stoffreste, Leder, Filz, buntes Papier, Farben, Perlen, Bänder oder Federn geeignet. Die Schlägel können Sie aus langen, dünnen Hölzern herstellen, auf die an jeweils einem Ende ein Korken gesteckt wird.

Joghurtbecherrassel
Füllen Sie zwei saubere Joghurtbecher mit Reis, Kieselsteinen oder Sand. Kleben Sie die beiden Becher mit hellem Klebeband an den Öffnungen zusammen. Umwickeln Sie anschließend die gesamte Rassel mit dem Klebeband und malen Sie sie nach Belieben an.

Teesiebrassel
Füllen Sie zwei Teesiebe aus Metall mit kleinen Glöckchen und legen Sie die Teesiebe aneinander. Umwickeln Sie anschließend die Griffe mit buntem Paketklebeband.

Regenmacher
Der Regenmacher ist zwar kein Rhythmus-, sondern ein Effektinstrument, seine Bauanleitung wird hier trotzdem beschrieben, da er einfach herzustellen ist und gut zur Musikbegleitung eingesetzt werden kann.

Das Instrument stammt aus Chile. Es ist ursprünglich ein 25 bis 150 Zentimeter langer, hohler Stab aus verholzten Kakteenarmen, die gewendet wurden, sodass die Stacheln nach innen ragen, und der mit kleinen Kieselsteinen gefüllt ist. Bewegt man den Regenmacher, fallen die kleinen Kieselsteine von einem Stachel zum nächsten. Dadurch entsteht ein angenehmes, gleichmäßiges Geräusch, das an fließendes Wasser erinnert.

Schlagen Sie Nägel spiralförmig in eine Papphöhre (Transportröhre). Die Nägel sollten dem Durchmesser der Pappolle entsprechen und der Abstand der Nägel zwei bis drei Zentimeter betragen. Verschließen Sie anschließend eine Öffnung der Rolle mit starkem Klebeband. Füllen Sie die Rolle zum Beispiel mit Maiskörnern, Bohnen oder Reis und verschließen Sie auch die andere Öffnung mit Klebeband. Der Regenmacher ist nun fertig und kann nach Belieben mit Stoffresten, Leder, Filz, buntem Papier, Malstiften, Perlen, Bändern oder Federn verziert werden.

Schlaghölzer
Schlaghölzer können Sie aus stabilen Baumästen (zum Beispiel Haselnuss) oder einem Besenstiel herstellen. Die Äste oder den Besenstiel in zwei 25 Zentimeter lange Stücke zersägen und die Sägestellen mit Sandpapier abrunden. Feilen Sie bei Ästen zusätzlich die Rinde ab. Anschließend die beiden Schlaghölzer mit wasserfester Farbe bemalen.

Die Benutzung von Schlaghölzern ist für Personen mit einer fortgeschrittenen Demenz manchmal schwierig. Beim Zusammenschlagen der Hölzer müssen beide Hände eingesetzt werden, wodurch die Hand-Hand-Koordination stark gefordert ist.

Glöckchenhandschuh
Sie benötigen Faust- oder Fingerhandschuhe aus Baumwolle. Nähen Sie an die Fingerspitzen kleine Glöckchen.

4.6 Anregen der Sinne

In den vorherigen Kapiteln wurde schon mehrmals auf die große Bedeutung der Sinnesstimulation bei Demenzerkrankten hingewiesen. Menschen verfügen über folgende Sinne:

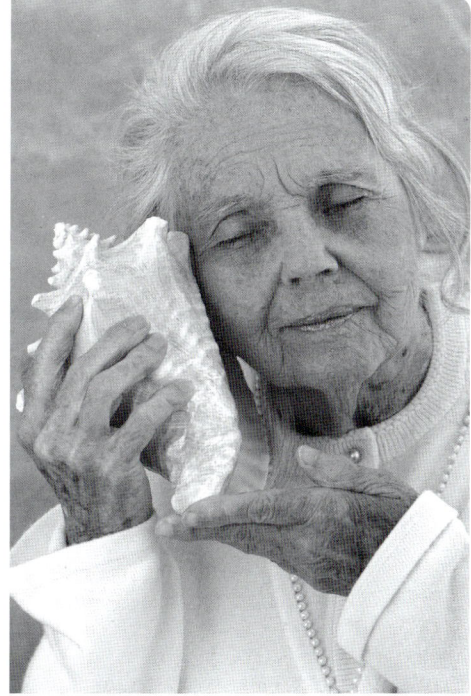

Nahsinne:
- Taktiler Sinn oder Oberflächensensibilität (Empfinden durch Berühren und Tasten)
- Kinästhetischer/propriozeptiver Sinn oder Tiefensensibilität (Körperwahrnehmung, Gleichgewicht und Vibration)

Fernsinne:
- Visueller Sinn (Sehen)
- Auditiver Sinn (Hören)
- Olfaktorischer Sinn (Riechen)
- Gustatorischer Sinn (Schmecken)

Der Geruchssinn wird bei Menschen mit Demenz laut Experten als erstes in Mitleidenschaft gezogen.

Während ein Zugang über geistige Fähigkeiten immer schwieriger wird, können Mitmenschen dem Demenzerkrankten durch das Anregen der Sinne adäquat begegnen und ihm eine befriedigende Aktivierung ermöglichen. Je schwerer Personen betroffen sind, desto bedeutender ist die Aktivierung über die Sinne. Bei Schwerkranken wird die Wahrnehmung meist zu wenig angesprochen. Durch ständiges Liegen oder langes, bewegungsloses Sitzen nehmen sie ihren Körper nicht mehr richtig wahr. Der visuelle Sinn wird bei Bettlägerigen durch das Starren an die Decke oder an eine Wand nicht genug herausgefordert. Normale Alltagsgerüche, wie beispielsweise der Duft eines frisch gebackenen Kuchens oder einer Blume, werden nur noch selten oder gar nicht mehr ermöglicht.

Oft stellen Pflegekräfte das Radio im Zimmer des bettlägerigen Demenzerkrankten an, um ihm einen auditiven Reiz zu bieten. Allerdings überhört der Erkrankte ständiges Radiogedudel. Ein Reiz, der sich nicht verändert, wird nicht mehr vollständig wahrgenommen. Nur mittels ständiger Veränderung erfolgt eine sensorische Stimulation. Durch Stimulationsverlust nimmt die Wahrnehmungsfähigkeit ab, sodass die Personen sich selbst nicht mehr richtig spüren und ihre Umwelt nicht mehr genau wahrnehmen können. Setzen Mitmenschen allerdings Reize, beispielsweise einen taktilen Reiz durch das Ausstreichen des Arms mit einer weichen Bürste, ist dies bereits eine Aktivierung. Aktivierung bedeutet auch hierbei nicht unbedingt, dass eine Person tatsächlich aktiv werden muss. Vielleicht genießt sie aber die Berührung, wird ruhiger und entspannt sich.

Nicht nur aufgrund des Reizmangels, sondern auch durch die Demenzerkrankung selbst lässt die Sinneswahrnehmung unvermeidlich nach. Viele demenzerkrankte Menschen versuchen die schwindende Wahrnehmung zu kompensieren, indem sie sich selbst viele und intensive Reize setzen, die Außenstehenden oft unangebracht oder unverständlich erscheinen. Durch das Auskleiden – was angesichts eines fehlenden Schamgefühls auch in der Öffentlichkeit passieren kann – verschaffen sie sich beispielsweise Informationen über ihren Körper. Durch ständiges Rufen oder gar Schreien setzen Demenzerkrankte sich auditive und vibratorische Reize. Außenstehende können die ungewöhnlich erscheinenden Autostimulationen verändern und dabei trotzdem die Bedürfnisse des Demenzerkrankten befriedigen: Ständiges Rufen kann beispielsweise vom Betreuer in das Singen eines bekannten Liedes übergeleitet werden. An dieser Stelle sollten Mitmenschen allerdings beachten, welche Tätigkeiten – so merkwürdig sie auch erscheinen – die demenziell erkrankte Person noch ausführen kann, um ihre Autonomie und Selbstbestimmung zu erhalten. Das Nesteln am Pullover stellt für die Person selbst oder für andere keine Gefahrenquelle dar und sollte deshalb nicht unterbunden werden. Gefährliche Tätigkeiten, wie beispielsweise das Ziehen an einer Tischdecke bei gedecktem Tisch, sollten allerdings verhindert werden. Indem der Demenzerkrankte beispielsweise ein weiches und buntes Tuch (auch Nesteltuch genannt) zum Ziehen bekommt, kann er weiterhin seinen taktilen Bedürfnissen nachgehen und die Gefahr ist gleichzeitig behoben.

Bei der Aktivierung von Demenzerkrankten sollte der Betreuer Objekte anbieten, die viele Sinne ansprechen, um dem Demenzerkrankten ein möglichst intensives Empfinden zu ermöglichen. Dabei darf der Betreuer nicht zu viele Objekte einbeziehen, damit keine Reizüberflutung geschieht. Lieber nur ein Objekt anbieten, das der Demenzerkrankte dann intensiv erforscht. Eine Apfelsine kann man betasten, riechen und schmecken. Zusätzlich muss man die Hände und Finger bewegen, um sie zu schälen. Sieht der Demenzerkrankte bloß die Apfelsine, verwechselt er sie möglicherweise mit einem Ball. Ermöglicht der Betreuer ihm allerdings die Apfelsine zu schälen, zu riechen und zu schmecken, erkennt er sie mit einer größeren Wahrscheinlichkeit.

Seit den neunziger Jahren verbreitet sich das Snoezelen in Deutschland und wird vermehrt bei Demenzerkrankten eingesetzt. Es handelt sich bei dem Begriff um eine von zwei Zivildienstleistenden in den Niederlanden zusammengestellte Fantasieschöpfung aus den beiden Wörtern »snuffelen« (schnüffeln, schnuppern) und »doezelen« (dösen, schlummern). Snoezelen ist ursprünglich ein Freizeitangebot für Schwerstbehinderte, durch das sie sich entspannen sollen. In den speziell dafür eingerichteten Räumen oder durch mobile Snoezelenwagen wird eine Vielfalt sensorischer Anregungen geboten: etwa Bilder an den Wänden durch einen Lichtprojektor mit Effektrad, Spiegelkugeln, sprudelnde Wassersäulen, Teppiche mit eingearbeiteten Lämpchen als Sterne und beheizbare Wasserbetten. Snoezelen stellte sich allerdings als ungeeignet für Demenzerkrankte heraus. Die intensiven und alltagsfernen Reize überfordern die Patienten in der Regel. Zur Stimulation des Gleichgewichtssystems eignet sich statt eines Wasserbetts viel besser eine Hollywoodschaukel. Der Demenzerkrankte kann die Intensität der Bewegung feiner steuern und erkennt die Schaukel auch mit einer großen Wahrscheinlichkeit.

Der Übersichtlichkeit halber werden die nachfolgenden Aktivitäten einem Sinn zugeteilt, der bei der entsprechenden Aktivität besonders im Vordergrund steht. Im letzten Kapitel wird eine Aktivität beschrieben, die alle Sinne im gleichen Maß anspricht.

4.6.1 Taktiler und kinästhetischer Sinn

4.6.1.1 Stimulation des taktilen und kinästhetischen Sinns von schwer dementen Menschen

Der Sozialpädagoge Andreas Fröhlich entwickelte in den 1970er-Jahren das Konzept »Basale Stimulation«, welches das Ziel hat, durch elementare Wahrnehmungsangebote schwerstbehinderten Menschen Kontaktmöglichkeiten mit ihrer Umwelt zu erschließen. Im Sinne dieses Konzepts kann für Personen mit schwerer Demenz durch sensible Hautkontakte eine Möglichkeit des nonverbalen Dialogs geschaffen werden: Sie erleben die Nähe zu einem anderen Menschen als positiv, spüren die Berührung und reagieren auf diese idealerweise mit Entspannung und Wohlbefinden. Da Personen mit einer schweren Demenz keine gezielten Bewegungen mehr ausführen können, verlieren sie das Gespür für den eigenen Körper. Dem kann durch die Berührung anderer Menschen vorgebeugt werden.

Auf folgende Weise ermöglichen Sie dem kranken Menschen, sich wieder selbst zu spüren:
- Beim Waschen mit leichtem Druck den Waschlappen über die Haut bewegen.
- Mit einem Massage- oder Tennisball die Arme und Beine abrollen.
- Mit unterschiedlich weichen Bürsten über den Körper streichen.
- Mit leichtem Druck der eigenen Hände über die Arme und Beine streichen.
- Ein Nest aus Kissen und Decken bauen, damit der Betroffene die Grenzen seines Körpers besser wahrnimmt.
- Die Hände des erkrankten Menschen an sein Gesicht führen und ihm dadurch ermöglichen, sich selbst im Gesicht zu berühren und zu streicheln.
- Sandsäckchen auf die Gelenke legen.
- Einen Arm oder ein Bein vorsichtig in einem Handtuch schwingen. Das Bein oder den Arm fest in das Handtuch einwickeln und es ganz langsam abziehen.

Setzen Sie gezielte Berührungen mit leichtem Druck ein. Undifferenzierte und zu flüchtige Berührungen nimmt der Demenzerkrankte nicht wahr oder empfindet sie möglicherweise als unangenehm. Führen Sie die Bewegungen langsam aus. Dadurch kann der Demenzerkrankte sie besser nachvollziehen und einordnen. Achten Sie bei der Maßnahme auf die Reaktion des Betroffenen. Nicht alle Demenzerkrankten möchten gern berührt werden. Falls die Person auf die Berührung mit Wegdrehen, Körperanspannung und schnellem Atmen reagiert, müssen Sie die Aktivierung verändern oder abbrechen.

4.6.1.2 Tastschnüre

Menschen mit einer mittelschweren oder schweren Demenz zupfen oft an ihrer Kleidung, zerwühlen ihre Haare und greifen nach allem, was sich in ihrer Reichweite befindet. Dadurch holen sie sich taktilen Input, womit sie sich selbst und ihre Umwelt besser wahrnehmen können. Stellen Sie eine Tastschnur her, damit diese Personen ihren taktilen Bedürfnissen auf eine befriedigende Weise nachgehen können (Kiefer und Rudert 2007).

Material
- Paketschnur oder stabile Kordel mit einer Länge von circa 25 Zentimetern.
- Kleine Gegenstände zum Befestigen an der Schnur. Zum Beispiel unterschiedlich große farbige Knöpfe, große bunte Perlen, Muttern, Kettenanhänger, Schwämme, Stoffreste, Stoffblumen, Muscheln, ausgedienter Schlüssel, Schlüsselanhänger, Haargummi.

Die Gegenstände dürfen nicht spitz sein und keine scharfe Kanten aufweisen, damit keine Verletzungsgefahr besteht.

Herstellung
Mit einem Handbohrer oder einer Schere gegebenenfalls ein Loch durch die Gegenstände bohren. Anschließend die Gegenstände auf die Schnur fädeln. In regelmäßigen Abständen Knoten in die Schnur setzen, damit sich die Materialien auf der gesamten Schnur verteilen, aber noch vor und zurück geschoben werden können. Die Gegenstände müssen gut an der Schnur befestigt sein, damit sie der Demenzerkrankte nicht abreißen kann und sie möglicherweise verschluckt.

4.6.1.3 Handbad mit Materialien
Diese Aktivität macht nicht nur Spaß, sondern setzt auch taktile Reize, fördert die Wahrnehmung und ist gut als Mobilisationstraining der Hände geeignet. Die Demenzerkrankten erleben eine angenehme Handmassage.

Vorbereitung
Füllen Sie eine Plastikwanne oder eine Holzkiste mit getrockneten Erbsen, Bohnen, Linsen, Körnern, Raps oder Kies. Wenn Sie das Material vor der Benutzung in der Mikrowelle oder im Backofen aufwärmen, empfinden die Demenzerkrankten das Handbad als besonders angenehm. Die Wärme wirkt gleichzeitig schmerzlindernd auf rheumatische Gelenke. Verstecken Sie im Material mehrere Alltagsgegenstände, wie zum Beispiel einen Löffel, einen Flaschenkorken oder einen Schraubverschluss. Sie können auch Gegenstände zu bestimmten Themen wählen, zum Thema »Wald« beispielsweise kleine Tannenzapfen, Steine, Kastanien oder Eicheln.

Durchführung
Die Teilnehmer greifen nacheinander mit beiden Händen in das Handbad und finden durch Tasten heraus, welche Gegenstände sich darin befinden. Wer glaubt, etwas erkannt zu haben, zieht den Gegenstand heraus. Dann wird, je nach Fähigkeiten der Person, der Gegenstand befühlt oder über ihn gesprochen.

Menschen mit einer fortgeschrittenen Demenz sind schon genug herausgefordert, wenn Sie keine Gegenstände suchen sollen, sondern nur ein Handbad angeboten wird. Achten Sie bei den schwer Erkrankten darauf, dass sie sich die Materialien nicht in den Mund stecken. Je leichter die Demenz ausgeprägt ist, desto weniger und kleinere Gegenstände verstecken.

4.6.2 Visueller Sinn

4.6.2.1 Stimulation des Sehsinns von immobilen Demenzerkrankten
Schwer demenzerkrankte Menschen liegen viel im Bett, da das Sitzen wegen körperlichen Beeinträchtigungen kaum noch möglich ist. Die Betroffenen erhalten nur wenige visuelle Reize, da sie oft nur an eine kahle Decke oder Wand schauen. Wenn

überhaupt, können sie lediglich einen kleinen Teil vom Zimmer sehen. Stellen Sie deshalb so häufig wie möglich das Kopf- und Rückenteil des Bettes hoch, damit die Kranken möglichst viel vom Raum sehen und aus dem Fenster schauen können. Um immobilen Menschen die Umwelt interessanter zu machen, wird die Decke über dem Bett oder die Wand dekoriert. Hierfür gibt es mehrere Möglichkeiten:

Dekorierter Zweig: Einen großen Zweig mit Wollfäden unter die Decke hängen, der jahreszeitlich dekoriert wird. Im Frühling zum Beispiel Kunststofftulpen an den Zweig hängen, im Sommer Schmetterlinge aus Stoff, im Herbst gepresste Blätter und im Winter Schneeflocken aus Watte. Am Zweig können auch Fotos und Karten befestigt werden.

Dekorierter Kaninchendraht: Kaninchendraht ist einfacher zu säubern als ein Zweig und es halten darauf auch schwerere Materialien. Hingegen ist Kaninchendraht aufwendiger zu befestigen als ein Zweig. Demenzerkrankte können wahrscheinlich eher einen Bezug zu einem Zweig herstellen, als zu einem abstrakt wirkenden Drahtgestell.

Tuch mit Lichterkette: Mit einem großen farbigen Tuch einen »Himmel« über das Bett spannen. Das Tuch mit Nägeln stabil an der Decke befestigen. Eine Lichterkette auf dem Tuch drapieren und gelegentlich anschalten. Dabei kommt die Farbe des Tuchs besonders schön zur Geltung und es entsteht eine gemütliche Atmosphäre. Auf blinkende Lichter verzichten, da sie Kopfschmerzen, Unruhe und epileptische Anfälle auslösen können.

Spieluhr oder Windspiel: Durch Spieluhren oder Windspiele mit Klangstäben erhält der Demenzerkrankte neben der visuellen Stimulation auch auditive Reize.

Mobile: Bunte Formen aus Tonpapier ausschneiden und mit Nylonfäden ein Mobile daraus basteln. Durch Luftzug bewegt sich das Mobile und erregt Aufmerksamkeit.

Dekorierter Hula-Hup-Reifen: Einen Hula-Hup-Reifen mit bemaltem Papier bespannen. Bunte Stoffstreifen und Materialien an den Reifen hängen oder Bänder daran befestigen und das Kunstwerk über dem Bett aufhängen.

Dekoriertes Fischernetz: Ein großes Fischernetz über dem Bett oder an der Wand aufhängen und es jahreszeitlich, mit Fotos, Tüchern oder Lichterketten dekorieren. Ein Fischernetz über der Badewanne mit Muscheln, künstlichen Fischen und Algen schafft eine maritime Stimmung.

Mit Krokodilklammern (5–10 Zentimeter lange Metallplättchen mit einer Federklammer verbunden) halten die Gegenstände besonders gut an ihren Trägern.

Als ungünstig haben sich zur visuellen Stimulation bei Demenzerkrankten Projektoren erwiesen, die Farb- und Lichteffekte auf Wände übertragen, beispielsweise ein Himmel mit vorbeiziehenden Wolken. Demenzerkrankte reagieren oft unruhig auf das bewegte Bild und nehmen es möglicherweise als eine Bedrohung war.

Vorsicht: Achten Sie darauf, wie der Demenzerkrankte auf den visuellen Reiz reagiert. Lieber dezente Reize bieten, die Sie oft ändern, anstatt die Dekoration pompös zu gestalten. Manche visuellen Reize können auch beängstigend wirken: Zwei dunkle Punkte an der Zimmerdecke erscheinen bedrohlich, wenn sie der Demenzerkrankte als Augen deutet. Besprechen Sie Ihr Dekorationsvorhaben mit Mitarbeitern der Haustechnik. Bei Tüchern und Lichterketten besteht verstärkt Brandgefahr.

4.6.2.2 Therapiepuppen

Zur Kontaktaufnahme mit der Umwelt bleibt schwer demenzerkrankten Menschen häufig nur noch der visuelle und taktile Sinn. Je weiter die Demenz fortgeschritten ist, desto stärker sollten diese Sinne angeregt werden. Eine gute Möglichkeit dazu sind Therapiepuppen. Diese Puppen – auch als Handpuppen erhältlich – zeichnen sich durch ihre beträchtliche Größe aus, sie sind ungefähr doppelt so groß wie kleine Babypuppen. Therapiepuppen sind bei Firmen für Therapiebedarf erhältlich. Oft lassen sich auch mit herkömmlichen Puppen die gewünschten Ziele erreichen.

Setzt man Puppen ein, kommt von Außenstehenden häufig der Einwand, dass solch ein Medium für die Erkrankten entwürdigend und kindisch sei. Letztlich ist allerdings das Wohlgefühl des Demenzerkrankten entscheidend. Vor allem Schwerkranke, die schwerhörig sind und starke Bewegungseinschränkungen haben, reagieren oftmals positiv auf Puppen. Durch die auditiven Probleme ist der visuelle Sinn als Kompensation meist sehr gut ausgeprägt, weshalb die Puppen besonders deutlich wahrgenommen werden. Aufgrund von Bewegungseinschränkungen haben Demenzerkrankte nur wenig Möglichkeiten, ihren eigenen Körper zu spüren. Weil aber der taktile Sinn meistens noch gut erhalten ist, können sie durch Streicheln und Berühren der Puppe – was nötigenfalls mit Unterstützung noch gut möglich ist – Informationen über den eigenen Körper erlangen. Beim Einsatz von Therapiepuppen muss der Betreuer aufmerksam beobachten, ob der Demenzerkrankte positiv darauf reagiert. Falls dies nicht der Fall ist, sollte auf den weiteren Einsatz verzichtet werden. Ist die Puppe ein geeignetes Aktivierungsmedium für den Demenzerkrankten, streichelt und befühlt er sie ständig, trägt sie mit sich herum und spricht mit ihr. Durch die Puppe wird das Fürsorgebedürfnis angeregt, ein Urtrieb, der bei Menschen mit einer schweren Demenz noch deutlich ausgeprägt sein kann. Die Puppe wird sogar abends ins Bett gebracht. Gleichzeitig weiß der Demenzerkrankte, dass die Puppe kein realer Mensch ist.

Fragen Sie einen Angehörigen des Demenzerkrankten, ob der Erkrankte noch eine Puppe aus der Kindheit besitzt und probieren Sie den Einsatz aus.

4.6.2.3 Sandtablett

Bei dieser Aktivität wird neben dem visuellen und taktilen Sinn besonders die Fantasie des Demenzkranken angeregt.

Vorbereitung

Auf einem Tablett mit möglichst hohem Rand Sand verteilen. Materialien auf den Sand legen, die zur Jahreszeit passen, zum Beispiel Muscheln, Steine, Schneckenhäuser, kleine Stöckchen, Grashalme, ein kleines Stück Fischernetz und Glastierchen.

Durchführung

Stellen Sie das Tablett auf den Tisch und warten Sie die Reaktion ab. Personen mit einer mittelschweren Demenz betrachten wahrscheinlich die Materialien auf dem Tablett und befühlen sie anschließend. Zeigen Sie, was man alles mit den Materialien anstellen kann: Mit einem Stock oder den Händen Bilder und Muster – unter Umständen zu einem bestimmten Thema – in den Sand malen, die von Personen mit einer leichten bis mittelschweren Demenz erraten werden. Durch das Drücken von Steinen oder Muscheln in den Sand entstehen verschiedene Strukturen auf der Oberfläche. Es besteht die Möglichkeit, kleine Glasfiguren oder -tiere im Sand zu vergraben und wiederzufinden. Man kann auch einen Sandberg bauen. Der Fantasie sind keine Grenzen gesetzt.

4.6.3 Auditiver Sinn

4.6.3.1 Tiergeräusche hören und erkennen

Durch diese Aktivität werden insbesondere das Erinnerungsvermögen und die Sensibilität für Tierlaute gefördert. Die Tiergeräusche, -attrappen und -produkte regen Gespräche über persönliche Erlebnisse mit Tieren an.

Voraussetzungen

Sie benötigen eine CD mit verschiedenen Tierstimmen. Die Geräusche können kostengünstig aus dem Internet heruntergeladen werden. Einige Firmen bieten auch Tiergeräusche-CDs an. Der Besitz einer solchen CD spart viel Vorbereitungszeit.

Produkttipp: »Tier-Geräusche-Lotto« der Marke seni-on. Das Spiel umfasst neben einer ausführlichen Spielanleitung eine CD mit 20 Tier- und 5 Naturgeräuschen, Bildkarten mit den passenden Tiermotiven und Spielsteine zum Auflegen auf die Karten.

Damit bei dieser Aktivität zusätzlich der taktile und visuelle Sinn angeregt werden, benötigen Sie zum jeweiligen Geräusch eine entsprechende kleine Tierattrappe (alternativ eine Tierpostkarte) und Tierprodukte.

Durchführung
Spielen Sie das Tiergeräusch vor und lassen Sie die Teilnehmer erraten, um welches Tier es sich handelt. Reichen Sie anschließend die Tierattrappe (zum Beispiel ein Stofftier) in der Runde herum. Die Teilnehmer dürfen die Attrappe ausgiebig anschauen und befühlen. Fordern Sie die Personen zum Imitieren des Tiergeräuschs auf. Das Nachahmen von Tierlauten löst erfahrungsgemäß viel Heiterkeit in der Gruppe aus. Des Weiteren können Sie folgende Aktivitäten anbieten:

Produkte vom entsprechenden Tier in der Runde herumreichen. Beispiele: Honig, Speck, Wurst, Eier, Milch, Wolle, Federn, Vogelnest).

Fragen zu den einzelnen Tieren stellen. Beispiele:
- Hatten Sie einen Hund als Haustier? Wie hieß der Hund?
- Saßen Sie schon mal auf einem Pferd?
- Hatten Sie schon mal einen Bienenstich?
- Haben Sie schon mal Enten am Teich mit Brot gefüttert?

Lieder singen, in denen das Tier vorkommt. Beispiele:
- Der Kuckuck und der Esel
- Die Vogelhochzeit
- Fuchs du hast die Gans gestohlen
- Wenn ich ein Vöglein wär'
- Summ, Summ, Summ

Zu dem Tier Sprichwörter ergänzen lassen. Beispiele:
- Auch ein blindes Huhn findet mal ein Korn
- Lieber den Spatz in der Hand als die Taube auf dem Dach
- Ist die Katze aus dem Haus, tanzen die Mäuse auf den Tischen
- Einem geschenkten Gaul schaut man nicht ins Maul
- Wie ein Elefant im Porzellanladen

4.6.3.2 Alltagsgeräusche hören und erkennen
Durch diese Aktivität wird die auditive Wahrnehmung auf einfache und kostengünstige Weise gefördert.

Voraussetzungen und Durchführung
Erzeugen Sie in einem großen Behältnis, das mit einem Tuch als Sichtschutz bedeckt ist, typische Geräusche mit bekannten Alltagsgegenständen. Die Teilnehmer versuchen die Geräuschquelle zu erraten.

Ideen für Geräusche:
- Zeitungspapier zusammenknüllen
- Wecker klingeln lassen
- Eine Fahrradklingel betätigen
- Mit einem Schlüsselbund klappern
- Eine Plastiktüte zusammenknüllen
- Getrocknete Erbsen in eine Schüssel schütten
- Mit einer Gabel gegen ein Glas schlagen

Personen mit einer fortgeschrittenen Demenz haben wahrscheinlich wegen Wortfindungsstörungen Schwierigkeiten, die Geräuschquelle zu benennen. Sie erkennen zwar das Geräusch, ihnen fällt aber der passende Begriff nicht ein. Vielleicht fühlen sie sich auch durch die bloße auditive Stimulation nicht genug angesprochen. Legen sie dann die Alltagsgegenstände auf den Tisch und versuchen Sie gemeinsam mit den Teilnehmern möglichst viel Lärm zu erzeugen.

4.6.3.3 Geräusche-Brett

Dieses Aktivierungsangebot eignet sich besonders gut für bettlägerige Patienten. Auf einem Brett werden unterschiedliche Alltagsgegenstände befestigt, mit denen die Demenzerkrankten Geräusche machen können.

Material und Werkzeug
- Brett, circa 30 x 40 cm (zum Beispiel eine Sperrholzplatte)
- farbiges Klebeband
- Schere
- Heißkleber
- Geräuschquellen (zum Beispiel unterschiedliche Fahrradklingeln, Knackfrosch, Küchenwecker, Glöckchen an Bändern, Mini-Keyboard, Kinderrassel an einem Band, Spieluhr, Teddybär mit Brummstimme, Klettverschluss)

Vorbereitung
Kleben Sie die Kanten des Bretts mit farbigem Klebeband ab. Dadurch werden die Kanten glatt und das Brett hebt sich stärker vom Untergrund ab (vgl. Friese 2009). Anschließend befestigen Sie die Gegenstände mit Heißkleber am Brett und lassen sie antrocknen. Jetzt ist das Geräusche-Brett fertig und kann zum Einsatz kommen!

Durchführung
Falls der Demenzerkrankte Schwierigkeiten beim Betätigen der Geräuschquellen hat, können Sie seine Hand führen und das Geräusch mit ihm gemeinsam auslösen. Beginnen Sie am besten mit einem leisen Gegenstand, wie zum Beispiel einer Spieluhr. Laute Gegenstände, wie etwa eine Fahrradklingel, sollten Sie bei leicht schreckhaften Personen vermeiden. Aus Erfahrung sind schwer Demenzerkrankte begeistert, wenn Sie

merken, dass sie noch in der Lage sind, ein Geräusch auszulösen. Bestenfalls erinnern sie sich auch an das Geräusch. Manche Schwerkranke haben nur Interesse am Betasten der Gegenstände. Das Auslösen der Geräusche ist Ihnen wegen geringer Handkraft nicht möglich. Durch das Tasten holen Sie sich taktilen Input, was auch eine gute Sinnesförderung ist (s. Kapitel 4.5.1). Für diese Menschen können Sie auch ein Tastbrett mit unterschiedlichen Stoffarten (zum Beispiel Samt, Tüll, Flanell, Frottee) herstellen. In Teppichgeschäften gibt es Musterbücher mit Bodenbelägen unterschiedlicher Art, die Sie heraustrennen und auf Tastbretter kleben können. Fragen Sie einfach nach einem ausrangierten Exemplar.

4.6.4 Olfaktorischer und gustatorischer Sinn

4.6.4.1 Teesorten erraten
Da sich der Geruchssinn bei Menschen mit Demenz anscheinend relativ früh verschlechtert, wird bei der folgenden Aktivität der Geschmackssinn mit einbezogen. Die Aktivität ist nur für Personen mit einer leichten oder mittelschweren Demenz geeignet.

Vorbereitung
Brühen Sie Tees mit bekannten und eindeutigen Geschmacksrichtungen auf. Zum Beispiel Schwarztee, Pfefferminztee, Hagebutten- und Kamillentee. Die Tees abkühlen lassen und in Schnapsgläser abfüllen. Jeder Teilnehmer erhält ein Glas von jeder Teesorte. Die Teesorten werden nacheinander vor die Personen auf den Tisch gestellt, um sicher zu stellen, dass jede immer an der gleichen Sorte riecht beziehungsweise schmeckt.

Durchführung
Die Personen betrachten den ersten Tee, riechen an ihm und überlegen, welche Geschmacksrichtung er haben könnte. Wenn eine Geschmacksrichtung genannt wurde, stellen die Teilnehmer beim Trinken fest, ob die Teesorte richtig erkannt wurde. Anschließend stellt der Betreuer das nächste Glas auf den Tisch.

Unterhalten Sie sich mit leicht demenzerkrankten Personen über ihre Lieblingsteesorten und über ihre Gewohnheiten beim Teetrinken.

4.6.5 Stimulation vieler Sinne durch eine Aktivität

4.6.5.1 Alltagsgegenstände erforschen und einander zuordnen
Menschen im mittleren Demenzstadium haben Freude an einfachen Zuordnungsspielen. Ordnen scheint sie zu befriedigen, da auf diese Weise ihre unübersichtliche Umwelt mehr Struktur erhält.

Bei dieser Aktivität werden jeweils zwei zusammenpassende Gegenstände einander zugeordnet und ausprobiert. Dies fördert neben kognitiven Funktionen die Sinne und die lebenspraktischen Fertigkeiten. Demenziell erkrankte Menschen erkennen Alltagsgegenstände noch lange Zeit, da die Gegenstände durch häufigen Gebrauch im Langzeitgedächtnis gespeichert sind. Sie haben allerdings im Verlauf der Erkrankung immer mehr Schwierigkeiten, den Verwendungszweck zu erkennen. Eine Schuhbürste wird beispielsweise als Haarbürste identifiziert. Die Materialien sollen deshalb nur einander zugeordnet werden, wenn die Teilnehmer keine größeren Schwierigkeiten damit haben. Ansonsten werden die Gegenstände nur angeschaut und ausprobiert.

Vorbereitung
Jeweils zwei zusammengehörige Gegenstände ungeordnet auf den Tisch legen.

Vorschläge:
- Schuhcreme und Bürste
- Maus (Spielmaus für Katzen) und Mausefalle
- Zahnbürste und Zahnpasta
- Seife und Waschlappen
- Brille und Brillenetui
- Topfpflanze und Gießkanne (gefüllt)

Durchführung
Ordnen Sie gemeinsam mit den Teilnehmern die Dinge auf dem Tisch einander zu. Jeder Gegenstand wird benannt und sein Zweck besprochen, falls die Personen dazu in der Lage sind. Fordern Sie die Teilnehmer auf, den Gegenstand zu erforschen und auszuprobieren. Es hat sich bewährt, ein Tuch über die noch nicht zugeordneten Materialien zu legen, sobald ein Paar gefunden wird. Das lenkt die Aufmerksamkeit auf das gefundene Paar. Häufig geben demenzerkrankte Menschen Dinge nur ungern wieder zurück. Legen Sie in diesem Fall den Betroffenen etwas anderes in die Hand.

Stellen Sie den Teilnehmern zu den vorgeschlagenen Alltagsgegenständen je nach Ausprägung ihrer Demenz folgende Aufgaben:

Schuh aus Leder und Bürste
- Visueller Sinn: Gefällt ihnen der Schuh vom Aussehen?
- Taktiler Sinn: Wie fühlt sich die Schuhbürste auf der Haut an?
- Kinästhetischer Sinn: Den Schuh mit der Bürste polieren, bis er glänzt.
- Redewendungen und Sprichwörter ergänzen: Das steckt noch in Kinderschuhen. Schuster bleib' bei deinen Leisten.
- Gesprächsanregungen: Wann wurden bei Ihnen früher die Schuhe geputzt – bei Bedarf oder nur an einem bestimmten Wochentag? Wie viele Schuhpaare hatten Sie in ihrer Jugend, wie viele Schuhpaare besitzen Sie jetzt?

Maus (Spielmaus für Katzen) und Mausefalle
- Taktiler Sinn: Wie fühlt sich die Maus an?
- Auditiver Sinn: Die Mausefalle mit einem langen Gegenstand auslösen. Die Teilnehmer werden bestimmt wach.
- Redewendungen und Sprichwörter ergänzen: Wenn die Katze aus dem Haus ist, tanzen die Mäuse auf den Tischen.
- Gesprächsanregungen: Hatten Sie früher Mäuse im Haus? Wie sind Sie mit dem Problem umgegangen? Heutzutage halten manche Menschen Mäuse als Haustiere, was halten Sie davon?

Zahnbürste und Zahnpasta
- Visueller Sinn: Welche Farbe hat die Zahnbürste? Den Namen der Zahnpasta ablesen.
- Taktiler Sinn: Wie fühlt sich die Zahnbürste auf der Haut an?
- Kinästhetischer Sinn: Die Bewegungen beim Zähneputzen darstellen.
- Gustatorischer Sinn: Wie schmeckt die Zahnpasta?
- Redewendungen und Sprichwörter ergänzen: Jemandem auf den Zahn fühlen. Auge um Auge, Zahn um Zahn.
- Gesprächsanregungen: Wie oft putzen Sie sich am Tag die Zähne? Haben Sie sich als Kind regelmäßig die Zähne geputzt? Welche Zahnpasta mögen Sie? Benutzen Sie Zahnseide? Wie war es früher beim Zahnarzt?

Seife und Waschlappen
- Olfaktorischer Sinn: Wie riecht die Seife?
- Taktiler Sinn: Wie fühlt sich der Waschlappen auf der Haut an?
- Kinästhetischer Sinn: Die Arme pantomimisch waschen.
- Redewendungen und Sprichwörter ergänzen: Eine Hand wäscht die andere. Das Kind mit dem Bade ausschütten. Seine Hände in Unschuld waschen.
- Auditiver Sinn (Lied): Wasser ist zum Waschen da.
- Gesprächsanregungen: Waschen Sie sich mit Seife oder Duschgel? Waschen Sie sich morgens oder abends? Hat man sich in Ihrer Jugend jeden Tag gewaschen?

Brille und Brillenetui
- Visueller Sinn: Wie gefallen Ihnen die Brille und das Etui? Sehen Sie durch die Brille besser oder schlechter?
- Kinästhetischer Sinn: Die Brille putzen.
- Redewendungen und Sprichwörter ergänzen: Auch ein blindes Huhn findet mal ein Korn.
- Gesprächsanregungen: Sind Sie weit- oder kurzsichtig? Gefallen Sie sich mit Brille? Mögen Sie Ihre Brille? Hätten Sie gern eine Brille? Hat man in Ihrer Jugend auch schon Kontaktlinsen getragen?

Topfpflanze und Gießkanne (gefüllt)
- Visueller Sinn: Wie gefällt Ihnen die Pflanze?
- Kinästhetischer Sinn: Die Pflanze gießen.
- Olfaktorischer Sinn: Duftet die Pflanze?
- Redewendungen und Sprichwörter ergänzen: Kein Blatt vor den Mund nehmen. Das Blatt hat sich gewendet. Keine Rosen ohne Dornen.
- Auditiver Sinn (Lied): Sah ein Knab' ein Röslein steh'n.
- Gesprächsanregungen: Welche ist Ihre Lieblingspflanze oder -blume? Bekommen Sie häufig Pflanzen oder Blumen geschenkt? Hatten Sie früher einen Garten? Was haben Sie dort angepflanzt?

Variationen:
1. Das Spiel wird schwieriger, wenn die Gegenstände in einem Karton mit einem Tuch verdeckt sind und Paare nur durch Tasten gefunden werden sollen.
2. Alltagsgegenstände mit eindeutigen Grundfarben einander zuordnen.
3. Alltagsgegenstände anhand des Materials ordnen. Beispiel: Plastik (Kindersandschaufel, Absperrungsband, Wäscheklammer), Papier (Briefumschlag, Serviette, Illustrierte), Holz (Baumzweig, Spielfigur, Bleistift).

4.7 Kreatives Gestalten

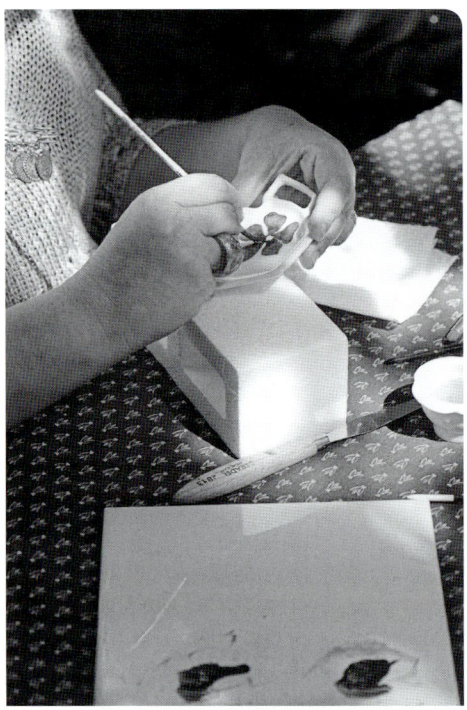

Bei Werktätigkeiten mit Demenzerkrankten mag mancher denken: »Das ist doch viel zu schwierig für die kranken Menschen, das kann noch nicht mal ich richtig!« Viele Demenzerkrankte haben allerdings Freude an kreativ-handwerklichen Tätigkeiten, wenn die Aktivität an ihre Fähigkeiten angepasst ist und sie dabei kompetente Unterstützung erhalten. Sie produzieren etwas Nachweisbares, was im Gegensatz zum Beispiel zu einem gesungenen Lied nicht vergeht. Das kann glücklich machen. Beim Werken wird unter anderem die Feinmotorik gefördert, die Aufmerksamkeits- und Konzentrationsfähigkeit geschult, das Selbstbewusstsein gestärkt sowie Kommunikation betrieben. Das Befühlen des Werkstücks verschafft Befriedigung, denn der taktile Sinn (Fühlen und Tasten) wird stimuliert. Es sind aber nicht alle Werkstücke für Demenzerkrankte geeignet, da beispielsweise die Herstellung zu viele Arbeitsschritte beinhaltet oder der Demenzerkrankte die geforderten Werkzeuge nicht mehr richtig benutzen kann. In diesem Kapitel werden deshalb Arbeiten vorgestellt, die Personen mit einer mittelschweren Demenz in der Regel ohne große Schwierigkeiten ausführen können. Des Weiteren enthält das Kapitel Hinweise für Betreuer, um Demenzerkrankte bei kreativen Arbeiten angemessen und kompetent anzuleiten.

Das Interesse am kreativen Gestalten ist stark von der Biografie jedes einzelnen Menschen abhängig. Personen, die schon als Jugendliche gern gemalt oder gestrickt haben, tun das in der Regel auch noch mit Vorliebe im hohen Alter. Andere wiederum, die kreatives Arbeiten schon immer ablehnten und möglicherweise als luxuriösen oder sinnlosen Zeitvertreib ansehen, werden nie gern kreativ tätig sein. Betreuer dürfen diese Personen auf keinen Fall zum Kreativsein drängen, sie würden ohnehin nicht mitarbeiten. Allerdings können Betreuer durch kleine Kommunikationsstrategien skeptische Demenzerkrankte für kreative Tätigkeiten motivieren, indem sie die Begriffe wie zum Beispiel »Malen« oder »Basteln« umgehen. Eine Betreuungskraft könnte folgende Einladung aussprechen: »Ihre Tochter hat nächste Woche Geburtstag, Frau L. Kommen Sie mit, wir stellen jetzt ein schönes Geschenk für sie her.«

Der Betreuer fragt im optimalen Fall Angehörige, welche Werktätigkeit der Demenzerkrankte früher gern ausgeführt hat. Die genannte Tätigkeit kann er an die aktuellen Fähigkeiten anpassen, indem die erkrankte Person zum Beispiel nur einen Arbeitsschritt ausführt. Falls beispielsweise jemand früher gern getischlert hat, seine Feinmotorik aber mittlerweile eingeschränkt ist, sägt der Betreuer ein Holzbrettchen aus. Der Erkrankte schmirgelt es dann zu einem Schneide- oder Frühstücksbrettchen. Schwache und zitternde Hände können keine gerade Linie mehr zeichnen, aber eine Malvorlage farbenfroh ausmalen, die später eingerahmt im Gemeinschaftsraum ausgestellt wird. Vielleicht hilft auch ein Verwandter des Demenzerkrankten mit. Meist übernehmen Angehörige gerne kleine Hilfsdienste und sind erstaunt, welche Fähigkeiten der Demenzerkrankte noch besitzt. Wenn der Betreuer Werktätigkeiten wie oben beschrieben an die Betroffenen anpasst, sind Erfolge sehr wahrscheinlich. Die Freude an der Arbeit sowie das Ergebnis stärken das Selbstbewusstsein.

Es gibt nur wenige Werkmaterialien, die sich für Demenzerkrankte grundsätzlich nicht eignen. Aus eigenen Erfahrungen sind dies Modelliermaterialien wie zum Beispiel Ton, Fimo, Salzteig, Pappmaschee oder Knete. Bereits mittelschwer Demenzerkrankte sind überfordert, Plastiken zu formen – trotz Anschauungsobjekt. Das Material bietet kaum Struktur und der Arbeitsfortschritt ist nicht gleich erkennbar. Legt der Betreuer einen Klumpen Ton auf den Arbeitstisch, dann werden – wenn überhaupt – die Finger verunsichert hineingegraben. Einige Demenzerkrankte fassen den Ton zwar gern an, verstehen ihn aber nicht als Werkmaterial. Sie verwechseln ihn unter Umständen mit

Kuchenteig und stecken sich den Ton in den Mund. Leicht demenzkranke Menschen ekeln sich häufig vor dem Material, da es sie an Dreck und Kot erinnert.

Betreuer sollten nur kreative Tätigkeiten anbieten, bei denen die einzelnen Arbeitsschritte lange dauern und sich ständig wiederholen. Durch regelmäßiges Wiederholen einer kurzen Bewegung wird das Rhythmusgefühl angesprochen. Hat die Person den Rhythmus gefunden, muss sie nicht mehr überlegen, was sie als nächstes macht. Das Schleifen eines Holzbrettchens oder Flechten eines Bandes geschieht dann fast automatisch. Wenn der Betreuer nicht aufpasst, sitzt der Demenzerkrankte allerdings bewegungslos vor seiner Arbeit oder schleift, malt und klebt immer nur an derselben Stelle. Deshalb muss der Betreuer permanente Hilfestellung geben, unter Umständen nicht nur durch mündliche Anleitung, sondern auch durch Vorführen der Tätigkeit oder als letzte Möglichkeit durch das Führen der Hand. Aus diesem Grund sollte eine Werkgruppe höchstens aus drei demenzerkrankten Personen bestehen. Besser ist eine Einzelbetreuung, dann kann der Einzelne intensiver unterstützt werden.

Der Gruppenleiter orientiert sich bei Gruppenarbeiten am besten an den individuellen Fähigkeiten und Stärken: Jemand mit einer schweren Demenz reißt Papier in Fetzen. Eine Person mit einer mittelschweren Demenz ist in der Lage, das unterschiedlich farbige Papier zu kleinen Kügelchen zu rollen. Ein Teilnehmer mit einer leichten Demenz klebt die Kügelchen auf ein Blatt Papier zu einem Motiv. Eventuell möchte eine Person zuerst nur anderen beim Werken zuschauen, bevor sie selbst aktiv wird. Möglicherweise wird durch das Zeigen von Werkmustern das Interesse geweckt. Manche Menschen sind auch besonders motiviert, wenn sie das Werkstück verschenken möchten. Ziel ist nicht ein perfektes Ergebnis. Gruppenleiter müssen sich von festen Vorstellungen lösen und der Gruppe die Freiheit geben, das Projekt nach eigenen Wünschen zu gestalten. Dadurch erhalten die Teilnehmer ein Gefühl der Kontrolle. Es ist die Aufgabe des Gruppenleiters, in jedem Werk etwas Positives zu finden und das Lob darauf zu lenken. Die kreative Tätigkeit kann auch als Gesprächsaufhänger genutzt werden. Der Gruppenleiter fragt die Personen je nach Ausprägung der Demenzerkrankung beispielsweise, ob sie die Tätigkeit schon einmal ausgeführt haben und an was sie dabei erinnert werden. Ein schöner Abschluss einer Werkstunde ist eine gute Voraussetzung für weiteres Arbeiten. Der Gruppenleiter kann deshalb die Stimmung mit einem Lied abrunden.

Voraussetzungen

Beim handwerklichen Tätigsein mit Demenzerkrankten müssen einige Grundvoraussetzungen beachtet werden. Die Arbeitsfläche ist idealerweise groß und ausreichend beleuchtet. Am besten eignen sich zum Kleiderschutz Schürzen aus Stoff. Vielleicht können Angehörige eine Schürze mitbringen, die der Demenzerkrankte früher getragen hat. Einwegschürzen aus Plastik sind ungeeignet, da sie sich nicht angenehm am Körper anfühlen. Auch Herrenhemden sind ungünstig, weil sich die Teilnehmer damit verkleidet vorkommen können. Werkunterlagen (dünne Bretter) liegen auf dem Tisch bereit. Die Tische sollten zum Schutz mit Müllsäcken abgedeckt werden, die mit Kreppband an den Tischplatten fixiert werden. Zeitungen sind als Tischschutz ungeeignet, da sie die Demenzerkrankten zum Lesen verführen und dadurch vom eigentlichen Tun ablenken. Alte Wachstuchtischdecken, die zum Essen nicht mehr gut genug sind, haben sich ebenfalls als ungeeignet erwiesen. Personen mit einer leichten und eventuell mittelschweren Demenz können nicht realisieren, dass nicht die »gute Decke« aufgelegt ist und sind während des Werkens fortwährend darauf bedacht, keine Flecken zu verursachen (Schmidt-Hackenberg 2005). Auf dem Werktisch befindet sich nur das Werkzeug, das gerade in Benutzung ist. Dadurch verwechseln die Personen keine Werkzeuge. Auf den Einsatz von giftigen Materialien muss der Gruppenleiter unbedingt verzichten. Wenn er nicht aufpasst, trinken demenzkranke Personen aus Farbgläsern, da sie die Gläser mit einem Trinkglas verwechseln. Bei einer Gruppenarbeit ist die Sitzordnung so gestaltet, dass jeder Person Hilfestellung gegeben werden kann.

4.7.1 Malen mit Demenzerkrankten

Mit freiem Malen, ohne Vorgaben, sind die meisten mittelschwer an Demenz Erkrankten überfordert. Legt man ein weißes Blatt Papier und einen Stift vor sie auf den Tisch, wirken sie meistens verunsichert. Sie wissen nichts mit den Materialien anzufangen, da sie den Verwendungszweck vergessen haben. Hilft der Betreuer ihnen zu Beginn beim Malen, indem er die Hand mit dem Stift oder Pinsel auf dem Blatt Papier führt, malen die kranken Menschen nur für kurze Zeit weiter und legen den Stift dann zur Seite. Sie fühlen sich überfordert oder vergessen die Tätigkeit, da sie durch andere Reize abgelenkt werden.

Allerdings gibt es spezielle Methoden, mit denen das Malen für demenzerkrankte Menschen einfacher ist. Diese Methoden werden in diesem Kapitel aufgezeigt. Wenn Betreuer sie richtig einsetzen, haben Demenzerkrankte meistens viel Spaß am Malen.

Literaturtipp: »Malen mit Dementen« von Ute Schmidt-Hackenberg, Vincentz Network 2005. Das Buch liefert Informationen über Malmaterialien, Gruppenbedingungen sowie Maltechniken und hilft dadurch bei der Umsetzung einer Malgruppe mit Demenzerkrankten.

Damit den fertigen Bildern genug Beachtung geschenkt wird, werden Sie an einer Wand ausgehängt. Ein Schild informiert die Besucher des Altenheims über die Künstler und das Thema der Malstunde. Außerdem kann der Gruppenleiter eine Bildermappe für jeden Teilnehmer führen. Die Angehörigen bekommen nach dem Ableben ihres Verwandten die Mappe ausgehändigt.

Vorsicht:
- Beim Malen mit Demenzerkrankten geht es nicht um die Aufarbeitung von Lebensereignissen und Interpretation ihrer Bilder.
- Demenzerkrankte reagieren während des Malens sehr empfindlich und brauchen nach jedem Arbeitsschritt Lob.
- Verwenden Sie helle, kräftige und eindeutige Farben.

Malvorlagen

Menschen mit einer leichten und eventuell mittelschweren Demenz wollen auf ihrem Blatt einen realen Gegenstand erkennen können, wahrscheinlich gerade, weil sie dement sind. Abstraktes Malen ist für sie in den meisten Fällen ein »Herumschmieren« (Schmidt-Hackenberg 2005). Leider ist diesen Personen gegenständliches Malen aber häufig nicht mehr möglich. Sie werden unter Umständen noch einfache Formen oder Symbole auf das Papier bringen können. Zum Ansehen und anschließenden Abmalen eines Gegenstandes sind die Patienten nicht mehr in der Lage. Die Benutzung von Malvorlagen ist eine gute Alternative zum gegenständlichen Malen. Dadurch verschönern die Personen im Grunde genommen einen vorgezeichneten Gegenstand auf ihrem Blatt Papier.

Personen mit einer fortgeschrittenen Demenz kümmern sich in der Regel nicht darum, ob ihr Werk nach Gekritzel aussieht. Der logische Verstand, der vor der Erkrankung alle Handlungsresultate kontrolliert hat, existiert nicht mehr. Malvorlagen geben ihnen allerdings Struktur und Orientierung.

Es gibt heutzutage viele Malvorlagen, die nicht kindlich wirken und an Biografien anschließen. So malt eine demenzerkrankte Frau, die als Bäuerin tätig war, wahrscheinlich gerne eine Malvorlage mit einem Tier aus. Das Tier muss auf dem Blatt Papier groß und deutlich, mit unverschnörkelten Formen abgebildet sein. Malvorlagen können Sie kostenlos aus dem Internet herunterladen und ausdrucken. Es gibt auch zahlreiche Bücher mit Malvorlagen im Handel. Zeichnen sie mit einem schwarzen, dicken Filzstift das Motiv nach, dann können die Demenzerkrankten den Umriss deutlicher erkennen und malen seltener über die Linien hinaus. Malvorlagen können Sie auch selbst anfertigen. Wenn Sie das Bild nach dem Ausmalen einrahmen, kommt es besonders schön zur Geltung. Falls der Demenzerkrankte über die Ränder des Motivs hinaus gemalt hat, können Sie das Motiv mit einer Schere an der Grenzlinie ausschneiden und auf ein neues Blatt Papier kleben.

Befestigen Sie das Blatt Papier mit Kreppband an allen vier Ecken auf dem Malbrett. Tesafilm ist ungeeignet, da er das Papier beim Abziehen beschädigt. Zum Ausmalen von Malvorlagen eignen sich sehr gut Schulmalfarben. Drücken Sie einen Farbklecks aus der Tube auf die Malpalette (beispielsweise einen Deckel eines Marmeladenglases). Erst wenn alle Teilnehmer das Malen mit dieser Farbe beendet haben, kommt die nächste Farbe an die Reihe. Es befindet sich also immer nur eine Farbe auf dem Tisch. Waschen Sie die Pinsel aus, da die Demenzerkrankten allein durch das Malen schon sehr gefordert sind. Gut eignen sich breite Pinsel mit vielen Borsten, weil dadurch nur wenige Pinselstriche nötig sind, um eine große Fläche auszumalen. Lange Pinselstile sind für Personen günstig, die sich wegen Bewegungseinschränkungen nicht zum Maltisch vorbeugen können.

Demenzerkrankte, die von der flüssigen Farbe naschen oder stark mit ihr herumschmieren, können auch dicke Wachsstifte benutzen. Wachsstifte rutschen bei Problemen mit der Feinmotorik nicht so schnell aus der Hand wie zum Beispiel Buntstifte. Es sind damit auch breitere Striche möglich und sie ergeben einen satteren Farbton. Geben Sie der demenzerkrankten Person zunächst nur einen Wachsmalstift. Sobald die Farbe ausführlich eingesetzt wurde, reichen Sie ihr die nächste Farbe. Aus der Malvorlage kann der Demenzerkrankte auch ein Fensterbild herstellen: Das angemalte Motiv ausschneiden (eventuell braucht er dabei Hilfe), mit einem Pinsel Speiseöl auftragen bis das Papier Licht durchlässt und trocknen lassen. Man kann ohne Schwierigkeiten mit dem Klebestift Fensterbilder anbringen. Klebestifte sind wasserlöslich und – im Gegensatz zu flüssigem Klebstoff – ohne Rückstände zu entfernen (Schmidt-Hackenberg 2005).

Mandalas sind Malvorlagen mit einem kreisförmigen Motiv, das in der Mitte ein Zentrum hat. Das Ausmalen von Mandalas soll eine beruhigende Wirkung auf Menschen haben. Mandalas sind in der Ergotherapie im psychiatrischen und neurologischen Bereich stark verbreitet, für demenziell erkrankte Menschen aber ungeeignet. Diese Malvorlagen bilden meistens keine gegenständlichen Motive ab und bieten den Demenzerkrankten keinen Wiedererkennungseffekt. Die einzelnen Formen inmitten des Kreises sind wegen ihrer geringen Größe oft auch schwer auszumalen.

Gemeinschaftsbild
Voraussetzung für ein Gemeinschaftsbild ist eine Kleingruppe. Die Personen malen nacheinander vorgegebene Details auf ein großes Stück weiße Pappe, sodass ein Bild entsteht. Pappe eignet sich besser als Papier, da sie ohne Brett als Werkunterlage – die zusätzliches Gewicht verursachen würde – problemlos weitergegeben werden kann. Erklären Sie den Gruppenteilnehmern nicht, was das fertige Werk abbilden soll. Das würde besonders Personen mit einer leichten Demenz unter Leistungsdruck setzen. Menschen mit einer fortgeschrittenen Demenz würden Ihre Aussage schnell vergessen.

Zuerst wird der Reihe nach von jeder Person zum Beispiel ein blauer Untergrund (Himmel) gemalt, dann grüne Striche (Grashalme) an der unteren Pappkante, anschließend Punkte mit Ausläufern (Blumen). Eventuell benötigen sie Ihre Unterstützung, sodass Sie ihre Hände mit dem Stift führen. Jede Person malt so lange, bis die Farbe auf ihrem Pinsel zur Neige geht, dann kommt die nächste Person an die Reihe.

Bevor eine andere Farbe gewählt wird, wäscht jemand den Pinsel aus. Der Demenzerkrankte kann sich an dem orientieren, was die anderen Teilnehmer zuvor gemalt haben. Er malt auch nur für eine kurze Zeit und macht dann eine Pause, weil ein anderer Teilnehmer an der Reihe ist. Das kommt der geringen Aufmerksamkeitsspanne von Demenzpatienten entgegen.

Bei dieser Aktivität wird die Kommunikation zwischen den Teilnehmern angeregt. Die Tatsache, gemeinsam ein Werk produziert zu haben, stärkt den Gruppenzusammenhalt. Der Betreuer kann mit den Teilnehmern, je nach Ausprägung der Demenz, über die unterschiedlichen Malvorgaben (zum Beispiel Gras, Blumen oder Wolken) sprechen.

Bei motorisch unruhigen Teilnehmern, die ständig umherlaufen, kann das Gemeinschaftsbild auch im Stehen gemalt werden. Die Teilnehmer kommen je nach Belieben am Tisch vorbei, malen für kurze Zeit und verlassen den Tisch wieder.

Nass-in-nass-Technik
Bei der folgenden Technik stehen das Verwenden der Farben und die Schöpfung schöner Farbkombinationen im Vordergrund.

Befeuchten Sie Aquarellpapier von beiden Seiten mit einem Schwamm. Das Blatt muss durchweicht sein. Der Demenzerkrankte trägt die Aquarell- oder Tuschfarben mit einem Pinsel auf. Meistens reicht dazu eine leichte Berührung des Pinsels auf dem Papier. Die Farbe läuft dann auf dem Papier weit auseinander. Ein hübsches Ergebnis ist bei dieser Technik vorprogrammiert.

Je nach Ausprägung der Demenz benötigen die Erkrankten Hilfe beim Führen oder Eintauchen des Pinsels in die Farbe. Auch hier sollte nur eine Farbe auf dem Arbeitstisch stehen. Erst wenn diese Farbe einige Zeit verwendet wurde, bieten Sie eine neue an. Für das Bild sollten höchstens drei Farben benutzt werden. Das fertige Bild kann als Geschenkpapier oder für Grußkarten verwendet werden. Wenn Sie es laminieren, können Sie es auch als Tisch-Set nutzen.

Seidenmalerei
Bei den folgenden beiden Seidenmaltechniken liegt der Schwerpunkt im Verwenden der Farbe und nicht im präzisen Malen. Deshalb kann der Betreuer diese Techniken gut bei Personen mit einer leichten und gegebenenfalls mittelschweren Demenz in der Einzelbetreuung einsetzen.

Knittertechnik
Mit dieser Technik erzeugen die Demenzerkrankten interessante Muster auf der Seide und benötigen nur eine Farbe. Knüllen Sie das angefeuchtete Tuch auf der Arbeitsfläche zusammen, sodass es nur noch circa ein Viertel des Ausgangsdurchmessers hat.

Anschließend malt der Demenzerkrankte das Tuch mit einem Pinsel und seiner Lieblingsfarbe an. Das Tuch bleibt zum Trocknen im geknüllten Zustand auf der Arbeitsfläche liegen. Bügeln Sie das Tuch, sobald es getrocknet ist. An den Stellen, an denen es geknickt wurde, dringt keine Farbe ins Tuch und es entstehen weiße Schlieren.

Weil das Tuch durch das Zusammenknittern stark verkleinert wurde und die Farben wegen der Feuchtigkeit stark auseinanderlaufen, dauert das Anmalen in der Regel nur zehn bis fünfzehn Minuten. Das kommt dem Konzentrationsvermögen eines demenzerkrankten Menschen entgegen.

Malvorlage durch einen Konturenstift
Zeichnen Sie mit einem Seiden-Konturenstift ein Symbol oder eine einfache Form (zum Beispiel ein Herz, eine Wolke oder einen Mond) auf ein kleines Seidentuch. Das Motiv wird dann vom Demenzerkrankten mit bis zu drei unterschiedlichen Farben ausgemalt.

Stempeln

Stempeln hat sich als eine für Demenzerkrankte befriedigende Tätigkeit erwiesen, besonders beim Verwenden eines Stempelkissens. Diese Arbeit ist einfach, fordert wenig Kreativität und erfolgt in nur zwei Arbeitsschritten: Drücken des Stempels auf das Kissen und Drücken des Stempels auf das Blatt Papier. Voraussetzung ist, dass der Erkrankte den Stempel halten kann, den Zweck des Stempels und des Papiers versteht und die erforderliche Kraft einsetzt. Demenzerkrankte im Anfangsstadium können auch mit einem Pinsel Farbe auf den Stempel auftragen und anschließend ihn zum Beispiel auf ein Blatt Papier, eine weiße Stofftasche oder auf einen Kissenbezug drücken. Einen Pinsel einzusetzen bedeutet aber zusätzliche Anstrengung und ist für viele Personen mit Demenz nicht mehr möglich. Stempel mit unterschiedlichen Motiven und Stempelkissen in unterschiedlichen Farben sind in Büro- oder Bastelläden erhältlich. Sie können auch aus Kartoffeln Stempel selbst schnitzen. Das Ergebnis von Stempelarbeiten ist unter ästhetischen Gesichtspunkten oft nicht so aufsehenerregend wie ein bunt bemaltes Seidentuch. Es steht jedoch ein befriedigender Betreuungsprozess im Sinne der kranken Person im Vordergrund und nicht ein möglichst ansehnliches Ergebnis aus Sicht des Betreuers.

4.7.2 Reiß- und Knüllbilder

Das Herstellen von Bildern aus Papierschnipseln eignet sich gut für Demenzerkrankte, da die Bilder einfach und ohne Werkzeuge herzustellen sind. Bei dieser Aktivität wird besonders der Tastsinn angesprochen. Zusätzlich regen die Bilder den visuellen Sinn an, da sie farbenfroh und interessant aussehen.

Material und Werkzeug
- Großer Tonpapierbogen als Untergrundpapier
- Für Reißbilder: Papierreste in verschiedenen Farben (zum Beispiel Tonpapier, Servietten, Seidenpapier, Krepppapier, Transparentpapier und Aluminiumfolie)
- Für Knüllbilder: Seidenpapier (lässt sich gut knüllen) in verschiedenen Farben
- Papierklebstoff
- Bleistift, Anspitzer und Radiergummi

Herstellung

Diese Arbeit wird am besten in einer Kleingruppe mit drei Teilnehmern durchgeführt, da das Herstellen des Bildes durch mehrere Personen zu einem schnelleren Ergebnis führt.

Fragen Sie die Personen, welches Motiv sie als Bild gestalten möchten. Entscheiden Sie sich für ein einfaches Motiv (zum Beispiel ein Herz, eine Blume oder einen Baum), falls Sie keine Antwort erhalten. Zeichnen Sie das Motiv groß mit einem Bleistift auf das Untergrundpapier auf. Die Personen reißen nun die Papierreste in kleine Fetzen. Falls ein Knüllbild entstehen soll, knüllen die Teilnehmer die Papierfetzen zu kleinen Kugeln. Dann kleben sie die Papierfetzen oder Kügelchen mit Klebstoff auf das vorgezeichnete Motiv auf dem Untergrundpapier auf. Überlappungen, Kontrastfarben und Farbabstufungen sind möglich. Manchmal ergibt sich eine Aufteilung der Arbeitsschritte, da jede Person eine Lieblingstätigkeit hat: Zwei Personen mit einer fortgeschrittenen Demenz zerreißen am liebsten das Papier und eine Person mit einer leichten Demenz hantiert gern mit dem Klebstoff. Wenn bei der Herstellung von Reißbildern das Papier vor dem Aufkleben zerknittert wird, entstehen interessante Oberflächeneffekte. Personen mit einer leichten Demenz können auch Umrisse, wie zum Beispiel Wolken oder Berge, reißen.

Unterhalten Sie sich während der Tätigkeit mit den Teilnehmern, sofern sie sich nicht überfordert fühlen. Stellen Sie Fragen: Wie gefällt Ihnen dieses Blau? Was ist Ihre Lieblingsfarbe? Finden Sie, dass dieses Stück Papier wie eine Wolke aussieht?

4.7.3 Papiercollagen

Das Herstellen von Papiercollagen ist für Personen mit Demenz ideal, da sie sich an wenige Angaben halten müssen, aber durch das gleichförmige Material und die beiden Arbeitsschritte, Schneiden und Kleben, die nötige Struktur erhalten.

Material und Werkzeug
- Schere
- Klebestift, Papierklebstoff

- Großer Tonpapierbogen als Untergrund
- Reisekataloge, Modekataloge oder Zeitschriften zu speziellen Themen

Herstellung

Überlegen Sie sich ein Thema, zu dem der oder die Teilnehmer einen Bezug herstellen können und zu dem es passende Motive in den Zeitschriften oder Katalogen gibt. Mögliche Themen: Urlaub, Autos, Garten, Baby, Hochzeit, Mode oder Tiere. Die Teilnehmer schneiden Fotos aus, anschließend kleben sie diese auf den Untergrundbogen. Häufig ergibt sich bei Gruppen eine Arbeitsteilung: Manche Teilnehmer schneiden am liebsten die Fotos aus, andere wiederum kleben gern die Bilder auf die Untergrundpappe. Personen, die keine Schere mehr benutzen können, dürfen die Bilder auch aus den Zeitschriften herausreißen.

Für manche Demenzerkrankte ist es schon eine große Herausforderung, ein Bild in der Zeitschrift auszuwählen. Geben Sie diesen Personen die nötige Unterstützung. Einige beteiligen sich möglicherweise auch erst nach einer direkten Aufforderung, sie blättern lieber in den Zeitschriften. Drängen Sie diese Personen nicht zum Mitmachen.

Rahmen Sie die fertige Collage ein und hängen Sie das Werk im Gemeinschaftsraum beziehungsweise im Wohnzimmer gut sichtbar für Bewohner, Mitarbeiter und Besucher auf. Das liefert eventuell auch neuen Gesprächsstoff.

4.7.4 Bilder mit Naturmaterialien

Bilder mit Naturmaterialien sind beliebt, da sie an Urlaub und Spaziergänge erinnern.

Material und Werkzeug
- Für den Kleister: Tapetenkleister, Wasser, großer Topf, großer Löffel
- Pinsel
- Großer Blechdeckel als Bildhintergrund (zum Beispiel von einer Keksdose)
- Sand
- Leichtgewichtige Naturmaterialien (zum Beispiel getrocknete Blumen oder Gras, Rinde, Zweige, Muscheln, Schneckenhäuser, Federn, Nussschalen, Bucheckern, Tannenzapfen, Eicheln)
- Selbstklebende Bilderhaken

Herstellung

Rühren Sie den Kleister mit einer demenzerkrankten Person an. Geben Sie den Sand hinein, sodass eine breiige Masse entsteht. Füllen Sie anschließend den Blechdeckel damit aus. Beim Glattstreichen der oberen Schicht helfen die Teilnehmer mit den Pinseln. Bevor die Naturmaterialien in die Masse gedrückt werden, lassen Sie den Teilnehmern genug Zeit zum ausgiebigen Anschauen und Befühlen. Es besteht die Möglichkeit, mit den Fingern Schlangenlinien oder andere Muster in den Sand zu malen. Hängen Sie das Bild nach dem Trocknen (circa zwei Tage) auf. Beraten Sie mit leicht erkrankten Personen zuvor, wo das Naturbild am besten zur Geltung kommt.

Das Bild kann auch als ein Tastbild dienen: Mit geschlossenen Augen die Materialien berühren und erraten, um welches Naturprodukt es sich handelt.

4.7.5 Laubsägearbeiten

Mit Laubsägen kann man auch Kurven und Rundungen sägen. Laubsägearbeiten sind bei Männern mit einer leichten Demenz, die sich für andere kreative Tätigkeiten nicht motivieren lassen, besonders beliebt. Folgende Werkstücke sind möglich: Türschilder, Anhänger (zum Beispiel Weihnachtsschmuck), Fensterbilder, Memory-Spiel, Figuren zum Aufstellen, Blumenstecker (Motiv wird an einer Holzleiste befestigt und in einen Blumentopf gesteckt).

Laubsägearbeiten sind für Personen mit einer mittelschweren Demenz meist schon zu anspruchsvoll, da sie mehrere Arbeitsschritte beinhalten und die Feinmotorik weitgehend uneingeschränkt sein muss. Das Herstellen von Laubsägearbeiten sollte nur in einer Einzelbetreuung stattfinden, weil die Erkrankten unter Umständen viel Unterstützung benötigen.

Material und Werkzeug
- Laubsäge
- Sperrholzplatte
- Schleifpapier
- Bleistift, Anspitzer, Radiergummi
- Schraubzwingen
- Bohrer (elektrisch oder manuell)
- Zum Anmalen des Werkstücks: Pinsel, wasserfeste Farben (zum Beispiel Klarlack), Wasserglas

Herstellung
Zeichnen Sie das gewünschte Motiv auf die Sperrholzplatte. Befestigen Sie das Sperrholz mit Schraubzwingen am Tisch oder idealerweise an einer Werkbank. Dann sägt die demenzerkrankte Person das Motiv aus. Unter Umständen benötigt sie dabei Hilfe, indem Sie ihre Hand mit der Säge führen. Achten Sie darauf, dass der Demenzerkrankte seine Hände nicht vor das Sägeblatt hält. Als nächstes schleift die Person die Kanten mit einem Schleifpapier ab und malt es an.

Anfertigung eines Anhängers, Fensterbilds oder Türschilds: Mit einem Bohrer ein Loch für den Aufhängefaden in das ausgesägte Motiv bohren.
Anfertigung eines Blumensteckers: Eine Holzleiste mit Leim an das Motiv kleben.

4.7.6 Perlenketten und -armbänder

Das Herstellen von Schmuck ist besonders bei Damen beliebt. Perlen auf einen Draht aufziehen kann bei einer mittelschweren Demenz in der Regel ohne Probleme bewältigt werden. Je schlechter die Sehkraft ist, desto größere Perlen sollten Sie anbieten. Das Auffädeln der Perlen auf den Draht fördert besonders die Hand-Auge-Koordination und die Feinmotorik. Auf viele Personen wirkt diese gleichförmige Tätigkeit beruhigend.

Schlagen Sie den Teilnehmern vor, den Perlenschmuck als Geschenk herzustellen. Das motiviert Menschen mit einer leichten oder mittelschweren Demenz meistens zum Mitmachen.

Material und Werkzeug
- Perlen (in verschiedenen Farben und Größen sowie aus unterschiedlichen Materialien in Bastelläden erhältlich)
- Dünner Draht
- Zange

Herstellung
Zeigen Sie den Teilnehmern eine fertig gestellte Kette oder ein Armband, damit sie eine Vorstellung von einem selbst gemachten Perlenschmuckstück erhalten. Unterstützen Sie beim Abknipsen des Drahtes mit einer Zange. Am Ende der Drahtschnur wird ein Knoten gebunden, damit die aufgezogenen Perlen nicht herunterrutschen. Gegebenenfalls benötigen manche Teilnehmer beim Auffädeln der Perlen Unterstützung, indem Sie den Draht festhalten. Achten Sie darauf, dass schwer demenzkranke Menschen die Perlen nicht in den Mund nehmen und womöglich verschlucken.

Versuchen Sie, auch bei dieser Aktivität – abhängig von der Ausprägung der Demenz – mit den Teilnehmern ins Gespräch zu kommen. Stellen Sie zum Beispiel folgende Fragen: Was ist Ihre Lieblingsfarbe? Gefällt Ihnen diese Perle? Welchen Schmuck tragen Sie?

Neben der Herstellung von Perlenschmuck besteht die Möglichkeit, Armbänder aus drei dicken Wollfäden zu flechten. Viele demenzerkrankte Damen können noch sehr gut flechten. Diese Tätigkeit ist im Langzeitgedächtnis gespeichert, da sich die Frauen schon als Kinder Zöpfe geflochten haben und später auch den eigenen Töchtern.

4.7.7 Pompons aus Wollresten wickeln

Pompons sind kleine Wollkugeln, die häufig als Bommel an Pudelmützen befestigt sind. Bei Demenzerkrankten finden Pompons wegen ihres taktilen Aufforderungscharakters Anklang: Sie fühlen sich weich an und man kann an den einzelnen Fäden ziehen. Pompons können auch als Jahreszeitenschmuck (beispielsweise für den Christbaum und Osterstrauß) oder als Geschenkanhänger verwendet werden. Ihre Herstellung ist recht einfach und deshalb für Demenzerkrankte gut geeignet.

Material und Werkzeug
- Pappe
- Zirkel
- Schere
- Stopfnadel
- Weiche Wollreste

Herstellung
Bereiten Sie die ersten beiden Schritte vor, damit die demenzerkrankte Person weniger Arbeit hat.
1. Aus Pappe zwei gleich große Kreise mit einer Schere ausschneiden. Dazu mit dem Zirkel zwei Kreise auf die Pappe ziehen. Die Kreise müssen circa ein Drittel größer sein als der gewünschte Durchmesser des Pompons.
2. In die beiden Scheiben einen weiteren Kreis mit dem Zirkel ziehen und ausschneiden, sodass zwei Ringe entstehen. Die inneren Kreise müssen etwa die Hälfte des Durchmessers des äußeren Kreises aufweisen.
3. Einen Wollfaden in die Stopfnadel einfädeln, beide Scheiben übereinanderlegen und den Faden mit Hilfe der Stopfnadel fest um den Scheibenrahmen wickeln. Wenn der Faden aufgebraucht ist, das Ende über den äußeren Rand hängen lassen. Danach immer wieder neue Fäden schneiden und um den Scheibenrahmen wickeln, bis es schwierig wird, mit der Nadel durch das Loch hindurch zu kommen. Wer gern einen bunt melierten Pompon haben möchte, verwendet verschiedenfarbige Wolle.
4. Am äußeren Rand zwischen den beiden Pappscheiben die Wolle aufschneiden. Dann die Pappscheiben vorsichtig ein wenig auseinanderziehen. Mit einem neuen Faden zweimal zwischen den beiden Scheiben herumwickeln und den Faden gut festziehen und verknoten. Wenn man die Fadenenden ungefähr zehn Zentimeter lang lässt und oben verknotet, hat der Pompon gleich einen Aufhänger. Dann die Pappscheiben abnehmen, und der Pompon ist fertig.

Anstelle der Pappringe können Sie Plastikringe, extra zur Herstellung von Pompons, kostengünstig in Handarbeitsläden kaufen. Das spart viel Vorbereitungszeit.

4.7.8 Duftorangen

In der Weihnachtszeit umhüllt uns der Duft von würzigen Lebkuchen, Zimtsternen und frischem Tannengrün. Damit Demenzerkrankte in Weihnachtsstimmung kommen, ist das Bespicken von Orangen mit Nelken eine herrliche Tätigkeit. Duftorangen – auch Pomander genannt – sind ganz einfach herzustellen. Mit dieser schönen Weihnachtsdekoration können Demenzerkrankte Freunde und Verwandte beschenken oder einen kräftigen Weihnachtsduft ins eigene Zimmer holen.

Material und Werkzeug
- Orange, Nelken, Nägel
- dünne Stricknadel, Streichhölzer, Zahnstocher
- eventuell Band zum Aufhängen, Schere

Herstellung
Bringen Sie eine fertige Duftorange mit, damit alle Teilnehmer den wohlriechenden Ball sehen, beschnuppern und berühren können. Die Nelken sollen vom Demenzerkrankten mit dem spitzen Ende nach vorn in die Orange gesteckt werden. Dabei ist es ihm zu überlassen, wie viele Nelken er nimmt und wie er diese auf der Orange anordnet. Das Stecken von Spiralen, Sternen oder einem kleinen Tannenbaum ist möglich. Bei Menschen mit einer mittelschweren Demenz sollten Sie allerdings auf das Stecken von Formen verzichten. Vielleicht steckt jemand auch nur wenige Nelken in die Orange, hält das fertige Produkt aber gern in den Händen und genießt den Duft? Eventuell möchte jemand die Orange auch lieber essen anstatt mit Nelken zu bespicken. Lassen Sie es ihm schmecken (vgl. Bell 2007)!

Da die Nelken meistens nicht spitz genug sind, müssen Löcher vorbereitet werden. Dazu nimmt der Erkrankte einen Nagel oder eine dünne Stricknadel und sticht damit überall circa 1 cm tief dort ein, wo später eine Nelke stecken soll. Dann setzt er in jedes der Löcher eine Nelke. Um diese Tätigkeit zu erleichtern oder auch bei Verletzungsgefahr, können Sie die Löcher stechen, sodass der Demenzerkrankte lediglich die Nelken einsetzen muss. Eventuell benötigt der Erkrankte auch Unterstützung, indem die Orange von Ihnen gehalten wird. Personen mit einer geringen Ausdauer können die Löcher auch mit einer Gabel pieken. Durch die drei Zinken entstehen gleich drei Löcher auf einmal.

Die Orange kann als Dekoration in einer Schale mit Tannengrün, Zimtsternen und Nüssen liegen. Wenn man mit einem Nagel eine schöne Borte an ihr befestigt, besteht die Möglichkeit, sie aufzuhängen. Zur Dekoration ist noch das Auffädeln von Holzperlen möglich. Die Orange kann vom Demenzerkrankten auch auf die Heizung gelegt werden. Durch die Wärme verbreitet sich der Duft schneller. Sie trocknet dann allerdings schneller aus.

Diese kreative Arbeit kann auch an Mandarinen durchgeführt werden. Die Schalen müssen aber eng am Fruchtfleisch anliegen, da die Mandarinen sonst schnell austrocknen. Wegen der geringen Größe ist die Feinmotorik der Demenzerkrankten stärker herausgefordert.

Variante: Eine Zitrone lässt sich schnell in einen jahreszeitlich unabhängigen »Duftigel« umwandeln. Sie bekommt zwei Nelken als Augen und der »Rücken« wird mit vielen Nelken bespickt. Vier Streichhölzer oder halbe Zahnstocher dienen als Beinchen (Friese 2009).

Tipp: Getrocknete Orangenscheiben eignen sich hervorragend als Tannenbaumschmuck, für einen Gewürzteller oder Geschenkanhänger. Dazu die Orangen in 1 cm dicke Scheiben schneiden, auf ein Blech legen und dieses auf die Heizung stellen. Nach circa drei Tagen sind die Scheiben getrocknet. Der Demenzerkrankte sollte sie täglich wenden, damit sie sich nicht einrollen. Man kann sie auch mit Klarlack besprühen, um die Haltbarkeit zu verlängern. Anschließend einen Faden zum Aufhängen durchziehen. Fertig! Vorsicht: Die Orangenscheiben nicht im Backofen trocknen, sie verbrennen schnell.

Getrocknete Duftorangen und Orangenscheiben beim Einlagern der Weihnachtsdekoration entsorgen! Sie schimmeln sonst im Laufe des Jahres.

4.8 Aktivitäten des Alltags

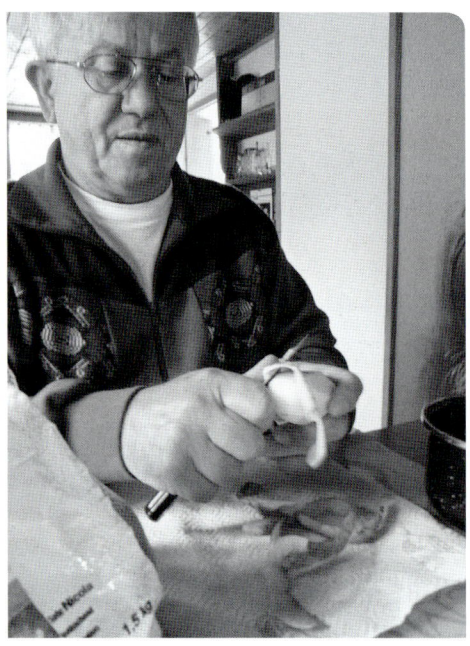

Menschen mit Demenz sollten in alltägliche Verrichtungen einbezogen werden, um den Alltag aktiv miterleben und -gestalten zu können. Schwer Erkrankte, die die meiste Zeit im Bett liegen, nicht mehr sprechen und sich kaum bewegen, können trotzdem mit Unterstützung einfache pflegerische oder hauswirtschaftliche Tätigkeiten übernehmen. Das bedeutet beispielsweise für die Betreuungskraft, den Arm der Person zu führen, damit sie sich »selbst« die Haare bürsten kann. Dabei liegen die Hände des Betreuers auf den Händen des Demenzerkrankten und steuern die Arme bei der Ausführung der Bewegung. Der Demenzerkrankte vollzieht die geforderten Bewegungen, die Betreuungsperson unterstützt nur. Demenzerkrankte verlieren wegen ihrer Pflegebedürftigkeit immer mehr an Privatsphäre. Sie fühlen sich autonomer, wenn sie beispielsweise an ihrer persönlichen Körperpflege beteiligt sind. Ihr Selbstbewusstsein wächst (»ich kann das noch«). Außerdem erhält der Tag mehr Struktur. Zusätzlich werden Motorik, Kognition und Sinneswahrnehmung gefördert.

Bei Alltagstätigkeiten muss der Betreuer gut abschätzen können, wann er eingreift und wann er den Demenzerkrankten gewähren lässt. Um den Erkrankten zu fördern, aber nicht zu überfordern, sollte der Betreuer so wenig Unterstützung wie möglich und so viel wie nötig bieten. Der demenzerkrankte Mensch muss die Tätigkeiten unter kognitiven und körperlichen Gesichtspunkten sofort und halbwegs adäquat bewältigen können. Eine demenzerkrankte Frau immer wieder aufzufordern, Gläser mit einem Getränk zu füllen, ist sinnlos, wenn die Aufforderung nicht mehr verstanden wird. Stellt der Betreuer allerdings Gläser auf einen Tisch, gibt die Flasche in die Hand und führt beim Eingießen in das erste Glas den Arm, ist das eine förderliche Unterstützung. Die Dame führt die Tätigkeit mit großer Wahrscheinlichkeit selbstständig fort. Die Betreuungsperson muss gut überlegen, wie sie einer demenziell erkrankten Person ein Anliegen am besten verdeutlicht. Sie sollte freundlich einschreiten, wenn beispielsweise beim Getränkeeingießen Apfelsaft verschüttet wird. Der Betreuer und die demenziell erkrankte Person wischen dann gemeinsam die Pfütze auf, ohne weiter über das kleine Missgeschick zu sprechen.

Routinetätigkeiten dürfen bei Schwerkranken nicht zu lästigen Angelegenheiten werden. Pflegende sollten diese Tätigkeiten in ein schönes Ritual verwandeln: Beim Waschen das warme Wasser ausgiebig auf der Haut spüren lassen, beim Haarebürsten eine angenehme Kopfmassage verabreichen und vor dem Eincremen den Patienten an der Cremedose riechen lassen. Auch zeitlich eingespanntes Pflegepersonal sollte seine Tätigkeiten nicht nur funktionell sehen. Die Aufgabe liegt darin, die Personen zu fördern, sie stärker ins tägliche Leben zu integrieren und ihnen etwas Gutes zu tun. Das erfordert nicht zwangsläufig viel Zeit, sondern kann in die Pflegetätigkeiten integriert werden.

Die Pflege- oder Betreuungskraft setzt optimalerweise Ziele für den Demenzerkrankten: »Heute wird Frau H. mit meiner Unterstützung eine frische Tischdecke auf den Esstisch legen. Vor dem Mittagessen werde ich Herrn M. auffordern, den Tisch zu decken und ihm dabei die nötige Hilfe anbieten.« Mit jeder Person sollte möglichst eine allgemeinnützliche Handlung ausgeführt werden, die dann immer wieder von derselben Person erledigt wird. Bestenfalls schließt diese Handlung an die Biografie der Person an: Wenn der Betreuer von Angehörigen erfahren hat, dass ein Bewohner keine Hausarbeit mag, sich aber früher mit Vorliebe um Zimmerpflanzen kümmerte, gießt der Betreuer mit dem Bewohner die Pflanzen im Speisesaal. Auch über diese regelmäßige Tätigkeit erfährt der Demenzerkrankte mehr Tagesstruktur. Indem er sich nützlich macht, steigt auch sein Selbstbewusstsein. Die Bedenken, dass irgendetwas mit dem Gedächtnis nicht stimmt, rücken für kurze Zeit in den Hintergrund.

Besonders bei intimen Verrichtungen, wie etwa Toilettengängen, muss die Würde jedes Menschen gewahrt bleiben. Die demenziell erkrankte Person soll spüren, dass sie geachtet wird. Dabei müssen unbedingt lebenslange Gewohnheiten berücksichtigt werden. Falls jemand nie Duschgel, sondern immer feste Seife benutzt hat, spricht nichts dagegen, dass er sich weiterhin nur mit fester Seife wäscht.

Erfahrungsgemäß möchten Demenzerkrankte fast immer in Alltagstätigkeiten einbezogen werden. Falls Personen allerdings kein Interesse daran haben, sollten Betreuer diesem entgegenkommen und wie bei allen anderen Angeboten keine Aktivität aufzwingen. Selten haben Angehörige für die Mithilfe des Demenzerkrankten bei hauswirtschaftlichen oder pflegerischen Tätigkeiten kein Verständnis. Die Angehörigen nehmen fälschlicherweise an, dass der Vater oder die Mutter trotz Erkrankung und hohem Alter noch zum Arbeiten genötigt wird. In einer solchen Situation muss der Betreuer erklären, dass diese Tätigkeiten therapeutisch eingesetzt werden und einer klareren Tagesstrukturierung dienen. Häufig hilft auch zu fragen, welche Tätigkeiten der kranke Mensch früher gern ausgeführt hat.

Nachfolgend werden Tätigkeiten genannt, die Demenzerkrankte noch lange ausführen können, da sie einfach zu bewältigen sind und sich fest im Langzeitgedächtnis verankert haben.

4.8.1 Mahlzeiten zubereiten

In traditionellen Altenpflegeeinrichtungen wird das Essen in Großküchen zubereitet. Die Bewohner haben selten die Möglichkeit, bei der Zubereitung mitzuhelfen. Anders ist es in Wohngruppen oder Tagesstätten. Dort planen und kochen Mitarbeiter die Malzeiten häufig gemeinsam mit den Demenzerkrankten. Das Zubereiten von Essen in einer Gruppe macht Spaß und fördert diverse Fähigkeiten, wie beispielsweise die Motorik, Sinneswahrnehmung und die sozialen Kompetenzen.

Bieten Sie eine wöchentliche Koch- oder Backgruppe an, in der die Erkrankten ihren Bedürfnissen entsprechend betreut und gefördert werden. Die Gruppe sollte aus nicht mehr als vier demenzerkrankten Menschen bestehen, da viel Anleitung benötigt wird. Menschen mit einer mittelschweren Demenz können zwar keine komplette Mahlzeit mehr allein kochen, sind allerdings in der Lage, einfache, kurzweilige und althergebrachte Aufgaben ohne größere Schwierigkeiten mit Unterstützung zu übernehmen. Darunter fällt zum Beispiel das Kneten eines Teigs, Schneiden von Gemüse oder Schälen von Kartoffeln. Diese Tätigkeiten haben viel mit Rhythmus zu tun, der auch bei

Personen mit fortgeschrittener Demenz noch gut entwickelt ist: Eine Bewegung wird ständig im selben Tempo wiederholt und geschieht dann fast automatisch. Es macht auch nichts, wenn der Teig noch mal nachgeknetet werden muss oder die Kartoffeln ungleichmäßig geschält sind. Das Kochen und Backen ist – besonders für Frauen – eine gewohnte Tätigkeit, an die sie sich noch erstaunlich gut erinnern können.

Bieten Sie den Teilnehmern alte Küchengeräte an, wie zum Beispiel eine Kaffeemühle oder einen Teekessel. Die Erkrankten fühlen sich dann in frühere Zeiten zurückversetzt, in denen sie noch jung waren und ihre Familie umsorgten. Alte Küchengeräte finden Sie häufig auf Flohmärkten. Achten Sie darauf, dass nur das Küchengerät auf dem Arbeitstisch liegt, das gerade gebraucht wird. Ansonsten wird die Situation für die Teilnehmer schnell unübersichtlich und Geräte können dann schnell verwechselt werden.

Fragen Sie die Teilnehmer, was sie kochen oder backen möchten. In der Praxis hat sich das Zubereiten von einfachen und traditionellen Gerichten bewährt: verschiedene Salate, Gemüsepfannen, Kartoffeln, Apfelmus, einfache Kuchen oder Plätzchen. Besonders Schneide- und Schälarbeiten finden aufgrund ihrer Einfachheit großen Anklang. Zögern Sie unter normalen Umständen nicht, den Personen ein scharfes Messer in die Hand zu geben. Der Umgang mit Küchenmessern ist über Jahrzehnte geprägt, die Bewegung des Schneidens kann auch oft bei einer mittleren Demenz noch abgerufen werden. Natürlich müssen Sie jede Person beim Schneiden beobachten und eventuell ein scharfes Küchenmesser gegen ein stumpferes Brotmesser tauschen, falls eine Verletzungsgefahr nicht auszuschließen ist. Die einzige Hürde beim Schneiden stellt meistens nur hartes Gemüse wie beispielsweise Kohlrabi dar, das wegen der geringen Kraft in den Händen nicht mehr geschnitten werden kann.

Stimmen Sie während der Zubereitung ein Küchenlied an, falls das nicht überfordert. Unter Küchenliedern versteht man sentimentale Lieder, die früher oft in der Küche von der Köchin oder den Dienstmädchen gesungen wurden. Die Texte der Küchenlieder »Sabinchen war ein Frauenzimmer« und »Mariechen saß weinend im Garten« kennen viele hochbetagte Menschen.

Wie wäre es, wenn Sie eine Salatgruppe gründen und dann jede Woche einen anderen Salat zubereiten?

4.8.2 Tisch decken und Nahrungsaufnahme

Beziehen Sie Demenzerkrankte in die Essensvorbereitung ein, indem Sie gemeinsam ein frisches Tischtuch auflegen und den Tisch decken. Das Tischtuch sollte am besten weiß sein, da demenziell Erkrankte ein weißes Tischtuch mit Essen assoziieren

(Schaade 2008). Fragen Sie Personen mit einer leichten bis mittelschweren Demenz zur Aktivierung ihrer Gedächtnisleistungen, welches Geschirr und Besteck man zum Essen benötigt. Beim Tisch decken ist es sinnvoll, wenn jeder sein gesamtes Gedeck auf den Tisch stellt, anstatt dass eine Person alle Teller und eine weitere Person alle Becher auf dem Tisch platziert. Durch das Arrangieren eines vollständigen Gedecks wird dem demenziell erkrankten Menschen besser bewusst, welche Utensilien er zur Nahrungsaufnahme benötigt. Bei einer Mahlzeit mit mehreren Gängen sollten Sie die Speisen wegen der besseren Übersichtlichkeit nacheinander auf den Tisch stellen.

Die Ergotherapeutin und Demenzexpertin *Gudrun Schaade* hat sich in ihren Büchern ausgiebig mit der Nahrungsaufnahme von demenzerkrankten Menschen beschäftigt. Sie gibt den Tipp, keine Becher aus Kunststoff – wie in Altenheimen weit verbreitet –, sondern Gläser zu verwenden. Gläser fühlen sich angenehmer an und sind schwerer. Oft bemerken Demenzerkrankte beim Kunststoffbecher nicht, dass sie ihn in der Hand halten und der Becher fällt zu Boden. Es hat sich bewährt, Wasser mit Saft zu mischen, damit der Inhalt des Glases durch eine Farbe erkennbar ist. Reines Wasser wird im Glas oft nicht wahrgenommen. Manche Demenzerkrankte meinen, das Glas sei leer, sie lassen sich deshalb nicht zum Trinken bewegen. Die Motivation zum Trinken ist größer, wenn sich jemand das Getränk selbst einschenkt und man sich zuprostet. Eingießen, Prosten und Trinken sind drei miteinander abgespeicherte Handlungsfolgen.

Ziehen Sie schwere Essbestecke leichten Bestecken vor. Die Erkrankten erhalten durch das Gewicht intensivere Körperinformationen und können dann besser essen. Wenn der Teller einige Zentimeter von der Tischkante Richtung Tischmitte geschoben wird, nehmen Demenzerkrankte den Teller besser wahr. Gegenstände, die dicht am Körper stehen, erkennen sie oft nicht, deshalb greifen sie manchmal zum Teller des Nachbarn. Füllen Sie Joghurt aus Plastikbechern in Schälchen um. Demenziell erkrankte Menschen haben wegen ihrer eingeschränkten Feinmotorik häufig Probleme, aus Joghurtbechern zu essen. Die Becher haben eine kleinere Öffnung als Schälchen und fallen eher um, weil sie leicht sind. Bei einer Demenzerkrankung verändert sich der Geschmackssinn. Die Nahrung wird als salzig oder schal empfunden. Deshalb essen Demenzerkrankte auch so gerne Süßspeisen wie zum Beispiel Joghurt.

Überlegen Sie, welche Hilfsmittel der Person das Essen erleichtern: Essbesteck mit einer Griffverdickung, da die Gabel aus der Hand rutscht? Ein erhöhter Tellerrand, weil der Demenzerkrankte das Essen mit dem Besteck über den Tellerrand schiebt? Eine Antirutschmatte unter dem Teller, da der demenzerkrankte Mensch wegen seiner Hypermobilität den Teller oft auf dem Tisch herum schiebt? Es gibt viele Hilfsmittel, die Sie in Sanitätsgeschäften kaufen können. Lassen Sie sich dort beraten.

Achten Sie auf die richtige Sitzhaltung beim Essen: Die Knie sind in einen Winkel von circa 90 Grad gebeugt, die Füße stehen fest auf dem Boden, der Rumpf ist aufgerichtet und die nicht aktive Hand liegt auf dem Tisch. Platzieren Sie ein Kissen zwischen Stuhllehne und Rücken des Betroffenen, falls er aus eigener Kraft nicht gerade sitzen kann. Falls der Demenzerkrankte nicht allein essen kann, muss die Hand geführt werden. Verhindern Sie das Anreichen der Nahrung, damit die Selbstständigkeit weitmöglichst erhalten bleibt. Beim Führen steht die Betreuungsperson hinter dem Demenzerkrankten statt seitlich neben ihm. Dadurch konzentriert er sich stärker auf das Essen als auf die Führungsperson. Die Hände des Betreuers liegen auf den Händen des Demenzerkrankten und halten gleichzeitig den Gegenstand, wie zum Beispiel das Glas oder den Löffel, fest. Beim Führen der Hand mit einem Glas sollte dieses nicht auf dem Tisch abgestellt werden, das überfordert meist die motorischen Fähigkeiten der Person. Stellen Sie beim Essen Schwersterkrankter keine Fragen, beispielsweise ob die Person dieses oder jenes essen möchte. Der Demenzerkrankte wird überfordert sein und kann die Fragen wahrscheinlich nicht beantworten. Bieten Sie stattdessen die Nahrung mit freundlichen Worten an. Ziehen Sie bei Schluckstörungen eine logopädische Fachkraft hinzu.

4.8.3 Geschirr abwaschen und abtrocknen

Abwaschen und Abtrocknen sind bekannte Tätigkeiten und verschaffen Demenzerkrankten im leichten und mittleren Stadium das Gefühl, etwas Sinnvolles zu tun. Besonders Frauen fühlen sich in ihrer Rolle als Hausfrau angesprochen, weil sie gebraucht werden. Viele Demenzerkrankte befriedigt es, mit Geschirr im Wasser zu hantieren: Es ist warm und klappert. Benutzen Sie nie wertvolles Geschirr, es geht bei motorischen Einschränkungen leicht zu Bruch. Wenn das Stehen am Spülbecken nicht mehr möglich ist, wird das Geschirr im Sitzen abgewaschen und abgetrocknet. Stellen Sie dazu eine Schüssel mit warmem Wasser vor die Person, sie gibt nach Aufforderung Spülmittel hinein und Sie legen das Geschirr in die Schüssel. Anschließend erhält die Person eine Spülbürste und beginnt mit der Arbeit. Geben sie dem Erkrankten keinen Schwamm zum Abwaschen. Früher wurden immer Spülbürsten benutzt und der Umgang damit ist vertrauter. Am besten waschen Sie parallel ab, der demenziell Erkrankte erhält nur ein paar einzelne Teller oder Tassen. Ärgern Sie sich nicht, wenn die Person langsam abwäscht oder Essensreste übersieht. Es geht bei der Betätigung um das Mitmachen, nicht um das Endergebnis. Sie können später Korrekturen vornehmen.

4.8.4 Wäsche pflegen

Demenzerkrankte beschäftigen sich meist gern mit Wäsche. Wäschestücke lassen sich auch von Hand in einer Schüssel waschen. Es geht nicht primär um das Säubern der Wäsche, sondern um das angenehme Gefühl des warmen Wassers auf der Haut, um das Berühren der weichen Textilien und um das Erfahren von eigenen Kompetenzen.

Vielleicht finden Sie auf einem Flohmarkt ein altes Waschbrett, das Sie den Erkrankten anbieten. Die Handhabung eines Waschbretts ist vielen Frauen von früh auf bekannt, sie können damit noch erstaunlich gut umgehen. Im Rahmen von Firmenjubiläen werden oft alte Produktverpackungen neu aufgelegt, zum Beispiel die Persildose aus Metall mit dem aufgedruckten Persilmädchen. Personen mit einer leichten bis mittelschweren Demenz fühlen sich durch den Anblick solcher Utensilien an früher erinnert, als sie noch für die gesamte Wäsche selbst verantwortlich waren. Zum Aufhängen der Wäsche sind alte und abgegriffene Wäscheklammern aus Holz anstatt bunter Kunststoffklammern gut geeignet.

Demenzerkrankte legen je nach Fähigkeit die Wäschestücke Ecke auf Ecke oder falten sie irgendwie zusammen. Anschließend werden sie zu einem Stapel gelegt. Manche schwer Kranke berühren auch nur mit Vorliebe den Stoff. Es kommt hier wieder nicht auf ein perfektes Endergebnis an, sondern auf ein befriedigendes Tun. In Altenheimen ist die Wäschepflege meistens zentralisiert. Holen Sie sich deshalb aus der Wäscherei der Einrichtung Wäsche ab und legen Sie die Textilien mit einer Gruppe oder einer einzelnen Person zusammen. Einfache kleine Wäschestücke wie Handtücher, Waschlappen oder Deckchen sind besonders gut geeignet. Mit dem Zusammenlegen eines Hemdes sind Demenzerkrankte oft überfordert. Bitten Sie die Personen um Hilfe: »Frau K. könnten Sie mir helfen, die Wäsche zusammenzulegen? Sie haben so geschickte Hände.« Durch diese Frage leiten Sie eine Aktivität ein und loben gleichzeitig die Person.

Früher wurden Lavendelsäckchen zum Mottenschutz zwischen die Wäsche gelegt. Besorgen Sie solche Säckchen und verteilen Sie die Säckchen mit der erkrankten Person in deren Schrank.

4.8.5 Raumpflege

Auf viele hypermobile Demenzerkrankte wirken einfache Putztätigkeiten beruhigend. Sie fühlen sich dabei auch nützlich. Je nach Biografie interessieren sich demenzerkrankte Menschen für die Raumpflege. Frauen und besonders Männer aus gehobenen Familien, die sich ein Dienstmädchen oder eine Haushaltshilfe leisten konnten, haben früher in der Regel nicht sauber gemacht, deshalb fehlt ihnen auch im Alter die Motivation dazu. Niemand darf zum Putzen gedrängt werden.

Bei der Zimmerreinigung mit demenziell erkrankten Personen dürfen keine giftigen Putzmittel verwendet werden, da die Putzmittel möglicherweise mit einem Getränk verwechselt werden. Wie bei allen Alltagsaktivitäten gibt es auch beim Putzen einfache und schwierige Aufgaben. Wählen Sie möglichst einfache Tätigkeiten aus, die aus einem Arbeitsschritt bestehen und machen Sie die Tätigkeit vor. Wie immer geht es auch hier nicht um ein perfektes Endergebnis, sondern darum, dass sich der Mensch beschäftigt, gebraucht und herausgefordert fühlt. Wenn Sie alte Gepflogenheiten und Utensilien beim Hausputz einbeziehen, fühlt sich ein alter Mensch an frühere Zeiten erinnert. Dann fällt ihm die Tätigkeit leichter.

Besorgen Sie einen Teppichklopfer auf dem Flohmarkt und bieten Sie motorisch unruhigen und aggressiven Personen an, den Teppich im Garten auszuklopfen. Folgende weitere Arbeiten haben sich in der Praxis bewährt: Staubwischen, Möbel polieren, Fenster putzen, Feudeln und Fegen. Demenzerkrankte kommen besser mit einem Schrubber zurecht, als mit einem Wischmopp. Mit dem Reinigen eines gesamten Badezimmers oder Entkalken von Küchengeräten sind Personen mit Demenz überfordert.

4.8.6 Bürotätigkeiten

Personen, die früher viel Büroarbeit erledigt haben, mögen diese Tätigkeit meistens noch im hohen Alter gern. Sie sehen die Büroarbeit als eine bedeutsame Betätigung an und werden dabei an frühere Zeiten erinnert, als es für sie noch viel zu tun gab. Andere Personen wiederum, für die Büroarbeit nie ein Thema war, hegen auch später meistens kein Interesse daran. Folgende Aufgaben sind für Menschen mit einer leichten bis mittelschweren Demenz ausführbar: Eintüten von Briefen, Stempeln, Lochen, Zusammentackern von Papier, Einheften von Blättern in Mappen, Papier schräddern und Schreiben.

Auch bei diesen Aktivitäten ist es wichtig, dass sich die Betreuer nicht an den möglichen Fehlern stören. Es kommt bei der Betätigung nicht vorrangig auf das Endresultat der Tätigkeiten an sondern darauf, dass sich die Person bei der Aktivität wohl fühlt. Geben Sie den Demenzerkrankten deshalb nur Aufgaben im Bürobereich, die ausschließlich der Befriedigung dienen und vorrangig keinen Zweck verfolgen. Die falsch herum eingetüteten Briefe, die schief gestempelten Briefumschläge und das wirr durchtackerte Papier kommen nicht in die Hände dritter Personen.

4.8.7 Den eigenen Körper pflegen

Um gepflegt auszusehen, muss der Mensch viel leisten. Für einen gesunden Menschen stellt das kein Problem dar, für einen Demenzerkrankten wird die Körperpflege im Laufe der Erkrankung immer schwieriger: Er kann sich nicht mehr allein anziehen, waschen, die Haare kämmen, die Zähne putzen und auf die Toilette gehen. Er ist in dieser Situation auf die Hilfe der Pflegekräfte angewiesen. Wandeln Sie die bisweilen entmutigenden Tätigkeiten in interessante und wohltuende Aktivitäten um, damit die

Körperpflege positiv wahrgenommen wird. Das Duschen kann beispielsweise Gelegenheit zum Singen bieten und das Eincremen, um verschiedene Düfte zu riechen oder sich über frühere Kosmetikartikel auszutauschen. Das benötigt nicht viel Zeit. Der Demenzerkrankte fühlt sich durch die kleinen Aktivitäten positiv angesprochen.

Versuchen Sie bei jedem Kleiderwechsel herauszufinden, was die Person gerne tragen möchte. Gestatten Sie ihr, sich nach eigenem Geschmack zu kleiden, auch wenn die Kleidung nicht der aktuellen Mode, ihrem Geschmack und dem, was üblich ist, entspricht (Bell und Brock 2007). Machen Sie einem sprachunfähigen Demenzerkrankten Kleidervorschläge, die er dann durch Mimik und gegebenenfalls Gestik annehmen oder ablehnen kann. In jedem Fall sollte die Kleidung der Temperatur angepasst sein und sich bequem anfühlen. Eventuell müssen Sie der demenziell erkrankten Person die einzelnen Kleiderstücke reichen und ihr sagen, wie sie anzuziehen sind. Vielleicht kann sich der Betroffene kaum noch bewegen, sodass Sie beim Ankleiden helfen müssen oder es vollständig übernehmen. Wenn die Tätigkeit mit aufmunternden Worten einhergeht, wird das Anziehen angenehmer vonstatten gehen. Komplimente sind dann sehr wohltuend: »Der blaue Pullover steht Ihnen besonders gut, Frau M.«.

Das Duschen oder Baden des Demenzerkrankten soll keine lästige Angelegenheit sein, bei der es nur darum geht, sauber zu werden. Lassen Sie die Person an der Aktivität intensiv teilhaben, indem Sie sie die Seife mit dem Lieblingsduft riechen, das warme Wasser ausgiebig auf der Haut spüren lassen und mit dem Waschlappen eine angenehme Massage verabreichen. Aus einem einfachen Bad können Sie ein Schaumbad erzeugen, bei dem gelacht und Schaum durch die Luft gewirbelt wird. Grünpflanzen, Muscheln oder Bilder schaffen eine angenehme Atmosphäre. Vielleicht haben Sie die Möglichkeit, ein Fischernetz über der Badewanne aufzuhängen, das mit künstlichen Fischen dekoriert wird (siehe Kapitel 4.5.2.1). Angehörige können Auskunft geben, ob die Person am liebsten duscht, sich wäscht oder ein Bad nimmt. Halten Sie, wenn dies möglich ist, alte Gewohnheiten aufrecht, etwa die Tageszeit des Waschens und die Reihenfolge des Anziehens.

Demenziell erkrankte Menschen zum Haarekämmen, Zähneputzen oder Eincremen zu motivieren funktioniert besser, wenn Sie die Tätigkeiten gleichzeitig selbst mitmachen. Dadurch können sich die Personen die Aktivität abschauen. Wenn der Erkrankte die entsprechende Tätigkeit nicht mehr selbst durchführen kann, sollten Sie seine Hand mit den Kosmetikutensilien führen. Vermeiden Sie die vollständige Übernahme von Handlungen, um seine Selbstständigkeit möglichst lange zu erhalten. Fragen Sie Personen mit einer mittelschweren Demenz zur Förderung der Wahrnehmung nach dem Geschmack der Zahnpasta. Gemeinsam können bekannte Sprichwörter zitiert werden, falls das den Demenzerkrankten nicht überfordert: »Wer schön sein will muss leiden«, »Wer rastet, der rostet«, »Morgenstund' hat Gold im Mund« (siehe Kapitel 4.2.3).

Überlegen Sie – am besten mit einem Ergo- oder Physiotherapeuten –, welche Hilfsmittel dem Erkrankten die Körperpflege erleichtern könnten, zum Beispiel ein Duschstuhl, eine Anti-Rutschmatte oder Haltestangen.

4.9 Weitere Angebote

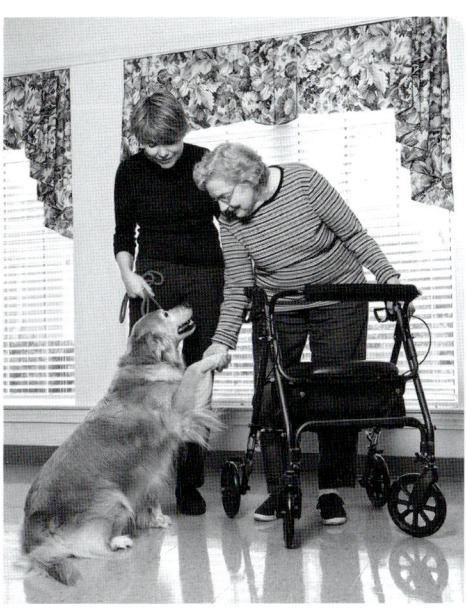

In diesem Kapitel werden fünf beliebte Angebote vorgestellt, die viel Vorbereitungszeit benötigen und sich häufig auf das Engagement von ehrenamtlichen Helfern stützen: generationsübergreifende Arbeit, das Ausrichten von Festen, religiöse Rituale, der therapeutische Einsatz von Tieren und Gartenarbeit. In Senioreneinrichtungen finden Angebote dieser Art großen Anklang, da sie neben den Routine- und Standardangeboten im Alltag etwas Besonderes darstellen. Der Demenzerkrankte wird bei den Aktivitäten auf ganzheitliche Weise gefördert.

4.9.1 Generationsübergreifende Arbeit

Unter generationsübergreifender Arbeit versteht man das Zusammentreffen und gemeinsame Betätigen mit nachfolgenden Generationen, besonders mit Kindern. Alte Menschen, die in Seniorenheimen leben, vermissen häufig den regelmäßigen Kontakt zu Kindern. Die Kontakte sind eingeschränkt oder bestehen gar nicht, weil viele alte Menschen keine Enkel haben oder diese sie nur selten besuchen.

Auswirkungen von generationsübergreifender Arbeit auf Demenzerkrankte
Die meisten Demenzerkrankten reagieren positiv auf Kinder. Leicht und mittelschwer Erkrankte haben das Bedürfnis, den Kindern in allen möglichen Bereichen zu helfen. Sie sind stolz, den Kindern etwas Gutes zu tun und erleben sich selbst positiv, wenn sie sich nützlich machen. Personen mit einer schweren Demenz empfinden Kinder in der Regel als liebenswert und niedlich. Sie beobachten sie mit Vorliebe beim Spielen und Herumtollen.

Demenzerkrankte entwickeln – manchmal nach einer kurzen Eingewöhnungsphase – schnell Vertrauen zu Kindern, da diese unschuldig wirken und nichts »Böses« im Schilde führen. Das weit verbreitete Vorurteil, dass ältere Menschen der Jugend allgemein kritisch gegenüberstehen, hat sich in der Praxis nicht bestätigt. Erfahrungen haben auch gezeigt, dass die meisten Kinder – gelegentlich nach anfänglicher Schüchternheit – Menschen mit Demenz offen begegnen und Verständnis für die Symptome der Erkrankung zeigen. Der Kontakt zu älteren Menschen kann auch für Kinder wertvoll sein, besonders wenn sie keine lebenden oder in der Nähe wohnenden Großeltern haben. Durch ein Zusammentreffen der Generationen kommen Begegnungen zustande, die nicht mehr selbstverständlich sind. Auf beiden Seiten wird Verantwortungsbewusstsein und Toleranz gefördert.

Durchführung von generationsübergreifender Arbeit

Die Planung eines integrativen Projekts setzt gute Kenntnisse über beide Generationen voraus. Es gibt mehrere Möglichkeiten, generationsübergreifend zu arbeiten.

Patenschaften mit Kindergärten

Bauen Sie eine Patenschaft mit einem Kindergarten auf, der in der Nähe Ihres Altenheims liegt. Die Treffen können einmal im Monat stattfinden, damit sich eine vertrauensvolle Beziehung zwischen den Kindern und den Demenzerkrankten entwickeln kann. Da Kinder in der Regel mobiler sind als alte Menschen, sind die Treffen im Altenheim einfacher zu organisieren als im Kindergarten. Die Möglichkeiten für gemeinsame Aktivitäten sind fast unbegrenzt und sollten nach den Interessen der Kinder und Demenzerkrankten ausgewählt werden.

Einige Beispiele:
- Kreativ sein (zum Beispiel Weihnachtsdekoration herstellen)
- Lieder singen
- Backen (zum Beispiel Waffeln)
- Feste gemeinsam erleben (zum Beispiel ein Sommerfest)
- Spaziergang durch den Garten

Achten Sie bei Tätigkeiten am Tisch auf die Sitzordnung: Die demenziell erkrankten Personen und die Kinder sollten sich am Tisch mischen, damit sie besser in Kontakt kommen.

Planen Sie auch Gegenbesuche mit den Senioren im Kindergarten ein. Feste und Veranstaltungen, zum Beispiel Weihnachtsfeiern oder Grillen, können sie gemeinsam verbringen. Die Bewohner freuen sich bestimmt, wenn die Kinder ein Gedicht oder Lied vortragen.

Schulpraktikanten oder Schülerprojekte

Nehmen Sie Kontakt zu Schulen auf und äußern Sie Interesse an Praktikanten oder gemeinsamen Projekten. Möglich ist beispielsweise ein Vorleseprojekt. Die Schüler verbessern dadurch ihre Lesefähigkeit und die Demenzerkrankten hören gern kurzen

Geschichten zu. Auch ein Geschichtsprojekt, etwa zum Thema »Wie lebten alte Menschen früher?«, ist möglich. Die Demenzerkrankten müssen dann allerdings noch in der Lage sein, von früher zu erzählen.

Begleiten Sie die Schüler bei der Begegnung mit den Bewohnern und informieren Sie die Jugendlichen zunächst über die Symptome einer Demenz. Die Schüler dürfen sich auf keinen Fall schlecht betreut fühlen, dann kommen sie nur ungern wieder.

Theater- und Ballettvorführungen
In vielen Städten gibt es Kindertheatergruppen, die Sie für ein Sommerfest oder eine Weihnachtsfeier engagieren können. Es besteht auch die Möglichkeit, bei einer Ballettschule zu fragen, ob eine kleine Vorstellung bei Ihnen im Haus möglich ist.

Vergessen Sie nicht, ein kleines Geschenk als Dankeschön für jeden Künstler zu besorgen.

Angehörigennachmittage
Laden Sie die Angehörigen der Bewohner regelmäßig zu Treffen ein. Veranstalten Sie ein gemütliches Kaffeetrinken, stellen Sie gemeinsam kreative Arbeiten her oder unternehmen Sie einen Ausflug.

Nicht nur Demenzerkrankte profitieren von Angehörigentreffen, da sie Kontakte schließen und aufrechterhalten können. Angehörige haben bei solchen Treffen die Möglichkeit, sich über ihre Situation mit einem demenzerkrankten Familienmitglied auszutauschen.

4.9.2 Feste feiern mit Demenzerkrankten

In diesem Kapitel werden Besonderheiten beim Feiern von Festen mit Demenzerkrankten im Altenheim aufgezeigt, die bei der Festplanung berücksichtigt werden sollten, um den Senioren ein schönes Fest zu gestalten. Dieser Abschnitt liefert keine Informationen über geeignete Dekoration, Beköstigung oder Programmpunkte, dazu gibt es bereits zahlreiche Bücher. Eine Ausnahme ist das Geburtstagfeiern im Altenheim (siehe Kap. 4.9.3, S. 146).

Literaturtipp: »Feste feiern. Arbeitsmaterialien für die Seniorenarbeit« von Elfriede Lindner, Verlag Urban & Fischer 2007. Der Ordner enthält Musik- und Beköstigungsvorschläge sowie Arbeitsmaterialien, wie zum Beispiel Gedichte und Geschichten, zu den jahreszeitlichen Festen.

Bedeutung von Festen für Demenzerkrankte

Das Feiern von Festen ist besonders wichtig für Demenzerkrankte, um an alten Traditionen und Bräuchen festzuhalten. Im Verlauf ihres Lebens wurden regelmäßig Feste gefeiert: persönliche Feste (Geburtstage oder Hochzeiten), gesellschaftliche Feste in Vereinen (Sommer- oder Grillfeste) und religiöse Feste (Weihnachten oder Ostern). Jahreszeitliche Feste geben Orientierung und Struktur. Durch das Beibehalten von Feiern werden Erinnerungen an früher geweckt. Der Demenzkrankte erlebt sich in einer positiven Stimmung und beginnt – falls er sich noch verbal äußern kann – möglicherweise von früher zu erzählen. Die Feier kann ihn vielleicht auch traurig stimmen, da er das festliche Beisammensein mit der Familie vermisst. Diese emotionale Äußerung, in der sich der Kranke stärker spürt, sollte nicht durchweg negativ betrachtet werden. Verstimmungen dieser Art muss die Betreuungskraft auffangen, indem sie der Person durch ihre Anteilnahme das Gefühl gibt, nicht allein zu sein. Auch wenn der Erkrankte wegen seiner Demenz nicht mehr versteht, ob Weihnachten, Ostern oder der eigene Geburtstag gefeiert wird, nimmt er die außergewöhnlich schöne Atmosphäre eines Festes war. Er erfährt das Fest als eine besondere Unterbrechung des Alltags und erfreut sich an Musik, Gesellschaft oder besonderem Essen. Personen mit leichter Demenz lässt das Feiern von Festen kurzfristig Alltagssorgen, wie zum Beispiel die zunehmenden örtlichen-, zeitlichen- und situativen Orientierungsstörungen, vergessen.

Durchführung von Festen

Die Voraussetzungen für das gute Gelingen eines Festes mit Demenzerkrankten sind eine frühzeitige Planung und eine durchdachte Organisation. Folgendes sollten Sie dabei beachten:

Art des Festes

Nur Feste feiern, die früher auch gefeiert wurden: Ansonsten haben Demenzerkrankte keine Möglichkeit, sich an das Fest zu erinnern. In einem Altenheim, das in einer faschingsmüden Region liegt, kann eine Karnevalsfeier ein Reinfall werden. Berücksichtigen Sie deshalb die Gewohnheiten der Erkrankten – eventuell durch Befragung der Angehörigen. Demenzerkrankte haben wahrscheinlich keinen Bezug zu Festen wie dem Valentinstag oder dem internationalen Frauentag.

Oft reicht eine kleine Aufmerksamkeit zum besonderen Tag: Am Muttertag etwa freut sich die demenzerkrankte Frau über eine duftende Rose, auch wenn sie nicht mehr weiß, was »Muttertag« bedeutet. An Pfingsten kann zum Frühstück ein Pfingstzopf gegessen werden, der am Tag zuvor gemeinsam gebacken wurde. Anschließend wird ein Spaziergang im Grünen unternommen.

Rahmenbedingungen

Zusätzliches Personal zur Betreuung einplanen: Dadurch können Bedürfnisse wie Toilettengänge, das Anreichen von Essen oder Ruhepausen berücksichtigt werden. Angehörige und ehrenamtliche Helfer sind neben den Mitarbeitern bei Festen eine große Unterstützung.

Bezugspersonen und Freunde mit einbeziehen: Dadurch fühlt sich der Demenzerkrankte weniger allein.

Zeitplanung: Das Fest sollte nicht länger als zwei Stunden dauern, sonst sind Demenzerkrankte überfordert.

Räumliche Bedingungen: Feiern Sie in einem ausreichend großen Raum. Motorisch unruhige Personen brauchen viel Platz, um sich zwischen den Tischen zu bewegen. Das verhindert auch das Weglaufen aus dem Raum. Achten Sie darauf, dass die Stühle nicht zu eng beieinander stehen, sodass auch für die Betreuungskräfte genügend Platz ist.

Festgestaltung

Von der früheren Zeit ausgehen: Feiern Sie die Feste möglichst so, wie sie früher gefeiert wurden. Richten Sie das Programm nach den traditionellen Gewohnheiten aus. Das bedeutet beispielsweise, dass an Weihnachten das Vorlesen der Weihnachtsgeschichte nicht fehlen darf. Nehmen Sie lieber keine neuen und modernen Aktionen ins Festprogramm auf.

Raus aus dem Alltag: Bieten Sie bei der Bewirtung, Programmgestaltung und Dekoration nichts Alltägliches an. Dadurch bemerken die Demenzerkrankten deutlicher, dass ein Fest gefeiert wird.

Programm: Planen Sie höchstens zwei bis drei kleine Programmpunkte und einen Programmhöhepunkt ein. Überhäufen Sie den Ablauf nicht mit vielen Angeboten. Das überfordert die Erkrankten und lässt ihnen zu wenig Raum für das Wahrnehmen des Erlebten. Kleine Aktionen sind beispielsweise das Singen von Liedern oder Vorlesen eines Gedichts. Ein Hauptprogrammpunkt ist beispielsweise der Auftritt einer Volkstanzgruppe.

Programmgestalter über die Demenzerkrankung informieren: Weisen Sie außen stehende Personen, die das Programm mit gestalten (zum Beispiel Tanzgruppen, Chöre, Theatergruppen) auf die Demenzerkrankung der Bewohner hin. Die Programmgestalter reagieren dann auf ungewöhnliche Verhaltensweisen, wie zum Beispiel Rufen oder Umherlaufen, nicht überrascht.

Gemeinsames Vorbereiten des Festes: Früher haben die Senioren in der Familie selbst Feste ausgerichtet, deshalb sollten sie auch weiterhin in die Vorbereitungen einbezogen werden. Überlegen Sie sich für jede Person vor dem Fest eine Aufgabe, die sie noch bewältigen kann. Möglich ist das Dekorieren des Raums, Umstellen von Stühlen oder Decken der Tische. Personen mit einer schweren Demenz, die nicht mehr selbstständig bei den Vorbereitungen mithelfen können, werden von Ihnen unterstützt oder schauen bei den Vorbereitungen zu.

Demenzerkrankte in das Festprogramm einbeziehen: Personen ohne Demenz fühlen sich bereits angesprochen, wenn ihnen eine interessante Geschichte zum besonderen Tag vorgelesen wird. Personen mit Demenz verlieren sehr schnell das Interesse. Sie benötigen zusätzlich Anschauungs- und Fühlmaterial. Beim Vorlesen der Weihnachtsgeschichte beispielsweise eine Krippe aufstellen, in der eine Puppe liegt, die das Jesuskind darstellt. Die Puppe kann dann von den Demenzerkrankten gestreichelt werden. Das Singen von Liedern und Tanzen ist immer beliebt. Vielleicht mag auch eine Person mit einer leichten Demenz ein Gedicht vortragen.

Dekorationsmaterial als allgemeinen Sinnesstimulus verstehen: Blumen oder Figuren nicht nur anschauen, sondern auch anfassen und riechen lassen.

Reflektion: Reflektieren Sie mit den Vertretern des Festkomitees (Ergotherapeuten, Pflegekräfte, Pflegedienstleitung, Heimbeirat, Küchen- und Hauswirtschaftsleitung) nach dem Fest die Veranstaltung. Kleine Fehler und Pannen bei der nächsten Planung berücksichtigen. Fragen Sie Demenzerkrankte – falls sie noch zu einer Beurteilung im Stande sind – und deren Angehörige, wie ihnen das Fest gefallen hat. Ein Fest ist gelungen, wenn die Bewohner einen Moment des Glücks erlebt haben. Dafür lohnt sich der Mehraufwand der Festvorbereitung (Mötzing 2007).

4.9.3 Geburtstage im Altenheim feiern

Der Geburtstag hat für die meisten Menschen eine große Bedeutung, die oft abhängig davon ist, welche Kindheitserlebnisse mit diesem Tag verbunden werden. Das Feiern des Geburtstags ist zudem eng mit dem Rückblick auf das vergangene Leben und dem Überdenken der Zukunftsperspektive verknüpft. Je nach Krankheitsstadium sind Menschen mit Demenz zur Reflexion über ihr Leben noch in der Lage. Doch egal, wie alt man wird und was einen bewegt – an diesem Tag wird man zum »Geburtstagskind«, steht im Mittelpunkt und bekommt Glückwünsche von der Familie, Freunden, Bekannten, Mitbewohnern, Pflegenden und Betreuenden.

Die Senioren im Altenheim sollten ihre Geburtstage möglichst so feiern können, wie sie es von früher gewohnt sind und feiern möchten. Betreuer sollten daher an diesem Ehrentag keine neuen, den Bewohnern unbekannte Bräuche ausprobieren. Ziele der Geburtstagsfeier sind, dass sich die Betroffenen wertgeschätzt fühlen, Lebensfreude erfahren und sich glücklich an frühere Geburtstage erinnern. Therapeuten und Betreuer geben den Bewohnern dazu die Möglichkeit, indem sie einen geeigneten Rahmen für die Feier sicherstellen und auf den Erkrankten abgestimmte Geburtstagsbräuche anbieten.

In großen Altenpflegeheimen ist es nicht möglich, den Geburtstag jedes Bewohners außerordentlich zu feiern, da sonst fast jeder Tag ein Festtag wäre. Der Aufwand der ständigen Festvorbereitungen wäre nicht zu bewältigen. Deshalb veranstalten viele Einrichtungen pro Vierteljahr eine große Geburtstagsfeier für alle im jeweiligen Quartal geborenen Bewohner. Alternativ können derartige Sammelgeburtstage auch monatlich ausgerichtet werden. Angehörige und Freunde der Jubilare sind zu diesen Feiern selbstverständlich herzlich willkommen – die »Geburtstagskinder« und Gäste werden persönlich und – zur besseren Erinnerung – mit einer schriftlichen Einladung zur Feier eingeladen. Bettlägerige Personen können durchaus im Pflegebett an der Geburtstagsfeier teilnehmen, indem sie darin in den Gruppenraum gerollt werden.

An ihrem eigentlichen Geburtstag sollten »Geburtstagskinder« allerdings auch eine kleine Überraschung erhalten, wie etwa eine Glückwunschkarte, ein Geburtstagsständchen oder einen Blumenstrauß. Auch wenn der Bewohner stark beeinträchtigt ist und aufgrund seiner Demenz seine Umwelt scheinbar nicht wahrnimmt, ist eine freundliche Geste ein Muss: Man weiß schließlich nie, was der Betroffene doch noch bemerkt, außerdem gehört es zum »guten Ton«, jedem zum Geburtstag zu gratulieren und ihn wertzuschätzen. Ist die Person mit der Teilnahme an einer Gruppenaktivität überfordert, so sollten vertraute Mitarbeiter und Bewohner den Jubilar im eigenen Zimmer überraschen.

Vor dem Ausrichten einer Feier sollten die Betreuer die Jubilare fragen, wie sie früher gefeiert haben und was ihnen für den Geburtstag wichtig ist. Sind die Personen nicht mehr in der Lage zu kommunizieren, werden Angehörige oder Freunde befragt. Ist das auch nicht möglich, recherchieren die Betreuer, wie in der Jugend- und Erwachsenenzeit der Bewohner gewöhnlich Geburtstag gefeiert wurde. Wahrscheinlich unterscheidet sich das gar nicht groß von heute: Sekt zum Anstoßen (vorher unbedingt abklären, ob die Bewohner Alkohol trinken dürfen) eine Geburtstagtorte nach Wünschen und Vorlieben der Bewohner, ein Blumenstrauß mit den Lieblingsblumen, ein Geburtstagsständchen und ein Geburtstagsgeschenk. Ein passendes Geschenk kann in Absprache mit den Angehörigen ermittelt werden, damit das Geschenk auch zur Person passt. Viele Bewohner freuen sich über Dinge, die den Alltag schöner machen, etwa gute Pflegeprodukte, Leckereien oder hübsche Accessoires.

Für monatliche Geburtstagsrunden eignet sich ein gemütlicher, abgeschlossener Raum, in dem Mitarbeiter eine feierliche Geburtstagstafel vorbereiten. Dabei muss genug Platz für Gehwagen und Rollstühle bleiben (Mötzing 2007). Ganz wichtig für eine feierliche, gemütliche, anregende Atmosphäre ist die Tischdekoration wie weiße Tischdecken, altes, edles Geschirr und passende Servietten. Sie vermitteln das Gefühl für den besonderen Anlass – altes Geschirr lässt sich manchmal gut und günstig auf dem Flohmarkt ergattern. Über den Tellern werden Tischkarten mit dem Namen der Personen aufgestellt. Tischkarten, zum Beispiel mit Blumen, erhält man in vielen Kaufhäusern und Bürofachgeschäften, können aber von den Bewohnern und Betreuern auch selbst gebastelt werden. Zum Lesen des eigenen Namens sind sogar Personen mit einer fortgeschrittenen Demenz oft noch gut in der Lage. Sie sind stolz, wenn sie anhand des richtigen Lesens ihres Namens ihren Platz am Tisch gefunden haben. Die eigene Tischkarte kann dann als Erinnerung an die schöne Feier später mit aufs Zimmer genommen werden. Damit eine feierliche Stimmung aufkommt, dürfen Kerzen und Blumen auf der Geburtstagstafel nicht fehlen. Wegen der Brandgefahr dürfen Kerzen nur in Anwesenheit von Mitarbeitern brennen. Am sichersten und sehr hübsch sind Teelichter in kleinen Gläsern mit Dekosand.

Beim Festprogramm müssen die Betreuer die Demenz der Bewohner berücksichtigen: Programmpunkte dürfen nicht zu lang und zu komplex sein, da sich die Betroffenen nur für einen kurzen Zeitraum konzentrieren. Wichtiger ist das Fördern der Kommunikation untereinander, zum Beispiel Gespräche über das erreichte Alter, Wünsche zum Geburtstag und Austausch über lebensgeschichtliche Themen. Ein Vortrag wäre etwa für Demenzkranke langweilig. Stattdessen eignet sich eine Musikeinlage: Vielleicht kennen Gruppenleiter eine Person, die ein Musikinstrument wie Akkordeon oder Gitarre beherrscht und ein paar flotte Lieder darbietet, die die Bewohner mitsingen. Alternativ können Betreuer eine CD mit Geburtstagsliedern abspielen lassen. Geburtstags-CDs erhält man kostengünstig in Drogeriemärkten. Kurzgeschichten und Gedichte zum Thema »Geburtstag« kommen in der Regel ebenfalls gut an. Viele Gedichte findet man kostenlos im Internet.

Manche Personen möchten ihren Geburtstag allerdings eher unspektakulär feiern. Sie spielen nach dem Festmahl zum Beispiel gern ihr Lieblingsspiel in netter Runde, vielleicht ein Karten- oder ein Brettspiel. Andere Bewohner möchten sich einfach nur unterhalten. Für »runde Geburtstage« sollten sich Betreuer ein ganz besonderes Festprogramm überlegen. Möglicherweise können sie eine Kinder-Theatergruppe, eine Ballettgruppe oder einen Chor aus der Region organisieren. Die Gäste werden begeistert sein.

4.9.4 Religiöse Rituale

Wenn ein Mensch schwer erkrankt ist, setzt er sich oft intensiv mit Religion und Spiritualität auseinander. Viele Patienten suchen deshalb nach der Diagnosestellung *Demenz* Halt und Hilfe in der Rückbesinnung an ihre Religionstraditionen. Ihr Glaube schenkt ihnen Kraft, trotz dieser schlimmen Erkrankung nicht den Lebensmut zu verlieren. Manche Personen gehen seit langer Zeit wieder in die Kirche oder beten vor dem Schlafengehen.

Je weiter die Erkrankung fortschreitet, desto mehr schwindet die kognitive Religiosität. Der Demenzerkrankte versteht immer weniger den Inhalt von Kirchenpredigten und Liedertexten. Allerdings nimmt er die Atmosphäre von religiösen Ritualen wahr und genießt sie besonders wenn er aus einer gläubigen Familie stammt. Im Langzeitgedächtnis liegen nämlich tief verankert schöne Empfinden, die Religiosität mit sich bringen: Liebe, Hoffnung und Gemeinschaft. Trotz eingeschränkter Kognition kann sich der Erkrankte lange auf Rituale beziehen und sie als schön empfinden. Rituale wie zum Beispiel ein Abendgebet oder ein Kirchenlied. Bei allen Aktivitäten ist es wichtig, die Sinne anzusprechen. Darauf wurde im Buch schon mehrmals hingewiesen. Taktil-kinästhetische Empfindungen können durch Gegenstände angeregt werden, Gegenstände wie z. B. Kerzen, Liederbücher, Kruzifixe, Salbungen und einen Abendmahlkelch.

Einbezug von Religiosität in die Betreuung und Therapie

Da Demenzerkrankte nicht mehr die Möglichkeit haben, ihre Bedürfnisse verbal zu äußern, sollten Betreuer oder Therapeuten durch die Befragung der Angehörigen die Religiosität ermitteln: Ging die erkrankte Person regelmäßig in die Kirche? Ist sie christlich erzogen worden? Hat sie die Kirche und Glaubensfragen grundsätzlich abgelehnt? Wenn Betreuer oder Therapeuten keine Antworten auf diese Fragen erhalten, sollten sie vorsichtig ausprobieren, was dem Erkrankten an Spiritualität gut tut oder ob er gar keinen Zugang zu dieser Thematik hat. Bei allen religiösen Angeboten ist es auch wichtig, dass sich die Betreuungsperson darauf einlassen kann. Wenn das der Fall ist und der Demenzerkrankte religiöse Angebote mag, sind folgende Aktivitäten möglich:

Gebete

In der Einzelbetreuung oder bei Tisch in der Gruppe können Gebete gesprochen werden. Gläubige Demenzerkrankte erinnern sich oft noch erstaunlich gut an bekannte Tischgebete, so z. B. an folgendes Gebet: »Komm Herr Jesus, sei Du unser Gast und segne, was Du uns bescheret hast«. Sie haben ein kleines Erfolgserlebnis, wenn Sie das Gebet der Tischgemeinschaft vortragen. Folgendes Abendgebet wird vielen Demenzerkrankten auch noch bekannt sein: »Müde bin ich, geh' zur Ruh', schließe meine Augen zu. Vater lass die Augen Dein, über meinem Bette sein«. Obwohl der Inhalt dieses Gebets möglicherweise nicht mehr verstanden wird, kann es sehr tröstlich wirken (Schaade 2009).

Kirchenlieder

Alte bekannte Kirchenlieder können mit ruhigen rhythmischen Bewegungen begleitet werden. So fassen sich die Personen z. B. an den Händen und schwingen die Arme vor und zurück. Dadurch werden das Gemeinschaftsgefühl und die körperliche Mobilität gestärkt. Ein Gesangbuch bietet taktile Reize: Durch das schwere Gewicht erhält der Demenzerkrankte Körperinformationen und er kann im Buch blättern. Außerdem weckt das Gesangbuch mit einer großen Wahrscheinlichkeit Erinnerungen an frühere Kirchgänge. Das Lied »Lobet den Herren« oder »Herr Deine Liebe« dürfte vielen Demenzerkrankten noch bekannt sein. Jahreszeitliche Kirchenlieder kann die Betreuungskraft mit Gegenständen aus der Jahreszeit unterstützen: Beim Lied »Geh aus mein Herz und suche Freud« reicht der Betreuer beispielsweise Narzissen und Tulpen in der Gruppe herum. Stellen Sie Fragen zu den Liedern: Was für Lieder wurden bei ihrer Hochzeit gesungen? Was ist Ihr Lieblingskirchenlied?

Andachten

Andachten sind kürzer als Gottesdienste. Das kommt der kurzen Aufmerksamkeitsspanne eines Demenzerkrankten sehr entgegen. Mehrere kleine Angebote, wie etwa das Vorlesen eines Psalms, Singen eines Liedes und Sprechen eines Gebets, regt die Aufmerksam eines Demenzkranken an. Der Pastor sollte bei Andachten und Gottesdiensten unbedingt seine Amtskleidung tragen. Der Demenzerkrankte erinnert sich mit einer großen Wahrscheinlichkeit an die Kleidung und identifiziert dadurch die Funktion des Pastors.

Gottesdienste

Findet der Gottesdienst in einer stationären Einrichtung statt, so können Patienten mit einer leichten Demenz mit der Betreuungsperson vor dem Gottesdienst den Altar herrichten. Fragen Sie den Erkrankten, was sich für Gegenstände auf einem Altar befinden. Gemeinsam legen Sie dann zunächst eine weiße Decke auf den Tisch und streichen sie glatt. Ein bunter, duftender Blumenstrauß kann vom Demenzerkankten auf den Tisch gestellt werden. Geschickte Personen bestücken Kerzenständer und stellen die Kerzen auf den Altar. Kerzenlicht spielt im Gottesdienstgeschehen eine große Rolle. Es lässt eine feierliche Atmosphäre entstehen, die von schwer Erkrankten oft noch sehr gut wahrgenommen wird. Nach dem Gottesdienst pusten die Demenzerkrankten die Kerzen aus. Kleine Kreuze aus Holz oder Metall lassen Erinnerungen an früher aufkommen. Sie geben beim Befühlen Körperinformationen.

In der Regel dauert es einige Minuten, bis alle Demenzerkrankte einen Sitzplatz im Raum gefunden haben und der Gottesdienst beginnen kann. Damit schon mal eine festliche Atmosphäre entsteht, können Sie Kirchenmusik von einer Musikanlage abspielen lassen.

Beim Gottesdienst sollte der Pastor auf lange Predigten verzichten. Eine Predigt von 10 Minuten ist angemessen, da sich Demenzerkrankte nicht länger auf eine Predigt konzentrieren können. Der Gottesdienst sollte generell 30 Minuten nicht überschreiten, da die Erkrankten dann unruhig werden. Ein schönes Ritual ist das Gedenken an verstorbene Heimbewohner: Der Pastor liest die Namen der im letzten Monat verstorbenen Personen vor und zündet eine Kerze für jede Person an. Möglicherweise kann auch ein Heimbewohner mit einer leichten Demenz diese Aufgabe übernehmen.

Im Rahmen des Gottesdienstes kann ein Abendmahl oder eine Salbung stattfinden. Die Erkrankten reagieren aus Erfahrung sehr positiv auf diese Rituale. Beim Abendmahl sollte der Pastor Hilfe von einer Betreuungskraft erhalten. Sie teilt ihm mit, welcher Demenzerkrankte aufgrund einer Schluckstörung nur ein kleines Stück von der Oblate bekommt und wem der »Wein« angereicht werden muss. Neben dem Abendmahl ist auch eine Salbung möglich. Die Salbung ist ein religiöses Ritual der Heilung. Der Pastor zeichnet mit einem duftenden Öl ein Kreuz auf die Stirn der einzelnen Person. Dabei wird besonders der olfaktorische und taktile Sinn angesprochen. Dieses Ritual empfinden die Demenzerkrankten aus eigenen Erfahrungen als sehr wohltuend.

Spielt der Pastor oder ein Mitarbeiter des Altenheims ein Instrument? Dann ist das ein schöner Abschluss für einen Gottesdienst. Bevor die Demenzerkrankten zurück in ihre Zimmer begleitet werden, sollte sich der Pastor persönlich von jeder Person verabschieden.

Immer öfter werden in Kirchen in regelmäßigen Abständen Gottesdienste für demenziell Erkrankte und ihre Angehörige angeboten. Mittels dieser Gottesdienste sollen den Angehörigen durch Religion Mut gemacht werden, mit der Erkrankung ihres Familienmitgliedes umzugehen. Die Erkrankten werden bei den Gottesdiensten stark miteinbezogen. Solche Gottesdienste sind allerdings nur für Personen mit einer leichten oder mittelschweren Demenz geeignet. Für Angehörige kann die Teilnahme an einem Gottesdienst nämlich sehr schwierig sein, wenn der Erkrankte herausforderndes Verhalten zeigt, etwa während des Gottesdienstes herumläuft, laut spricht oder gar ruft. Diese Verhaltensauffälligkeiten müssen aber bei einem solchen Gottesdienst unbedingt akzeptiert werden.

Besuch vom Pastor
Religiösen Demenzerkrankten sollte die Möglichkeit gegeben werden, im Rahmen einer seelsorgerischen Betreuung Einzelbesuche vom Pastor zu erhalten. Besonders in Phasen, in denen es den Erkrankten schlecht geht oder sie im Sterben liegen, kann der Pastor den Erkrankten durch Einzelbesuche Mut und Kraft geben. Mögliche Aktivitäten sind Gespräche, gemeinsames Beten oder Singen von Liedern.

Kirchliche Feste

Im vorherigen Kapitel wurde ausführlich beschrieben, was beim Feiern von Festen mit Demenzerkrankten beachtet werden muss. Es gibt kirchliche Feste, die wegen ihrer Bedeutsamkeit angeboten werden sollten. Dazu gehören Weihnachten und Ostern. Ob etwa Pfingsten oder Erntedank gefeiert werden, hängt davon ab, wie viel den Bewohnern diese Festtage bedeuten und ob es sich um eine kirchliche Einrichtung handelt.

4.9.5 Therapeutischer Einsatz von Tieren

Menschen mit Demenz profitieren vom Umgang mit Tieren. Dies kann nicht nur im Alltag beobachtet werden, sondern wurde in den letzten Jahren durch Forschungen, hauptsächlich in den USA, wissenschaftlich belegt. Beim Kontakt mit Tieren muss der Mensch nicht zwangsläufig auf seinen Intellekt zurückgreifen, deshalb ist die Begegnung mit Tieren eine gute Aktivierungsform für Demenzerkrankte.

Auswirkung von Tieren auf den demenzerkrankten Menschen

Tiere sprechen den Hegetrieb des Menschen an. Sie sind hilfsbedürftig und wollen gefüttert sowie gestreichelt werden. Das warme und weiche Fell hat eine anregende Wirkung und fordert zum Streicheln auf. Der Demenzerkrankte kann über das Pflegen des Tieres spüren, dass er einem Lebewesen etwas Gutes tut. Das Gefühl der Einsamkeit lässt nach.

Die Kommunikation findet mit Tieren nicht unbedingt auf verbaler Ebene statt, sondern vorwiegend durch Berührungen und überfordert deshalb den Demenzerkrankten nicht. Streicheln, Spielen und Füttern wirken körperlich aktivierend, aber auch beruhigend. Sofern Demenzerkrankte keine Angst vor Tieren haben, senkt der Umgang mit diesen den Blutdruck und hat eine stabilisierende Wirkung auf Herz und Kreislauf. Während Familienangehörige oder Mitarbeiter einer Senioreneinrichtung häufig keinen Zugang zu Demenzerkrankten finden – die scheinbar versunken in ihrer eigenen Welt leben –, eröffnen Tiere den Kontakt zur Umwelt und wirken stimmungsaufhellend. Sie bieten Beistand, indem sie »still zuhören«, Gefühle widerspiegeln und eine Projektionsfläche für menschliche Gefühle darstellen. Zusätzlich werden unter Umständen Erinnerungen an frühere Erlebnisse mit dem eigenen Haustier reaktiviert. Das Tier löst Gefühle aus, die oft mit der Kindheit und glücklicheren Lebensabschnitten verknüpft sind.

Demenzerkrankte reagieren nur selten ängstlich auf Tiere. Gründe für Angst können schlimme Erfahrungen mit Tieren sein oder ein mögliches ungestümes Verhalten eines Tiers.

Kontaktmöglichkeiten mit Tieren in stationären Einrichtungen

Wenn sich alte Menschen wegen des Einzugs in ein Altenheim von ihren Tieren trennen müssen, löst das große Trauer und Kummer aus und kann zu einer Krise führen. Erst in wenigen Einrichtungen ist die Mitnahme des eigenen Tiers erlaubt. Viele Einrichtungen lehnen aus organisatorischen oder hygienischen Gründen die hausinterne Tierhaltung ab. Oft kann wegen der Demenzerkrankung die Versorgung des Tiers nicht mehr gewährleistet werden. Bei schwer demenzerkrankten Menschen besteht die Gefahr, dass sie die Tiere mit allem füttern, was sie finden. Die Versorgung des Tiers wird vergessen oder das Tier kann nicht zur Ruhe kommen, da es ständig vom Demenzerkrankten in Anspruch genommen wird. Die Pflegekräfte sind wegen ihrer ohnehin starken Arbeitsbelastung meistens nicht in der Lage, zusätzlich ein Tier zu versorgen (Schaade 2008). Es besteht aber die Möglichkeit, dass Pflegekräfte oder Angehörige, die zum Beispiel einen Hund besitzen, diesen gelegentlich in die Einrichtung mitbringen.

Immer mehr Altenheime halten allerdings Kleintiere in einem überdachten Stall im Garten. Die Bewohner übernehmen dann unter Betreuung spezielle Aufgaben, wie zum Beispiel das Füttern der Tiere oder das Säubern des Käfigs. Da Tierhaltung für viele Menschen im Altenheim vorher eine Selbstverständlichkeit war, wird auf diese Weise der frühere Alltag im Ansatz aufrechterhalten.

Viele Altenheime greifen auf Tierbesuchsdienste zurück. Seit vielen Jahren sind in ganz Deutschland Vereine und Institutionen aktiv, deren Mitglieder alte und kranke Menschen mit Hunden, Kaninchen, Meerschweinchen oder Katzen besuchen. Die Besuchsdienste übernehmen ehrenamtliche und hauptberufliche Mitarbeiter, die sich im Feld der tiergestützten Therapie weiterbilden.

Literaturtipp: »Tiere, mit denen wir lebten« von Mandy Giruc, Schlütersche Verlagsgesellschaft 2011. Das Buch behandelt die Wirkung von Tieren auf Demenzerkrankte und gibt praktische Tipps zur tiergestützten Therapie.

Vorgehensweise beim Zusammentreffen von Demenzerkrankten und Tieren

Sprechen Sie Ihr Vorhaben, Kontakt zu einem Tierverein aufzunehmen, mit der Heimleitung ab. Überlegen Sie gemeinsam, welche Tiere für die Bewohner sinnvoll sind. Zum Streicheln eignen sich am besten Kaninchen, Meerschweinchen oder zahme Katzen. Hunde spielen gern und Vögel sowie Schildkröten sind spannend zu beobachten.

Der Tierbesuch sollte möglichst einmal pro Woche am gleichen Wochentag stattfinden und bis zu einer Stunde dauern. Stellen Sie dem Besuchsdienst einen fachlichen Ansprechpartner zur Seite, der Fragen über die Bewohner und die Einrichtung beantwortet sowie bei der Auswahl der Bewohner hilft – nach biografischen Gesichtspunkten, individuellen Bedürfnissen und Interessen. Personen des Tierbesuchsdienstes müssen über das Krankheitsbild Demenz informiert sein, um typische Verhaltensweisen der Bewohner, wie zum Beispiel eine verkürzte Aufmerksamkeitsspanne, zu verstehen. Die Personen führen dann mit Einfühlungsvermögen das Tier an den Demenzerkrankten heran und geben ihm einen vorsichtigen Impuls, das Tier zu berühren. Dabei müssen sie Angst- oder Rückzugssignale berücksichtigen. Beim Streicheln muss eventuell die Hand des Demenzerkrankten geführt werden, da er zum selbstständigen Streicheln nicht mehr in der Lage ist. Bewährt hat sich als Aktivität neben dem Streicheln das Bürsten, Füttern und beim Hund das Werfen eines Balls. In der Regel bringt der Tierbesuchsdienst selbst das Futter, Spielzeug oder Bürsten mit. Für das Füttern von Kleintieren wie Kaninchen oder Meerschweinchen kann der Bewohner auch Gemüse schneiden. Durch das Zubereiten des Futters erfährt er sich selbst als wertvoll, weil er sich um andere kümmert. Da Pflegeheimbewohner rund um die Uhr versorgt werden, kommt ihnen ein kurzer Rollentausch sehr zu Gute.

Erkundigen Sie sich vor dem Tierbesuch über allergische Reaktionen der Bewohner und klären Sie die Hygiene ab: Sind alle Tiere geimpft? Welche Hygienemaßnahmen müssen beachtet werden? Legen Sie Handtücher zum Kleidungsschutz auf den Schoß der Personen, auf dem dann das Kaninchen oder Meerschweinchen sitzt. Verteilen Sie am Ende des Tierbesuchs Kosmetiktücher zum Säubern der Hände.

Je nachdem wie mobil die Bewohner sind, erfolgt die Aktivierung in einer Gruppe oder einzeln am Bett. Vermeiden Sie Unfälle, indem die Bewohner sitzend Kontakt zu den Tieren aufnehmen: Hunde können einen älteren Menschen, der nicht fest auf den Beinen steht, durch freudiges Hochspringen leicht umstoßen (Hegedusch und Hegedusch 2007). Der Raum für den Tierkontakt sollte ruhig und reizarm sein, damit sich die Bewohner ganz auf die Tiere konzentrieren können und die Tiere sich durch eine möglichst ruhige Umgebung sicher fühlen. Störfaktoren wie das Radio oder den Fernseher ausschließen. Bewährt hat sich als Sitzordnung der Halbkreis: Die Demenzerkrankten haben dadurch die Möglichkeit, untereinander Kontakt aufzunehmen. Gleichzeitig sind die Tiere nicht von Menschen umzingelt und fühlen sich nicht bedroht, was in einem Kreis der Fall sein könnte. Falls es bei einzelnen Tieren Besonderheiten zu beachten gibt, steht Ihnen der Tierbesuchsdienst oder Tierhalter mit Rat zur Seite.

Beobachten Sie die demenziell erkrankten Personen beim Kontakt mit den Tieren, denn nach dem Angebot wird der Tierbesuch reflektiert und dokumentiert. Folgende Fragen sollten Sie sich dazu stellen: Wurden die Ziele erreicht? (Hat Frau A. gelächelt oder Frau B. gesprochen?) Waren die Bewohner ängstlich? Haben sie selbst die Initiative ergriffen?

Die Bewohner freuen sich über Fotos, die Sie bei den Tierbesuchen aufnehmen.

4.9.6 Gärtnern

In der Betreuung von Demenzerkrankten nimmt das Gärtnern oder der Aufenthalt im Garten einen wichtigen Stellenwert ein. Viele Einrichtungen verfügen über einen Garten, der für Spaziergänge genutzt wird, aber nur selten für Gartenarbeit. Immer mehr Einrichtungen besitzen aber inzwischen einen Therapie- oder Sinnesgarten. Er wird von den Bewohnern gepflegt und ist speziell auf ihre Bedürfnisse abgestimmt.

Literaturtipp: »Gartentherapie«, Herausgeber: Deutscher Verband der Ergotherapeuten, Schulz-Kirchner 2007. Elf Autoren beschreiben das Gärtnern mit immobilen, alten oder demenzerkrankten Personen.

Auswirkungen von Gartenarbeit auf Demenzerkrankte

Ein Garten hat einen rundum positiven Einfluss auf demenzerkrankte Menschen. Der Erkrankte erfreut sich an Blumengerüchen und -farben, nimmt nach der Ernte den Geschmack von Kräutern, Obst und Gemüse wahr, spürt die Wärme des Sonnenlichtes auf der Haut und hört das Gezwitscher von Vögeln. Er empfindet die Sinneseindrücke als angenehm, da er sich selbst und seine Umwelt auf eine wohltuende Weise intensiv spürt. Durch die Sinneseindrücke werden Erinnerungen an früher geweckt: Großmutters Schrebergarten, die ersten selbstgezogenen Kressepflänzchen im Kindergarten, der oft mühselig gepflegte Vorgarten oder das Grab der Eltern mit den regelmäßigen Pflegebesuchen (Niepel 2007). Die meisten alten Menschen haben Erfahrung mit einem Garten.

Durch Gartenarbeit wächst das Selbstvertrauen. Der Demenzerkrankte fühlt sich nützlich. Seine Tätigkeiten werden belohnt: Gepflückte Beeren oder Blumen trägt er stolz ins Haus. Diese Aktivitäten – und noch viele andere Arbeiten im Garten – verlangen keine komplexen intellektuellen und motorischen Fähigkeiten. Bestimmte Gartenarbeiten sind für Demenzerkrankte also noch gut durchführbar. Neben der Anregung vieler kognitiver Funktionen, wie etwa der Aufmerksamkeit, beugt Gartenarbeit Bewegungsarmut vor. Indem sich der Demenzerkrankte für die Gartenarbeit rüstet, werden auch Aktivitäten des täglichen Lebens reaktiviert: Er muss sich seine Hände waschen, Gartenhandschuhe anziehen oder eine Gartenschürze zubinden. Der Aufenthalt in der Natur baut überdies Stresssymptome ab, wie zum Beispiel Bluthochdruck, Angst und Aggressivität.

Rahmenbedingungen
Garten

Idealerweise steht ein Garten zur Verfügung, in dem man spazieren gehen, sich ausruhen oder mit Unterstützung von Betreuern Blumen und Gemüse, Obst und Kräuter pflanzen kann. Die Wege sind als Rundgang konzipiert, sodass der Bewegungsfluss nicht gehemmt wird. Lauben mit Bänken bieten Abschirmung vor störenden Außenreizen. Für Gruppenaktivitäten sind Lauben gut geeignet, da sie Geborgenheit bieten. Demenzerkrankte suchen sich oftmals räumlich begrenzte Plätze, damit sie sich besser orientieren können (Schaade 2008). Durch Sitzgelegenheiten an offenen Plätzen kann der Demenzerkrankte eine Beobachtungsposition einnehmen. Die Wege sollen nicht uneben sein, um Stürzen vorzubeugen. Giftige Pflanzen, wie etwa Fingerhut oder Goldregen, dürfen nicht vorhanden sein, Demenzerkrankte stecken sich die Pflanzen möglicherweise in den Mund. Der Garten verfügt über Flachbeete, Hochbeete, Pflanzenkübel und Wiesen, in denen die Demenzerkrankten je nach Fähigkeiten und Interesse mit Unterstützung einer Betreuungsperson gärtnern können.

Gartenarbeit

Gartenarbeit sollte mit höchstens drei Personen erfolgen, da Demenzerkrankte dabei viel Betreuung benötigen. Schützen Sie die anfälligen Senioren vor unguten Wettereinflüssen: Starke Sonneneinstrahlung vermeiden, bei akuter Regengefahr nicht hinausgehen und in jedem Fall wetterfeste Kleidung anziehen. Informieren Sie sich über Allergien. Probleme lassen sich umgehen, wenn man auf bestimmte Pflanzen wie Primeln oder Geranien im Garten verzichtet (Neuhauser 2007). Besprechen Sie des Weiteren mit Ihren Kollegen, ob Personen mit offenen Wunden oder Zugängen wegen der Infektionsgefahr Gartenarbeit ausführen dürfen.

Statt Flachbeete eignen sich zum Gärtnern mit körperlich immobilen Menschen besonders gut Hochbeete, weil die Teilnehmer bei der Arbeit nicht knien oder sich bücken müssen. Ein Hochbeet können Sie auch auf einer Terrasse anlegen, wenn kein Garten zur Verfügung steht. Je nachdem, ob Rollstuhlfahrer oder mobilere Personen das Hochbeet pflegen, variiert die Höhe des Beetes. Pflanzenkübel sind kleiner als Hochbeete, dadurch hat der Demenzerkrankte einen besseren Überblick über die Arbeitsfläche. Die Kübel können auch im Haus bepflanzt werden.

Gartenarbeit erfordert sowohl hochkomplizierte Planungsaufgaben als auch Tätigkeiten, die nur aus einem Arbeitsschritt bestehen. Die Fähigkeit, Handlungen zu planen, geht bei Demenzerkrankten sehr schnell verloren. Bieten Sie deshalb kurzweilige Tätigkeiten an, die unter kognitiven und körperlichen Gesichtspunkten sofort zu bewältigen sind. Gartenarbeit darf nicht in ein Training ausarten, Fähigkeiten werden hierbei nur hintergründig und spielerisch gefördert (Putz 2007). Akzeptieren Sie, wenn Dinge nicht so laufen, wie Sie es sich erhoffen: Finden Sie sich beispielsweise damit ab, wenn eine Blüte vom Stängel gerissen wird, die zu betreuende Person von den gerade geernteten Johannisbeeren nascht oder ungestüm in der Erde herumwühlt. Geben Sie genug Zeit zum Betasten und Beriechen der Pflanzen.

Häufig fällt es den Erkrankten schwer, Gartengeräte richtig einzusetzen. Sie erkennen das Gerät nicht mehr und haben vergessen, wie man es benutzt. Viele Arbeiten, bei denen gesunde Menschen ein Gerät verwenden würden, führen Demenzerkrankte deshalb auch ohne Gartengerät aus. Blumenzwiebeln zum Beispiel kann man auch mit den bloßen Händen setzen.

Tätigkeiten für draußen

- Im Garten spazieren gehen und die Vielfalt an Blumen genießen. Bereits der reine Aufenthalt im Garten geht meistens mit einem Mehrwert einher.
- Ein Vogelhäuschen an einem Baum befestigen und regelmäßig mit Körnern füllen
- Steinskulpturen eines neu eingezogenen Bewohners finden im Garten einen passenden Ausstellungsraum und müssen nicht zurückgelassen werden (Putz 2007).
- Große Gartenzwerge (ab ein Meter) können vom Demenzerkrankten berührt und im Garten herumgetragen werden (Schaade 2008).
- Herbstlaub sammeln
- Blumen pflücken
- Blumen gießen. Eine Schnabeltasse eignet sich bei motorisch eingeschränkten Personen besser als eine Gießkanne.
- Gartenfeste feiern und den Garten präsentieren
- Obst, Gemüse und Kräuter ernten. Kein Obst von Bäumen pflücken, da die Verletzungsgefahr durch einen Sturz von der Leiter hoch ist. Erst ernten, wenn der gesamte Ertrag reif ist.
- Blumen säen und Blumenzwiebeln setzen
- Laub rechen

Für Personen mit einer leichten Demenz:
- Pflanzen umtopfen
- Unkraut jäten
- Pflanzen von abgestorbenen Pflanzenteilen befreien
- Blumenkästen umgestalten

Tätigkeiten im Haus

- Blumen gießen
- Blumen pressen
- Blumen in Vasen arrangieren
- Blumen zum Trocknen aufhängen
- Pfefferminzblätter für Tee zum Trocknen aufhängen oder ausbreiten
- Marmelade einmachen
- Kuchen mit geernteten Früchten backen
- Eine Gemüsesuppe aus selbst gezogenen Kräutern kochen

Für Personen mit einer leichten Demenz:
- Karten, Lesezeichen und Kerzen mit gepressten Blumen verzieren
- Potpourris herstellen
- Lavendel trocknen und Duftsäckchen herstellen
- Gestecke gestalten (beispielsweise zur Weihnachtszeit)

5 VORSCHLÄGE FÜR THEMENORIENTIERTE GRUPPENSTUNDEN

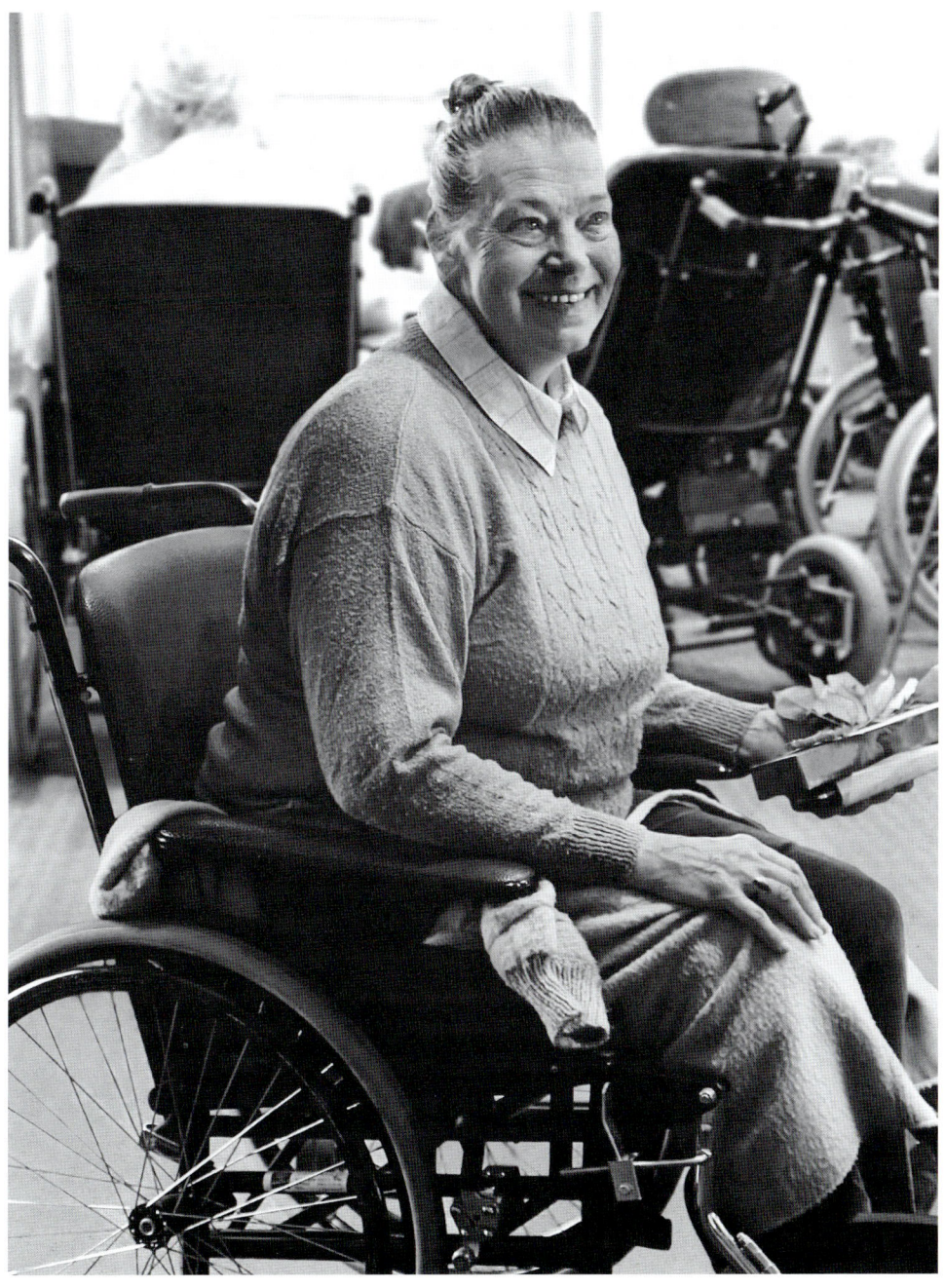

Bei themenorientierten Gruppenstunden werden Menschen mit leichter und mittelschwerer Demenz mittels kleiner Gedächtnisübungen, Gespräche, Lieder, Sprichwörter, Zungenbrecher, Wahrnehmungs- oder Bewegungsaufgaben spielerisch intensiv gefördert.

Für die Gruppenstunden eignen sich Themen, mit denen jeder Teilnehmer im Verlauf seines Lebens konfrontiert wurde. Jahreszeitliche Aspekte oder Aktivitäten des täglichen Lebens sind zum Beispiel gut geeignet. Gruppenstunden benötigen mehr Vorbereitungszeit als die zuvor beschriebenen Aktivitäten. Der Betreuer muss sich unterschiedliche Aufgaben zum gewählten Thema überlegen und Anschauungsmaterial organisieren. Außerdem stellen themenorientierte Gruppenstunden keine kurzen Aktivierungen dar, sondern dauern in der Regel 30 bis 45 Minuten, damit sich die Teilnehmer intensiv mit dem Thema auseinandersetzen können. Nach dieser Zeitspanne ist auch meist die Konzentration der Personen ausgeschöpft. Die Themenstunden sollten mindestens einmal in der Woche stattfinden, damit die Teilnehmer eine Beziehung zueinander aufbauen können und von der regelmäßigen Förderung profitieren. Der Betreuer sollte der Gruppe eine ansprechende Bezeichnung geben, die man sich gut merken kann und die zum Konzept der Einrichtung passt, zum Beispiel »Mobilisationsgruppe«, »Aktivierungsgruppe« oder »Erinnerungstreff«.

Die folgenden acht Beispiele ermöglichen einen einfachen Einstieg in themenorientierte Gruppenstunden. Die Stunden laufen immer nach einem ähnlichen Schema ab. Sie beginnen mit einem Lied. Der Hauptteil besteht aus unterschiedlichen Bausteinen, die je nach Fähigkeiten, Interesse und Dauer der Gruppenstunde variieren. Er umfasst Übungen für die Sinneswahrnehmung, biografische Gespräche, Assoziations- und Wortspiele sowie Bewegungsübungen. Beim Ausklang werden die Teilnehmer auf das Ende der Stunde eingestimmt, indem sie als Ritual immer das gleiche Abschlusslied singen. Überlegen Sie sich dafür ein ruhiges Lied, mit dem sich die Stimmung gut abrunden lässt. Die Ziele der unterschiedlichen Aktivitäten können den vorangegangenen Kapiteln entnommen werden. Der Betreuer muss eine Überforderung der Teilnehmer vermeiden und sollte eher Aktivitäten auswählen, die möglicherweise unterfordern. Die Teilnehmer sollen sich während der Gruppenstunde geborgen fühlen, die Stunde mit einem beschwingten Gefühl verlassen und das nächste Mal gerne wiederkommen. Spontane Reaktionen haben Vorrang: Falls eine Person plötzlich ein Lied anstimmt, weil bei ihr Erinnerungen wachgerufen wurden, sollte der Betreuer unbedingt darauf eingehen und die anderen Teilnehmer auffordern mitzusingen (Gatz und Schäfer 2002).

Die nachstehend dargestellten Gruppenstunden können auf andere Themen übertragen werden, sie enthalten einfache und schwierige Aktivitäten. Der Betreuer sollte sich überlegen, welche Aktivitäten er seinen Teilnehmern zutraut und sie an deren Fähigkeiten anpassen. Bei den beschriebenen Gruppenstunden handelt es sich nicht um

Stundenbilder. Bestimmte Übungen können weggelassen oder mit minimalem Aufwand verändert werden. Einige Übungen enthalten bereits einfachere und schwierigere Variationen.

Auf dem Flohmarkt findet man häufig alte Gegenstände, die als Anschauungsmaterial verwendet werden können. Kalenderblätter mit großen Bildern sind ebenfalls gut geeignet. Das Internet ist eine hervorragende Quelle bei der Planung themenorientierter Gruppenstunden. Falls der Gruppenleiter sich nicht mehr an die Melodie eines bestimmten Liedes erinnert, hat er die Möglichkeit, sich das Lied auf einer Website anzuhören und herunterzuladen. Dabei muss beachtet werden, dass manche Downloads kostenpflichtig sind und einige Internetprodukte wie zum Beispiel Gedichte oder Kurzgeschichten einem Copyright unterliegen.

5.1 Morgens im Bad

Anfangslied
- Wasser ist zum Waschen da

Tastkiste
Inhalt: Seife, Zahnbürste, Badeschwamm, Kamm, Bürste, Zahnpasta, Cremedose, kleines Handtuch, Rasierpinsel, Lockenwickler, Duschhaube, Lippenstift

Die Kiste zum Sichtschutz mit einem Tuch bedecken. Die Teilnehmer benennen der Reihe nach einen ertasteten Gegenstand und legen ihn auf den Tisch. Anschließend die Gegenstände begutachten und ausprobieren.

Einfache Variante: Die Gegenstände auf den Tisch legen, begutachten und ausprobieren.

Gesprächsanregungen/Biografiearbeit
- Zu welchem Zeitpunkt gehen Sie morgens ins Bad? Wann sind Sie in Ihrer Kindheit morgens ins Bad gegangen?
- Stimmt es, dass Frauen mehr Zeit im Bad brauchen als Männer?
- Wie sahen früher die Badewannen aus und wie sehen sie heute aus?
- Mussten Sie das Badewasser als Kind mit den Geschwistern teilen?
- Mussten Sie früher das Wasser zum Waschen aus einem Brunnen holen?
- Gab es in Ihrer Kindheit warmes Wasser zum Waschen? Wie wurde das Wasser erhitzt?
- Wie lange hat man früher die Kleidung getragen, bevor sie gewaschen wurde? Gibt es Unterschiede zu heute?
- Haben Sie ein Lieblingsparfum oder eine Lieblingscreme?

Sprichwörter und Redewendungen ergänzen
- Seine Hände in Unschuld waschen
- Eine Hand wäscht die andere
- Mit allen Wassern gewaschen sein
- Jemandem nicht das Wasser reichen können
- Kein Wässerchen trüben können
- Wer schön sein will muss leiden
- Drei Dinge erquicken unsere Leiber: Bad, Wein und Weiber
- Keine Haare auf dem Kopf, aber einen Kamm in der Tasche
- Schmutzige Wäsche waschen
- Wasser trinken heilt den Magen, neue Kräfte gibt das Baden

Geschichten
- »Samstäglicher Badetag«, aus »Jule Geschichten – Wie die heute alten Menschen ihre Kindheit erleben« von Elisabeth Lambrecht, Vincentz Verlag
- »Herren in der Badewanne«, aus »Loriots dramatische Werke« von Vicco von Bülow, Diogenes Verlag
- »Das Bad am Samstagabend«, aus »Das große Wilhelm-Busch-Album«, Otus Verlag

Zungenbrecher
- Wenn Du Wachsmasken magst: Max macht Wachsmasken.
- Blase blubbernd in Seifenbrühe – bilde bunte Seifenblasen.
- Bürsten mit schwarzen Borsten, bürsten besser als weiße Bürsten mit weißen Borsten bürsten.

Wahrnehmungsübungen
1. In eine mit Wasser gefüllte Schüssel Badezusatz geben und gut verrühren, sodass Schaum entsteht. Die Schüssel umherreichen, die Hände darin baden und eine Badeente schwimmen lassen. Die Temperatur des Wassers beschreiben. Ein Handtuch zum Abtrocknen der nassen Hände bereithalten
2. »4711 Echt Kölnisch Wasser« an die Innenseite der Handgelenke tupfen und den Duft erraten
3. Die Hände mit Nivea-Creme einreiben und den Duft erraten
4. Seifenblasen herstellen

Umschriebene Begriffe erkennen
- Gefäß mit Pulver, wird zum Schminken benötigt. Lösung: Puderdose
- Wenn man ihn aufdreht, kommt warme Flüssigkeit heraus. Lösung: Wasserhahn
- Wird zum Schutz vor Keimen auf offene Verletzungen gelegt. Lösung: Heftpflaster

- Er ist weich, weiß und federleicht. Er entsteht durch Wasser und Seife. Lösung: Badeschaum
- Sie schützt die Haare vor Wasser von oben. Lösung: Duschhaube
- Früher kamen mehrere Personen nacheinander hinein, heute wird jedes Mal das Wasser gewechselt. Lösung: Badewanne

Schwere Variante: Umschreibungen nach dem gleichen Schema für folgende Begriffe suchen: Lockenwickler, Rasierapparat und Kosmetiktasche

Wortsammlung
Welche Wörter beginnen mit »Bad«?

Lösungsvorschläge: Badetag, Badezimmer, Badetuch, Badeschaum, Badeschuhe, Badehose, Badeanzug, Bademütze, Badematte, Badewanne, Badeanstalt, Bademantel

Einfache Variante: Begriffe rund ums Bad sammeln, die nicht notwendigerweise mit »Bad« beginnen.

Bade-ABC
Buchstaben losen und Wörter zum Thema nennen, die mit dem gezogenen Buchstaben beginnen.

Lösungsvorschläge: A = Augenbrauenstift, B = Badezimmer, C = Champagnerbad, D = Duschvorhang…

»Anagramme« oder Wortspiele
Das Wort »Bademantel« mit großen Druckbuchstaben auf ein Papier schreiben. Welche Wörter kann man aus den vorhandenen Buchstaben bilden?
Lösungsvorschläge: Bad, Baden, Beamte, Adam, Amen, Dame, Ente, Madame.

Einfache Variante: Die Buchstaben ausschneiden und damit neue Wörter bilden.

Wortmitte gesucht
Welcher Begriff gehört in die Mitte der vorgegebenen Teile, sodass ein sinnvolles Wort entsteht?
- Baden…berg, Lösung: württem
- Bade…kapuze, Lösung: mantel
- Bade…stöpsel, Lösung: wannen
- Bade…fliesen, Lösung: zimmer
- Bade…haken, Lösung: handtuch

Außenseiter finden
Welcher der vier Begriffe hat nichts mit dem Thema »Bad« zu tun?
- Zahnbürste, Toilette, *Schuhanzieher*, Wimperntusche
- Parfum, Seife, Rasierapparat, *Bleistift*
- Deodorant, *Hausdach*, Bodylotion, Kosmetiktasche
- *Gartenschaukel*, Waschlappen, Dusche, Zahnpasta
- Liedschatten, Schwamm, Salbe, *Supermarkt*
- Zahnseide, Nagelfeile, *Ufo*, Wimpernzange

Bewegungsübung
Die morgendlichen Aktivitäten im Bad besprechen und die dazu passende Bewegung ausführen.

Variante: Bewegungen ausführen, die zu den Materialien in der Tastkiste passen. Ein Teilnehmer macht eine Bewegung vor und die anderen Teilnehmer ordnen diese Bewegung einem Gegenstand zu.

Abschlusslied

5.2 Berufe

Anfangslied
- Wer will fleißige Handwerker sehn (pantomimische Darstellung der einzelnen Handwerkstätigkeiten, siehe Kapitel 4.3.3.3)
- Zeigt her eure Füße (pantomimische Darstellung der einzelnen Tätigkeiten, siehe Kapitel 4.3.3.3)
- Grün, grün, grün sind alle meine Kleider
- Im Märzen der Bauer
- Backe, backe Kuchen
- Ein Jäger aus Kurpfalz
- Das Wandern ist des Müllers Lust

Vom Audiogerät abspielen:
- Das ist die Liebe der Matrosen
- Das kann doch einen Seemann nicht erschüttern

Tastkiste
Inhalt: Pinsel, Zentimetermaß, Kochlöffel, Tabletten, Uhr, Brille, Bibel, Zeitung, künstliche Blume, Lippenstift, etc.

Die Kiste zum Sichtschutz mit einem Tuch bedecken. Die Teilnehmer benennen der Reihe nach einen ertasteten Gegenstand und legen ihn auf den Tisch. Zu welchem Beruf passt der Gegenstand?

Einfache Variante: Die Gegenstände auf den Tisch legen und die dazu gehörenden Berufe erraten.

Gesprächsanregungen/Biografiearbeit
- Welchen Beruf haben Sie erlernt?
- Wie war die erste Arbeitsstelle?
- Beschreiben Sie einen gewöhnlichen Arbeitstag von früher.
- Sind Sie im Nachhinein mit Ihrer Berufswahl zufrieden?
- Welchen Beruf hätten Sie stattdessen gern gewählt und warum?
- Was waren Ihre Eltern von Beruf?
- Stimmt es, dass es Frauen- und Männerberufe gibt?

Sprichwörter und Redewendungen ergänzen
- Erst die Arbeit, dann das Vergnügen
- Ohne Fleiß, keinen Preis
- Arbeiten wie ein Pferd
- Handwerk hat goldenen Boden
- Klappern gehört zum Handwerk
- Die Axt im Haus ersetzt den Zimmermann
- Herein, wenn's kein Schneider ist
- Frieren wie ein Schneider
- Schuster bleib' bei deinen Leisten
- Jeder ist seines Glückes Schmied
- Viele Köche verderben den Brei
- Die dümmsten Bauern haben die dicksten Kartoffeln
- Was der Bauer nicht kennt, das frisst er nicht
- Die Rechnung ohne den Wirt machen

Gedichte
Das Gedicht vorlesen und passende Reimwörter (= unterstrichene Wörter) finden.

Strebsam
Mein Sohn, hast du allhier auf Erden
dir vorgenommen, was zu werden,
sei nicht zu keck;
und denkst du, sei ein stiller Denker.
Nicht leicht befördert wird der Stänker.

Mit Demut salbe deinen Rücken,
voll Ehrfurcht hast du dich zu bücken,
musst heucheln, schmeicheln, musst dich fügen;
denn selbstverständlich nur durch Lügen
kommst du vom Fleck.

O tu's mit Eifer, tu's geduldig.
bedenk', was du dir selber schuldig.
Das Gönnerherz wird sich erweichen,
und wohlverdient wirst du erreichen
den guten Zweck.

Wilhelm Busch

Weitere Gedichte:
- Die Heinzelmännchen (August Kopisch)
- Die Glocke (Friedrich Schiller)

Zungenbrecher
- Der Metzger wetzt das Metzgermesser mit dem Metzgers Wetzstein, mit dem Metzgers Wetzstein wetzt der Metzger sein Metzgermesser.
- Der Kaplan klebt klappbare Pappplakate.
- Fischers Fritze fischt frische Fische. Frische Fische fischt Fischers Fritz.
- Der dicke Dachdecker deckt Dir Dein Dach, drum dank dem dicken Dachdecker, dass der dicke Dachdecker Dir Dein Dach deckte.

Umschriebene Berufe raten
- Sie sorgen dafür, dass wir die Natur mit süßem Duft und einer großen Farbenvielfalt auf den Tisch bekommen. Lösung: Floristen.
- Sie fördern unsere Enkel und passen auf sie auf, während unsere Kinder arbeiten gehen. Lösung: Erzieher.
- Sie sorgen besonders im Sommer für kleine und runde Erfrischungen, die wir genüsslich lecken. Lösung: Eisverkäufer.
- Sie stellen Sitz- und Schlafgelegenheiten aus Holz her und sorgen für Stauraum. Lösung: Tischler.
- Ohne ihre Arbeit wäre unsere Allgemeinbildung miserabel. Lösung: Lehrer.
- Unsere Mütter brachten uns mit ihrer Hilfe zur Welt. Lösung: Hebammen.
- Ohne sie wären unsere Gärten extrem verwildert: Lösung: Gärtner.
- Sie schreiben was wir in der Zeitung lesen. Lösung: Journalisten.
- Sie sorgen dafür, dass wir über den Wolken genug Essen und trinken haben. Lösung: Flugbegleiter.

Schwierige Variante: Umschreibungen nach dem gleichen Schema für folgende Berufe suchen: Feuerwehrmann, Bibliothekar und Krankenschwester.

Wortsammlung
Welche Wörter beginnen mit »Beruf«?
Lösungsvorschläge: Berufsbekleidung, Berufsgenossenschaft, Berufsalltag, Berufsbezeichnung, Berufsausbildung, Berufswahl, Berufswunsch, Berufung.

Berufe-ABC
Buchstaben losen und Berufe nennen, die mit dem gezogenen Buchstaben beginnen.
Lösungsvorschläge: A = Automechaniker, B = Bäcker, C = Chirurg, D = Dachdecker…

Einfache Variante: Berufe sammeln, die nicht mit bestimmten Buchstaben beginnen.

Berufsbekleidung
Wer trägt Berufsbekleidung?
- Grün: Chirurg, Jäger, Förster, Polizist
- Weiß: Arzt, Krankenschwester, Bäcker
- Blau: Elektriker, Schlosser, Pilot
- Rot: Sanitäter
- Schwarz: Bestatter, Schornsteinfeger, Pfarrer

Ausgestorbene Berufe und neue Berufe
Welche Berufe gab es früher, die es heute nicht mehr gibt?
Beispiele: Köhler, Schindler, Seilmacher, Schweinehirt, Färber, Barbier, Vogelfänger, Knopfmacher, Kesselflicker, Täschner, Glöckner

Welche neuen Berufe haben sich in den letzten 50 Jahren herausgebildet?
Beispiele: Informatiker, Diätassistentin, Gentechniker, Gerontologe, Talkshow-Moderator, Radio- und Fernsehtechniker, Unternehmensberater

Gefährliche Berufe
Welche Berufe sind besonders gefährlich?
Als die gefährlichsten Berufe gelten laut der britischen Versicherung *Churchill Insurance* folgende Berufe: Fensterputzer, Soldat, Feuerwehrmann, Hochseefischer, Pilot, Polizeibeamter, Dachdecker, Gerüstarbeiter, Zirkusartist und Prostituierte

Außenseiter finden
Welcher der vier Begriffe ist kein Beruf?
- Feuerwehrmann, Ballerina, Richter, *Lilienbieger*
- Pilot, Arzt, *Formenzeichner*, Architekt
- Heilerzieher, *Sockenstopfer*, Maler, Grafiker

- *Fusselentferner*, Anwalt, Busfahrer, Schauspieler
- Biologe, Verkäufer, Musiktherapeut, *Tablettenanmaler*
- Hochschuldozent, Regisseur, *Bonbonsammler*, Buchhalter

Bewegungsübungen
Die Tätigkeiten folgender Berufe besprechen: Schmied, Schneider, Umzugshelfer, Friseur und Koch. Jeweils eine typische Tätigkeit der Berufe mit der Gruppe pantomimisch darstellen. Der Gruppenleiter ruft die Berufe durcheinander auf und die Teilnehmer machen die passende Bewegung.

Einfache Variante: Die Bewegungen nur einmal mit dem Gruppenleiter zusammen ausführen.

Schwierige Variante: Der Gruppenleiter macht eine typische Handbewegung vor und lässt die Teilnehmer den entsprechenden Beruf erraten.

Abschlusslied

5.3 Blumen

Anfangslied
- Sah ein Knab' ein Röslein steh'n
- Die Blümelein, sie schlafen
- Komm, lieber Mai

Vom Audiogerät abspielen:
- Wenn der weiße Flieder wieder blüht
- Mein kleiner grüner Kaktus
- Tulpen aus Amsterdam
- Weiße Rosen aus Athen
- Blau, blau, blau blüht der Enzian

Dekoration und Wahrnehmungsübung
Ein großer Strauß aus vielen verschiedenen Blumen schmückt den Tisch.

Fragen zum Blumenstrauß:
- Welche Farben haben die Blumen?
- Duften die Blumen?
- Kennen Sie die Namen der Blumen?

Gesprächsanregungen/Biografiearbeit
- Zu welchen Anlässen verschenken Sie Blumen oder bekommen welche geschenkt?
- Haben Sie eine Lieblingsblume?
- Hatten Sie Blumen im eigenen Garten?
- Hat man Blumen früher häufiger verschenkt als heutzutage?
- Erinnern Sie sich an Ihren Hochzeitsstrauß?

Sprichwörter, Redewendungen und Sprüche ergänzen
- Keine Rose ohne Dornen
- Etwas durch die Blume sagen
- Unverblümt reden
- Nicht auf Rosen gebettet
- Damit kann man keinen Blumentopf gewinnen
- Lasst Blumen sprechen
- Rosen, Tulpen Nelken, alle Blumen welken, nur die eine nicht, die da heißt Vergissmeinnicht
- Sei wie das Veilchen im Moose, bescheiden, sittsam und rein und nicht wie die stolze Rose, die immer bewundert will sein

Puzzle
Eine Tulpe mit Blättern auf ein DIN-A4-Blatt zeichnen und ausmalen. Das Blatt laminieren und die Tulpe mit einer Schere ausschneiden. Anschließend die Tulpe in vier bis sechs Teile zerschneiden. Je leichter die Demenzerkrankung der Gruppenteilnehmer ausgeprägt ist, desto höher ist die Zahl der Puzzleteile. Die Puzzleteile unsortiert auf den Tisch legen, sie werden dann von den Teilnehmern zu einer Tulpe zusammengefügt.

Kreatives Gestalten
Die Lieblingsblume malen. Bei mittelschwerer Demenz eine Malvorlage verwenden.

Märchen
- Däumelinchen von Hans Christian Andersen
- Das Schneeglöckchen von Hans Christian Andersen
- Das Gänseblümchen von Hans Christian Andersen
- Dornröschen von den Gebrüdern Grimm
- Die Nelke von den Gebrüdern Grimm

Zungenbrecher
- Gelbe Blumen blühen beim Birnbaum. Blühen beim Apfelbaum blaue Blumen?
- Otto soll Oma rote Rosen ohne Dornen holen. Von wo soll Otto Oma Rosen ohne Dornen holen? Soll Oma doch rote Rosen ohne Dornen ohne Otto holen.

Blumen und ihre symbolische Bedeutung
Welche symbolische Bedeutung haben bestimmte Blumen?
rote Rose = leidenschaftliche Liebe, weiße Rose = Reinheit, gelbe Rose = abnehmende Liebe, Veilchen = Bescheidenheit, Butterblume = Undankbarkeit, Flieder = beginnende Liebe, Gänseblümchen = kindliche Unschuld, Himmelsschlüssel = Göttlichkeit, Iris = gute Nachricht, Kornblume = Zartheit, Mohn = Trost, Narzisse = Egoismus, Vergissmeinnicht = wahre Liebe, Usambaraveilchen = ich komme wieder, Zypresse = Trauer, Stiefmütterchen = Erinnerung, Sonnenblume = Hochmut, Schneeglöckchen = Hoffnung, Ringelblume = Verzweiflung, Maiglöckchen = Rückkehr des Glücks, Lotus = Entfremdung, Fresie = Zärtlichkeit, Fuchsie = guter Geschmack, Frauenschuh = Launenhaftigkeit, Alpenveilchen = Schüchternheit

Blumen-ABC
Buchstaben losen und Blumen nennen, die mit dem gezogenen Buchstaben beginnen.
Lösungsvorschläge: A = Alpenrose, B = Butterblume, C = Christrose, D = Dahlie…

Einfache Variante: Blumen sammeln, die nicht mit bestimmten Buchstaben beginnen.

Blumenprodukte
Welche Produkte werden aus Blumen hergestellt?
Lösungsvorschläge: Hautcreme, Badeschaum, Potpourri, Duftöl

Wortsammlung
Welche Wörter beginnen mit »Blume«?
Lösungsvorschläge: Blumenstiel, Blumenblatt, Blumenstrauß, Blumenvase.

Vornamen und Blumennamen
Welche Vornamen sind auch Blumennamen?
Beispiele: Margarethe, Iris, Rose, Erika, Jasmin, Heide

Blumennamen zusammensetzen
Zwei Bilder mit Objekten zeigen und die gesuchte Blume erraten lassen.
- Frau + Schuh = Frauenschuh
- Schnee + Glöckchen = Schneeglöckchen
- Löwe + Zahn = Löwenzahn
- Eisen + Hut = Eisenhut
- Finger + Hut = Fingerhut
- Ritter + Sporn = Rittersporn
- Himmel + Schlüssel = Himmelsschlüssel
- Hahn + Fuß = Hahnenfuß
- Märzen + Becher = Märzenbecher
- Mai + Glöckchen = Maiglöckchen

Schwere Variante: Die Blumen erraten, indem die beiden Objekte umschrieben werden.

- Weibliches Wesen + Fußbekleidung = Frauenschuh
- Flocken im Winter + kleine Schelle = Schneeglöckchen
- Wildes Tier das brüllen kann + weiße Zacken im Mund = Löwenzahn
- Schweres Metall + Kopfbedeckung = Eisenhut
- Glieder an den Händen + Kopfbedeckung = Fingerhut
- Tapferer Krieger + Stachel = Rittersporn
- Sicht in freier Natur nach oben + Gegenstand zum Öffnen von verschlossener Türen = Himmelsschlüssel
- Männliches Huhn + Körperteil mit Zehen = Hahnenfuß
- Dritter Monat im Jahr + Trinkgefäß = Märzenbecher
- Fünfter Monat im Jahr + kleine Schelle = Maiglöckchen

Abschlusslied

5.4 Tiere

Anfangslied
- Der Kuckuck und der Esel
- Alle Vögel sind schon da
- Die Vogelhochzeit
- Fuchs du hast die Gans gestohlen
- Wenn ich ein Vöglein wär'
- Kuckuck, kuckuck, ruft's aus dem Wald
- Auf einem Baum ein Kuckuck saß
- Maikäfer flieg
- Summ, summ, summ

Wahrnehmungsübung
Material:
- CD mit Tiergeräuschen. Tiergeräusche können aus dem Internet heruntergeladen werden.
- Kleine Tierattrappen, Variante: Tierpostkarten
- Tierprodukte (Eier, Vogelnest, Vogelfedern, echte Schafwolle, Lammfell, Leder, Fleisch, Honig)

Die Tiergeräusche einzeln von der CD abspielen und das Tier, von dem es stammt, erraten. Die Tiergeräusche imitieren. Die Tierattrappe und das Tierprodukt anschauen und befühlen (siehe Kapitel 4.5.3.1.).

Gesprächsanregungen/Biografiearbeit
- Welche Tiere mögen Sie?
- Hatten Sie Haustiere? Wie hießen sie?
- Waren Sie als Kind oft im Zoo?
- Welche Tiere gibt es auf einem Bauernhof?
- Fallen Ihnen Erlebnisse mit Tieren ein?

Sprichwörter und Redewendungen ergänzen
- Eine Schwalbe macht noch lange keinen Sommer
- Auch ein blindes Huhn findet mal ein Korn
- Lieber den Spatz in der Hand als die Taube auf dem Dach
- Die Spatzen pfeifen es von den Dächern
- Mit Kanonen auf Spatzen schießen
- Mit jemandem ein Hühnchen rupfen
- Nachtigall, ich hör dir trapsen
- Eine Krähe hackt der anderen nicht die Augen aus
- Ist die Katze aus dem Haus, tanzen die Mäuse auf den Tischen
- Wie die Katze um den heißen Brei herumlaufen
- Die Katze lässt das Mausen nicht
- Einem geschenkten Gaul schaut man nicht ins Maul
- Wie ein Elefant im Porzellanladen
- Aus einer Mücke einen Elefanten machen
- Mich laust der Affe
- Da wird ja der Hund in der Pfanne verrückt
- Bellende Hunde beißen nicht
- In der Not frisst der Teufel Fliegen
- Zwei Fliegen mit einer Klappe schlagen

Märchen, Gedichte und Geschichten
- Die Bremer Stadtmusikanten von den Gebrüdern Grimm
- Die sieben Raben von den Gebrüdern Grimm
- Aschenputtel von den Gebrüdern Grimm
- Die goldene Gans von den Gebrüdern Grimm
- Das hässliche kleine Entlein von Hans Christian Andersen
- Kalif Storch von Wilhelm Hauff
- Der Panter von Rainer Maria Rilke
- Die Ameisen von Joachim Ringelnatz
- Max und Moritz –5. Streich von Wilhelm Busch
- Peter und der Wolf als Hörspiel von Sergej Prokofjev

Zungenbrecher
- Die Katze tritt die Treppe krumm.
- Esel essen Nesseln nicht, Nesseln essen Esel nicht.
- Zehn zahme Ziegen ziehen zehn Zentner Zucker zum Zoo.
- Es klapperten die Klapperschlangen bis ihre Klappern schlapper klangen.

Bewegungsübung
Zum Beispiel Elefantenrüssel, Tigerklauen, Hasenohren, Entenflügel nachahmen. Die Tiere durcheinander aufrufen und die passenden Bewegungen ausführen.

Schwere Variante: Ein Teilnehmer spielt ein Tier pantomimisch vor, die anderen erraten das Tier. Wer es errät, darf das nächste Tier spielen.

Kreatives Gestalten
1. Aus verschiedenfarbigem Tonpapier Tiere ausschneiden und Mobiles daraus basteln
2. Tiere frei oder nach Malvorlage malen

3-Dinge-Spiel
Pappkarten, auf denen eine Tierart oder ein Oberbegriff genannt ist, ziehen und drei passende Tiere nennen.
Beispiele: Fische, Vögel, Insekten, Haustiere, Hunderassen, wilde Tiere, Tiere mit Fell, Bauernhoftiere, Zootiere, Reptilien, Säugetiere, Tiere mit Stachel

Einfache Variante: Die Teilnehmer dürfen eine unbeschränkte Zahl an Tieren nennen.

Tier-ABC
Buchstaben losen und Tiere nennen, die mit dem gezogenen Buchstaben beginnen.
Lösungsvorschläge: A = Affe, B = Biber, C = Chinchilla, D = Dachs …

Eigenschaften aneinanderreihen
Der Gruppenleiter sagt: »Katrins Katze ist schwarz.« Ein Teilnehmer wiederholt den Satz und fügt ein weiteres Eigenschaftswort hinzu. Dann wiederholt und ergänzt der nächste Teilnehmer den Satz.

Beispiel:
Gruppenleiter: Katrins Katze ist schwarz.
Erster Teilnehmer: Katrins Katze ist schwarz und weich.
Zweiter Teilnehmer: Katrins Katze ist schwarz und weich und verspielt.

Schwere Variante: Wenn die Übung einmal durchgeführt worden ist, denken sich die Teilnehmer selbst ein Tier und einen Besitzer aus.

Leichte Variante: Ein Teilnehmer denkt sich eine Eigenschaft aus, die gesamten Eigenschaften werden immer im Chor wiederholt.

Tieren Eigenschaften zuordnen
- Fromm wie ein Lamm
- Fleißig wie eine Biene
- Störrisch wie ein Esel
- Mutig wie ein Löwe
- Eitel wie ein Pfau
- Turteln wie die Tauben
- Stumm wie ein Fisch
- Diebisch wie eine Elster
- Geduldig wie ein Schaf
- Schnattern wie die Gänse
- Falsch wie eine Schlange
- Blind wie ein Maulwurf
- Schlau wie ein Fuchs

Wortsammlung
Welche Wörter beginnen mit »Tier«?
Lösungsvorschläge: Tierarzt, Tiergeschäft, Tierquälerei, Tierfutter, Tierheim.

Teekesselchen raten
Tiernamen (siehe unten) auf Pappkarten schreiben. Die Teilnehmer ziehen reihum Karten und überlegen, welche Bedeutung der Tiername noch hat.

Schnecke (oberster Teil der Geige), Boxer (Sportler), Bock (Sportgerät), Grillen (Essenszubereitung im Freien), Bulle (Polizist), Star (berühmte Persönlichkeit), Hahn (Wasserhahn), Pony (Frisur), Pferd (Sportgerät), Strauß (Blumenstrauß), Kater (Auswirkung von Alkohol), Schimmel (Schimmelbefall), Ente (Automarke), Scholle (Eisfläche)

Tierprodukte raten
Was produzieren die folgenden Tiere?
Biene (Honig), Schwein (Speck, Wurst), Huhn (Eier), Kuh (Milch), Schaf (Wolle), Elefant (Elfenbein), Vogel (Federn).

Einfache Variante: Die Produkte nennen und fragen, von welchem Tier sie stammen.

Abschlusslied

5.5 Reisen

Anfangslied
- Auf der schwäb'sche Eisenbahne
- Wem Gott will rechte Gunst erweisen
- Jetzt fahr'n wir übern See
- Mus i denn zum Städtele hinaus
- Jetzt kommen die lustigen Tage
- Die Tiroler sind lustig
- Nun ade du mein lieb' Heimatland
- Auf der Lüneburger Heide

Vom Audiogerät abspielen:
- Am Sonntag will mein Süßer mit mir segeln gehn
- Weiße Rosen aus Athen
- Wenn bei Capri die rote Sonne im Meer versinkt
- Das ist die Berliner Luft, Luft, Luft
- Pack die Badehose ein
- An der Saale hellem Strande
- Ich hab mein Herz in Heidelberg verloren

Wahrnehmungsübung
1. Reiseutensilien (zum Beispiel Rucksack, Koffer, Wanderstab, Bergschuhe) mitbringen. Ansichtskarten oder Bilder von verschiedenen Ländern und Städten anschauen. Besonderheiten der Länder und Städte mitbringen. Beispiele: Spanien: Kastagnetten, Niederlande: Tulpen, Italien: Zitronen, Russland: Fellmütze, Lübeck: Marzipan, Tirol: Tirolerhut, Bayern: Dirndl und Bierglas. Fragen als Gesprächsaufhänger stellen: Waren Sie schon mal in Italien? Was fällt Ihnen zu dem Land ein?
2. Frage des Gruppenleiters: Mit welchen Verkehrsmitteln kann man verreisen? Mögliche Antworten: Bus, Bahn, Auto, Fahrrad, Schiff, Flugzeug. Übung: Ein Spielauto einander zurollen oder eine Mobileisenbahn auf dem Tisch fahren lassen. *Schwere Variante:* Je ein Ende eines Bindfadens an einem Spielauto und an einem Bleistift befestigen. Das Auto durch Aufwickeln des Fadens um den Bleistift zum Rollen bringen.
3. Reisekataloge aus Reisebüros mitbringen, in den Katalogen blättern und interessante Reiseziele aussuchen.

Gesprächsanregungen/Biografiearbeit
- Wohin sind Sie schon mal gereist?
- Wohin würden Sie jetzt gern reisen und warum?
- Mit welchen Verkehrsmitteln sind Sie gereist?
- Wen hatten Sie als Reisepartner?

- An welche Reiseerlebnisse erinnern Sie sich?
- Reiste man früher anders als heute?

Sprichwörter, Redewendungen und Sprüche ergänzen
- Alle Wege führen nach Rom
- Wer rastet der rostet
- Warum in die Ferne schweifen, doch das Gute liegt so nah
- Wenn jemand eine Reise tut, dann kann er was erzählen
- Mich packt das Reisefieber
- Andere Länder, andere Sitten

Geschichten
- Gullivers Reisen von Jonathan Swift
- Hectors Reise oder die Suche nach dem Glück von Francois Lelord
- Der Kleine Prinz von Antoine de Saint Exupéry

Jeweils nur Ausschnitte aus den Büchern vorlesen.

Gedichte
- Kennst Du das Land, wo die Zitronen blühen von Johann Wolfgang von Goethe

Zungenbrecher
- In Ulm um Ulm und um Ulm herum.
- Der Cottbuser Postkutscher putzt den Cottbuser Postkutschkasten blank.

Bewegungsübungen
1. Einen Wasserball mit Erdkugelaufdruck einander zuspielen
2. Einen Reisepass herumreichen und darüber sprechen
3. Zum Lied »Das Wandern ist des Müllers Lust« im Sitzen Marschierbewegungen ausführen und die Arme im Gleichklang bewegen
4. Bewegungsgeschichte »Ein Tag am Strand«: Wir packen unsere Strandtasche. Was muss alles hinein? (Utensilien nennen und pantomimisch die Tasche packen.) Dann gehen wir los. (Auf der Stelle marschieren.) Wir haben den Strand erreicht und breiten das Badehandtuch auf einem Liegestuhl aus. (Die dazugehörige Bewegung machen.) Nun entkleiden wir uns und ziehen unsere Badesachen an. (Die dazugehörigen Bewegungen machen.) Wir wollen uns auf den Liegestuhl legen, plötzlich fällt uns etwas Wichtiges ein: Wir möchten keinen Sonnenbrand bekommen. Was benötigen wir deshalb? (Die Teilnehmer sagen »Sonnencreme« und simulieren das Eincremen.) Wir setzen uns bequem in den Liegestuhl und genießen die Sonne (bequem hinsetzen, Gesicht gen Decke richten und die Augen schließen.) Jetzt haben wir uns genug ausgeruht und wollen etwas am Strand unternehmen.

Was kann man dort machen? Mögliche Antworten: Baden, Ballspielen, Muscheln sammeln, Kind beim Sandburgbauen helfen.

Die Bewegungsgeschichte weiterentwickeln.

Wortsammlung
Welche Wörter beginnen mit »Reise«?
Lösungsvorschläge: Reiselust, Reisebüro, Reisebus, Reisepass, Reiseroute

Einfache Variante: Wörter zum Thema sammeln, die nicht notwendigerweise mit »Reise« beginnen.

3-Dinge-Spiel
Pappkarten mit einem Oberbegriff ziehen und drei passende Unterbegriffe finden.

Beispiele für Oberbegriffe:
Städte, Länder, Meere, Flüsse, Gebirge, Reiseverkehrsmittel, Sprachen, Gegenstände im Reisegepäck, Reiseandenken, Geldwährungen, Sehenswürdigkeiten, ausländische Speisen

Buchstabenspiel
Jeder Teilnehmer zieht einen Buchstaben. Der Gruppenleiter stellt folgende Aufgabe: »Sie gewinnen in einem Preisausschreiben einen Urlaub auf einer Insel. Um die Reise antreten zu dürfen, müssen Sie die folgenden Fragen beantworten. Sie dürfen jedoch nur ein Wort sagen, das mit dem Buchstaben beginnt, der auf der Karte steht.«
- Welches Gepäckstück sollte auf keinen Fall fehlen?
- Was ist während Ihrer Zeit auf der Insel überflüssig und kann deswegen zu Hause bleiben?
- Wer soll Sie begleiten?
- Auf welche Freizeitaktivität möchten Sie auf der Insel nicht verzichten?
- Was würden Sie gern auf der Insel essen?
- Wem schreiben Sie eine Postkarte?
- Was möchten Sie sich als Souvenir mit nach Hause nehmen?

Einfache Variante: Die Teilnehmer beantworten die Fragen frei.

Stichworträtsel
Einen Begriff suchen, der durch fünf umschreibende Worte erraten wird.
- Sportart – Meer – Bewegen – Vorwärtskommen – Baden, Lösung: Schwimmen
- Schlafen – 5 Sterne – Beköstigung – Minibar – Service, Lösung: Hotel
- Pisa – Sehenswürdigkeit – schief – lang – besteigen, Lösung: Der schiefe Turm von Pisa

- Einreiben – Antiverbrennungsmittel – Geruch – flüssig – Bräunen, Lösung: Sonnencreme
- Verkehrsmittel – Luft – Pilot – Flügel – schnell, Lösung: Flugzeug

Lückentext
Das Gedicht von Jorst Kippendorf vorlesen und die Zeilen von den Teilnehmern mit dem Wort »Reise« beginnen lassen:
Reisen ist Erholung und Regeneration,… ist Kompensation,… ist gesellschaftliche Integration,… ist Flucht,… ist Kommunikation,… ist Horizonterweiterung,… ist Freiheit und Selbstbestimmung,… ist Selbsterfahrung und Selbstfindung,… ist Glück.

Personen mit einer leichten Demenz fragen, was für sie Reisen bedeutet.

Abschlusslied

5.6 Essen und Trinken

Anfangslied
- Backe, Backe Kuchen
- Ein Mops kam in die Küche
- C-A-F-F-E-E
- Die Affen rasen durch den Wald
- Spannenlanger Hansel

Vom Audiogerät abspielen:
- Aber bitte mit Sahne
- Alles hat ein Ende nur die Wurst hat zwei
- In München steht ein Hofbräuhaus
- Griechischer Wein
- Es gibt kein Bier auf Hawaii
- Trink, Brüderlein trink

Dekoration und Gesprächsanregung
Verschiedene Lebensmittel schmücken den Tisch. Der Gruppenleiter stellt folgende Fragen:
- Was sehen Sie?
- Kennen Sie die Lebensmittel?
- Was kann man daraus machen?
- Mögen Sie die Lebensmittel?
- Gibt es etwas, was Sie gar nicht mögen?
- Haben Sie eine Lieblingsspeise?

- Hatten Sie immer genug zu essen und zu trinken?
- Kochen Sie gern?

Wahrnehmungs- und Bewegungsübung
1. Küchengeräte zeigen und besprechen, was man damit macht
2. Luftballons mit Hilfe eines Küchentrichters mit Nahrungsmitteln befüllen und zuknoten. Die Luftballons herumreichen und den Inhalt ertasten lassen, anschließend den Luftballon mit einer Schere aufschneiden und das Ergebnis überprüfen. Mögliche Nahrungsmittel: Nudeln, Nüsse, Bonbons, Zuckerstückchen, Linsen, Reis, Teebeutel
3. Untertassen mit verschiedenen Gewürzen versehen. Die Teilnehmer erraten die Gewürze, zum Beispiel Paprika, Zimt, Kümmel, Pfeffer, Muskat, Gewürznelken, Curry, Ingwer, Rosmarin
4. Der Gruppenleiter bereitet einen Teig für Butterplätzchen vor. Die Teilnehmer stechen Plätzchen aus und legen sie auf ein Blech. Während der verbleibenden Zeit der Gruppenstunde backen die Plätzchen und werden am Ende verzehrt. Variante: Förmchen mit vorgefertigtem Teig für Muffins füllen

Sprichwörter ergänzen
- Die dümmsten Bauern haben die dicksten Kartoffeln
- Viele Köche verderben den Brei
- Sauer macht lustig
- Geschmäcker sind verschieden
- Nach dem Essen sollst du ruh'n oder tausend Schritte tun
- In der allergrößten Not, schmeckt die Wurst auch ohne Brot
- Ein voller Bauch studiert nicht gern
- Da wird der Hund in der Pfanne verrückt
- Der Apfel fällt nicht weit vom Stamm
- Appetit kommt beim Essen
- Ein Gläschen in Ehren, kann niemand verwehren
- Nichts wird so heiß gegessen, wie es gekocht wird
- In der Not frisst der Teufel Fliegen
- Was man sich eingebrockt hat, muss man auch auslöffeln
- Bier auf Wein, das lass sein. Wein auf Bier, rat ich dir.
- Da liegt der Hase im Pfeffer
- Eigener Herd ist Goldes wert

Tischsprüche
- Lirum, larum Löffelstiel, wer nicht isst, der kann nicht viel. Drum lasst uns schnell was schmausen, dann könn' wir wieder sausen. Guten Appetit.
- Jedes Tierlein hat sein Essen jedes Blümlein trinkt von dir, hast auch unser nicht vergessen, lieber Gott wir danken dir.

- Fröhlich sei das Mittagessen, guten Appetit.
- Piep, piep, piep, wir haben uns alle lieb. Jeder isst, soviel er kann, nur nicht seinen Nebenmann. Und wir nehmen es ganz genau, auch nicht seine Nebenfrau. Guten Appetit.

Märchen und Geschichten
- Tischlein deck dich von den Gebrüdern Grimm
- Prinzessin auf der Erbse von Hans Christian Andersen
- Die Geschichte vom Suppen-Kasper aus dem Struwwelpeter von Heinrich Hoffmann

Einkaufswagen packen
Der Gruppenleiter stellt folgende Frage: »Stellen Sie sich vor, wir sind in einem Supermarkt und dürfen alles kaufen, was wir essen können. Was kommt alles in den Einkaufswagen? Ich fange an mit einem Brot. Was packen Sie ein?« Beispiele: Äpfel, Käse, Tütensuppe, Frikadellen.

Schwierige Variante (1): Ein Nahrungsmittel finden, das mit dem letzten Buchstaben des vorher genannten Nahrungsmittels beginnt. Beispiele: Brot, Tomate, Eis, Sauerkraut.

Schwierige Variante (2): Die genannten Nahrungsmittel wie beim Spiel »Ich packe in meinen Koffer…« wiederholen und jedes Mal ein neues hinzufügen. Vorsicht: Nur für Personen im Anfangsstadium der Demenz geeignet. Beispiel:
Teilnehmer 1: Ich packe in meinen Einkaufswagen ein Brot.
Teilnehmer 2: Ich packe in meinen Einkaufswagen ein Brot und eine Tafel Schokolade.
Teilnehmer 3: Ich packe in meinen Einkaufswagen ein Brot, eine Tafel Schokolade und eine Gurke.

3-Dinge-Spiel
Pappkarten mit einem Oberbegriff ziehen und drei passende Unterbegriffe erraten.

Beispiele: Geschmacksrichtungen, Obstsorten, Gemüsesorten, Hausmannsgerichte, Fleischsorten, Brotaufschnitte oder -aufstriche, Eissorten, Italienische Gerichte, Gewürze, Brötchen, alkoholische Getränke, Tischbestecke, Desserts, Nusssorten, Suppen, Teesorten

Einfache Variante: Die Teilnehmer nennen eine unbeschränkte Zahl an Lebensmitteln.

Geschmacksrichtungen raten
Geschmacksrichtungen nennen und passende Nahrungsmittel zuordnen.

Beispiele: süß (Kuchen, Eis), sauer (Zitrone, Limone), salzig (Salzstangen, Kartoffelchips), scharf (Pfeffer, Peperoni), bitter (Walnuss)

Gegensätze raten

Pappkarten auf der Vorderseite mit einem Begriff und auf der Rückseite mit dem gegensätzlichen Begriff beschriften. Die Teilnehmer ziehen reihum eine Karte und lesen laut vor, was auf der Vorderseite steht. Sie nennen den Gegensatzbegriff und überprüfen die Lösung auf der Rückseite.

Beispiele: heiß – kalt, Sättigung – Hunger, Essen – Trinken, fest – flüssig, fad – würzig, zäh – zart, Übergewicht – Untergewicht, schlemmen – Diät, gesund – krank.

Lebensmittel Städten zuordnen

Pappkarten auf der Vorderseite mit Städten beschriften und auf die Rückseite die dazu passenden Nahrungsmittel nennen. Die Teilnehmer ziehen reihum eine Karte und lesen laut vor, welche Stadt auf der Vorderseite genannt ist. Sie nennen die passenden Lebensmittel und überprüfen die Lösung.

Beispiele: Aachener Printen, Berliner Pfannkuchen, Berliner Weiße, Hamburger, Frankfurter Würstchen, Frankfurter Kranz, Wiener Würstchen, Thüringer Würste, Wiener Schnitzel, Königsberger Klopse, Linzer Torte, Kopenhagener Gebäck, Amerikaner, Leipziger Allerlei, Dresdner Stollen, Karlsbader Oblaten, Kieler Sprotten.

Rezepte raten

Material: Kochbuch mit Rezepten für Hausmannskost. Der Gruppenleiter schlägt eine beliebige Seite auf und liest die Zutaten und benötigten Haushaltsgeräte vor. Die Teilnehmer erraten, welches Gericht gemeint ist.

Beispiele:
- Mehl, Eier, Milch, Zucker, Salz Butter, Pfanne, Herd. Lösung: Pfannkuchen
- Mürbeteig, Äpfel, Zimt, Blech, Backofen. Lösung: Apfelkuchen
- Teig, Lebensmittel zum Belegen (Käse, Tomaten, Pilze, Salami), Blech, Backofen. Lösung: Pizza
- Verschiedene Mehlsorten, Wasser, Salz, Butter, Hefe, Kastenbackform, Backofen. Lösung: Brot
- Brühe, Kräuter, Würstchen, Karotten, Erbsen, Linsen, Kartoffeln. Lösung: Eintopf.

Farben Nahrungsmitteln zuordnen

Eine Farbkarte auf den Tisch legen und Nahrungsmittel, die diese Farbe haben, nennen lassen.

Beispiele: Rot (Tomate), Orange (Curry), Weiß (Vanilleeis), Grün (Gurke), Schwarz (Olive), Gelb (Käse), Weiß (Zucker), Gelb (Zitrone), Braun (Cola), Blau (Blaubeere)

Abschlusslied

5.7 Kleidung

Anfangslieder
- Mein Hut, der hat drei Ecken
- Grün, grün, grün sind alle meine Kleider
- Ein Sträußchen am Hute

Wahrnehmungsübung
Kleidungsstücke aus unterschiedlichen Stoffarten (Cord, Tüll, Seide, Leinen, Baumwolle) auf dem Tisch verteilen. In den Kleidungsstücken herumwühlen, die Kleidungsstücke bewundern und die Stoffarten benennen lassen.

Bewegungsübungen und lebenspraktische Tätigkeiten
1. Eine Wäscheleine über den Tisch spannen und Kleidung mit Wäscheklammern aufhängen
2. Wäsche falten und stapeln
3. Jeder Teilnehmer sucht sich einen Hut aus und setzt ihn auf (zum Beispiel Zylinder, Tirolerhut, Strohhut, Melone, Herrenhut, Filzhut, Panamahut, Sombrero, Cowboyhut). Sich gegenseitig bewundern. Fragen des Gruppenleiters: Um was für einen Hut handelt es sich? Zu welcher Gelegenheit trägt man den Hut?
4. Mit einem Hut Frisbee spielen.
5. Jeder Teilnehmer sucht sich einen Gürtel aus (Gürtel in verschiedenen Farben und mit unterschiedlichen Schnallen anbieten) und legt ihn an. Fragen des Gruppenleiters: Um was für einen Gürtel handelt es sich? Zu welcher Gelegenheit trägt man den Gürtel?
6. Eine lange Kette herstellen, indem die Gürtel wie Kettenglieder aneinander befestigt werden.
7. Einer Puppe Puppenkleider anziehen.

Sprichwörter und Redewendungen ergänzen
- Kleider machen Leute
- Den Mantel nach dem Wind hängen
- Das ist Jacke wie Hose
- Den Schuh ziehe ich mir nicht an
- Wissen, wo der Schuh drückt
- Jemanden etwas in die Schuhe schieben
- Da geht mir die Hutschnur hoch
- Jemanden auf den Schlips treten
- Sich auf die Socken machen
- Mir platzt der Kragen
- Das sind zwei paar Stiefel

Gesprächsanregungen/Biografiearbeit
- Sind Sie ein modebewusster Mensch?
- Wie würden Sie Ihren eigenen Kleidungsstiel beschreiben?
- Mussten Sie früher eine Schuluniform tragen?
- An welche Besonderheiten in der Mode erinnern Sie sich?

Märchen und Geschichten
- Des Kaisers neue Kleider von Hans Christian Andersen
- Ein Kleid von Dior von Paul Gallico

Zungenbrecher
- Blaukraut bleibt Blaukraut und Brautkleid bleibt Brautkleid.
- Und aus des toten Recken Hose wuchs eine rote Heckenrose.

Aktuell getragene Kleidung
Die Teilnehmer fragen, welche Kleidungsstücke sie anhaben. Die Reihenfolge des Anziehens besprechen. Frage an Personen mit einer leichten Demenz: Aus welchen Stoffen ist die Kleidung, die Sie tragen?

Kleidungsstücke-ABC
Einen Buchstaben losen und Kleidungsstücke nennen, die mit dem Buchstaben beginnen.
Lösungsvorschläge: A = Anorak, B = Büstenhalter, C = Cape, D = Dirndl …

Einfache Variante: Beliebige Kleidungsstücke nennen.

Stoffe-ABC
Einen Buchstaben losen und Stoffarten nennen, die mit dem Buchstaben beginnen.
Lösungsbeispiele: A = Alpaka, B = Baumwolle, C = Chiffon, D = Damast …

Einfache Variante: Stoffarten ohne Vorgaben nennen.

3-Dinge-Spiel
Pappkarten mit einem Oberbegriff ziehen und drei passende Unterbegriffe nennen.

Beispiele für Oberbegriffe: Berufe in der Modebranche, Berufsuniformen, Kleidungsstücke für den Oberkörper, Kleidungsstücke für den Unterkörper, Schuharten, unmoderne Kleidungsstücke, Kleidungsstücke anderer Länder, Sommerbekleidungsstücke, Winterbekleidungsstücke, Accessoires, Verschlussarten für Kleidung, unterschiedliche Hüte

Wortkette

Zusammengesetzte Hauptwörter suchen, bei denen der letzte Teil jeweils der erste Teil des nächsten Wortes ist. Beispiel: Schreibtisch – Tischbein – Beinhaar – Haarbürste …

Hier drei Vorschläge, mit denen der Gruppenleiter beginnt: Winterschuh, Strumpfband, Badeanzug.

Kleidungsstücke raten

- Was trägt man im Winter an den Händen? Lösung: Handschuhe.
- Was trug man früher im Winter um den Hals gehängt zum Wärmen der Hände? Lösung: Muff.
- Was tragen der Bräutigam und der Schornsteinfeger auf dem Kopf? Lösung: Zylinder.
- Was trägt der feine Herr zum Anzug um den Hals? Lösung: Krawatte oder Fliege.
- Was trägt man an den Füßen, wenn es regnet? Lösung: Gummistiefel.
- Was trägt man an den Füßen, um auf Eis zu laufen? Lösung Schlittschuhe.
- Wie nennt man das Trachtenkleid aus Bayern? Lösung: Dirndl.
- Wie nennt man die Bekleidung von Fußballspielern? Lösung: Trikot.
- Wie nennt man das Kostüm von Ballettänzerinnen? Lösung: Tutu.
- Wie nennt man eine tropische Frucht und zugleich auch einen Herrenhut? Lösung: Melone.

Das erratene Kleidungsstück als Anschauungsmaterial in der Gruppe herumreichen.

Symbole aus der Wäschepflege raten

Wäschepflegesymbole aus dem Internet ausdrucken. Gute Zeichner können die Symbole auch aufzeichnen. Teilnehmer mit einer leichten Demenz raten, was die Symbole bedeuten.
Beispiele: Handwäsche, nicht waschbar, Trocknen im Trockner möglich, Normalwäsche bei 95°, Schonwaschgang bei 60°, heiß bügeln, nicht bügeln.

Abschlusslied

5.8 Vornamen

Anfangslied
- Oh du lieber Augustin
- Hänschen klein
- Bolle reiste jüngst zu Pfingsten
- Suse, liebe Suse, was raschelt im Stroh
- Bruder Jakob
- Heissa Katreinerle

Vom Audiogerät abspielen:
- Lilli Marlen
- Ich bin die fesche Lola
- Wenn die Elisabeth nicht so schöne Beine hätt'
- Rosamunde
- Veronika, der Lenz ist da
- Ännchen von Tharau
- Wo mag denn nur mein Christian sein
- Sabinchen war ein Frauenzimmer
- Mariechen saß weinend im Garten
- Oh, Donna Clara

Rhythmusübung
Die Teilnehmer nennen ihre Vor- und Nachnamen. Der Name jeder Person wird Silbe für Silbe mehrmals rhythmisch gesprochen und dazu erst geklatscht, dann gestampft und schließlich mit den Handflächen auf den Tisch geklopft.

Bewegungsübung
Einen Ball auf dem Tisch einander zurollen. Die Person, die den Ball fängt, sagt ihren Vornamen.

Schwere Variante: Den Namen des Teilnehmers nennen, zu dem der Ball gerollt wird.

Sprichwörter und Redewendungen ergänzen
- Was Hänschen nicht lernt, lernt Hans nimmermehr
- Hinz und Kunz
- Namen sind Schall und Rausch
- Die Dinge beim Namen nennen

Gesprächsanregungen/Biografiearbeit
- Einen Personalausweis in der Gruppe herumreichen
- Geburtsanzeigen aus der Zeitung vorlesen
- Mögen Sie Ihren Vornamen?
- Haben Sie mehrere Vornamen?
- Falls nicht, wie würden Sie gern heißen?
- Welche Vornamen mögen Sie überhaupt nicht?
- Wie war ihr Mädchenname?
- Wurden Sie nach einer Person benannt?
- Haben Sie einen Spitznamen?
- Wie heißen Personen aus Ihrer Verwandtschaft mit Vornamen?

Märchen und Gedichte
- Rumpelstilzchen von den Gebrüdern Grimm
- Ein Gutachten von Theodor Storm

Namen-ABC
Eine Buchstabenkarte ziehen und Namen nennen, die mit dem Buchstaben beginnen. Lösungsbeispiele: A = Anne, B = Berthold, C = Christine, D = Dieter …

Schwere Variante: Entweder Männer- oder Frauennamen nennen.

Einfache Variante: Namen nach Belieben nennen.

Die Bedeutung von Vornamen
Jeder Teilnehmer erhält eine Karte, auf dem die Bedeutung seines Vornamens steht und liest sie vor. Anschließend sich mit leicht Erkrankten darüber austauschen, ob die Bedeutung des Namens auch zur Person passt.

Rückwärts lesen
Jeder Teilnehmer erhält eine Karte, auf die er mit einem Stift in Blockbuchstaben den eigenen Vorname schreibt. Anschließend den Namen zuerst vorwärts, dann rückwärts vorlesen. Über den merkwürdigen Wortklang amüsieren. Frage des Gruppenleiters an Personen mit einer leichten Demenz: Kennen Sie Vornamen, die vorwärts und rückwärts gelesen gleich klingen? (zum Beispiel: Anna, Otto)

Paare finden (siehe auch Kapitel 4.2.1)
Auf die Vorderseite einer Pappkarte den Vornamen einer bekannten Person schreiben und auf die Rückseite den Vornamen der dazu gehörenden Person. Die Karten auf den Tisch zu einem Stapel legen. Die Teilnehmer erraten die Paare und überprüfen die Lösung durch das Umdrehen der Karten.

Folgende Paare sind möglich:
Max und Moritz, Maria und Josef, Hänsel und Gretel, Romeo und Julia, Adam und Eva, Tim und Struppi, Tom und Jerry, Caesar und Kleopatra

Moderne und unmoderne Vornamen
Welche Namen sind modern? Beispiele: Leonie, Leon, Tim, Finn.
Welche Namen sind unmodern? Beispiele: Lieselotte, Waltraud, August, Hermann.
Gibt es zeitlose Namen? Beispiele: Anna, Lena, Alexander, Marie.

Wortspiele
Den Namen »Annkathrin« mit großen Druckbuchstaben auf ein Papier schreiben. Welche Frauennamen kann man aus den vorhandenen Buchstaben bilden?
Lösungsvorschläge: Tina, Anna, Inka, Nina, Kathrin, Ann, Nana, Karin, Anni, Kira, Tinka, Tara, Hanna

Einfache Variante (1): Welche Wörter kann man aus den vorhandenen Buchstaben bilden?

Einfache Variante (2): Die Buchstaben ausschneiden und damit neue Wörter bilden.

Abschlusslied

LITERATUR

Bayrisches Staatsministerium für Arbeit und Sozialordnung (Herausgeber) (2006): Musizieren mit dementen Menschen. Ratgeber für Angehörige und Pflegende. München: Reinhardt.
Beckstein, Ursula (2007): Kommunikationstraining in Seniorengruppen: Eine Handlungsanleitung für die Altenhilfe. Hannover: Schlütersche.
Bell, Virginia; Brock, Elisabeth (2007): So bleiben Menschen mit Demenz aktiv. 147 Anregungen nach dem Best-Friends-Modell. München: Reinhardt.
Berting-Hüneke, Christa. (Herausgeber) (2007): Gartentherapie. Idstein: Schulz-Kirchner.
Beyschlag, Renate (2002): Altengymnastik und kleine Spiele. Anleitung für Übungsleiter in Heimen, Begegnungsstätten und Verbänden. 8. Auflage. München: Urban & Fischer.
Braam, Stella (2007): »Ich habe Alzheimer«. Wie die Krankheit sich anfühlt. Weinheim: Beltz.
Busch, Nadja (2013): Geschichten für Senioren – Demenzkranken erfolgreich vorlesen. EbeDe.net – Forum für Ergotherapie bei Demenz.
Dunkhorst, Heike (2006): Gestaltung und Beschäftigung. 2. Auflage. Hannover: Vincentz Network.
Eisenburger, Marianne (2002): Aktivieren und Bewegen von älteren Menschen. 2. Auflage. Aachen: Meyer & Meyer.
Eisenburger, Marianne; Gstöttner, Elisabeth; Zak, Thesi (2008): In Bewegungsrunden aktivieren. Ideen und Anregungen aus der Psychomotorik. Hannover: Vincentz Network.
Evers, Magrit (2005): Geselligkeit mit Senioren. Wahrnehmen – gestalten – bewegen. 2. Auflage. Weinheim, Basel: Beltz.
Friese, Andrea (2009): Bettlägerige aktivieren. 111 Ideen aus der Praxis. Hannover: Vincentz Network.
Gatz, Sabine; Schäfer, Lioba (2002): Themenorientierte Gruppenarbeit mit Demenzkranken. 24 aktivierende Stundenprogramme. Weinheim, Basel: Beltz.
Giruc, Mandy (2011): Tiere, mit denen wir lebten. Hannover: Schlütersche Verlagsgesellschaft.
Graber-Dünow, Michael (2003): Milieutherapie in der stationären Altenhilfe. 2. Auflage. Hannover: Brigitte Kunz Verlag.
Habermann, Carola; Wittmershaus, Caren; Bobbe, Gabriela (Herausgeber) (2005): Ergotherapie im Arbeitsfeld Geriatrie. Stuttgart: Thieme.
Harms, Heidrun; Dreischulte, Gaby (2004): Musik erleben und gestalten mit alten Menschen. 2. Auflage. München: Urban & Fischer.
Hegedusch, Eileen; Hegedusch, Lars (2007): Tiergestützte Therapie bei Demenz. Die gesundheitsförderliche Wirkung von Tieren auf demenziell erkrankte Menschen. Hannover: Schlütersche Verlagsgesellschaft.
Jasper, Bettina M. (2007): Farbenfroh aktivieren. Mit Rot, Gelb, Blau das Gedächtnis trainieren, die Bewegung fördern. Hannover: Vincentz Network.
Joppig, Wolfgang (2004): Gedächtnistraining mit dementen Menschen. Troisdorf: Bildungsverlag EINS.

Kiefer, Bernd; Rudert, Bettina (2007): Der therapeutische Tischbesuch. TTB – die wertschätzende Kurzzeitaktivierung. Hannover: Vincentz Network.

Kramer, Wolfgang; Blank, Andrea (2007): Die besten Beschäftigungstherapien für Senioren. Über 100 Anleitungen und kreative Anregungen für die tägliche Praxis. 4. Auflage. Merching: FORUM GesundheitsMedien.

Lindner, Elfriede (2005): Aktivierung in der Altenpflege. Arbeitsmaterialien für die Praxis. München: Elsevier Urban & Fischer.

Lindner, Elfriede (2007): Feste feiern in der Altenpflege. Anleitung und Arbeitsmaterialien für die Praxis. München: Elsevier Urban & Fischer.

Minkwitz, Kirsten; Scholz-Minkwitz, Esther (Herausgeber) (2007): Ergotherapie bei Demenz. Herbsttagung DVE Fachkreis Neurologie 2007. Idstein: Schulz-Kirchner.

Mötzing, Gisela (2007): Beschäftigung und Aktivitäten mit alten Menschen. 2. Auflage. München: Urban & Fischer.

Muthesius, Dorothea (1997): Musikerfahrungen im Lebenslauf alter Menschen. Hannover: Vincentz.

Niepel, Andreas et. al (2007): Gartentherapie. Idstein: Schulz-Kirchner.

Putz, Deutscher Verband der Ergotherapeuten e.V. (Herausgeber) (2007): Gartentherapie, Idstein: Schulz-Kirchner.

Radenbach, Johanna (2013): Lexikon Soziale Betreuung: Fachbegriffe der Altenhilfe von A-Z. Hannover: Schlütersche Verlagsgesellschaft. Ravaglia, et al. (2007): http://www.onmeda.de/aktuelles/news/index.html?id=2596.

Schaade, Gudrun (2008): Ergotherapie bei Demenzerkrankungen. Ein Förderprogramm. 4. Auflage. Berlin, Heidelberg: Springer.

Schaade, Gudrun (2009): Demenz: Therapeutische Ansätze für alle Stadien der Erkrankung. Berlin: Springer.

Schaade, Gudrun; Kubny-Lüke, Beate (2005): Demenz, Alzheimer-Erkrankung. Ein Ratgeber für Angehörige und alle, die an Demenz erkrankte Menschen betreuen. Idstein: Schulz-Kirchner.

Schmidt, Gisela (2005): Gedächtnistraining für Senioren. Methoden und Spiele. 8. Auflage. München: Don-Bosco.

Schmidt-Hackenberg, Ute (2005): Malen mit Dementen. Hannover: Vincentz Network.

Staack, Swen (2004): Milieutherapie. Ein Konzept zur Betreuung demenziell Erkrankter. Hannover: Vincentz Network.

Stoppe, Gabriela (2007): Demenz. Diagnostik, Beratung, Therapie. 2. Auflage. München: Reinhardt.

Tanklage, Elisabeth (2001): Gedächtnistraining für Seniorengruppen. 24 unterhaltsame Stundenfolgen für Gruppenleitungen. Weinheim: Beltz.

Trilling, Angelika; Bruce, Errollyn; Hodgson, Sarah; Schweitzer, Pam (2001): Erinnerungen pflegen. Unterstützung und Entlastung für Pflegende und Menschen mit Demenz. Hannover: Vincentz Network.

Wojnar, Jan (2007): Die Welt der Demenzkranken. Leben im Augenblick. Hannover: Vincentz Network.

MATERIALLISTE

Abendkleid (Kap. 4.2.5)
Absperrungsband (Kap. 4.5.5.1)
Akkordeon (Kap. 4.9.3)
Aktenvernichter (Kap. 4.7.6)
Algen, künstliche (Kap. 4.5.2.1)
Alltagsgegenstände (Kap. 3.2.3, 4.5.3.2, 4.5.5.1)
Aluminiumfolie (Kap. 4.6.2)
Ansichtskarten (Kap. 5.5)
Anspitzer (Kap. 4.6.2, 4.6.5)
Antirutschmatte (Kap. 4.7.2, 4.7.7)
Apfel (Kap. 1, 4.2.1, 4.2.5)
Apfelsine (Kap. 4.5)
Aquarellpapier (Kap. 4.6.1)
Audiogerät (Kap. 5.3, 5.5, 5.6, 5.8)

Babypuppen (Kap. 4.5.2.2)
Backzutaten (Kap. 4.8.1, 4.8.2, 4.8.4)
Badeente (Kap. 5.1)
Badeschwamm (Kap. 5.1)
Badezusatz (Kap. 5.1)
Ball (Kap. 3.2.2, 3.4.3, 3.4.4, 4.3.5, 4.3.6, 4.8.3, 5.7)
Banane (Kap. 4.2.6)
Bänder (Kap. 4.4.4.1, 4.5.2.1)
Bänke (Kap. 4.1.7, 4.8.4)
Bastelmaterial (Kap. 4.8.1)
Baumrinde (Kap. 4.6.4)
Becher (Kap. 4.4.4.1, 4.7.2)
Beeren (Kap. 4.8.4)
Beete (Kap. 4.8.4)
Behältnis (Kap. 4.3.1, 4.3.5, 4.5.3.2)
Bergschuhe (Kap. 5.5)
Besenstiel (Kap. 4.4.4.1)
Besteck (Kap. 3.2.3, 4.7.2)
Bibel (Kap. 5.2)
Bierglas (Kap. 5.5)
Bilder (Kap. 3.4.4, 4.1.2, 4.1.3, 4.2.1, 4.3, 4.3.1, 4.3.5, 4.4.2.4, 4.5, 4.6.2, 4.7.7, 5, 5.3, 5.5)
Bilderhaken, selbstklebender (Kap. 4.6.4)

Bilderrahmen (Kap. 4.6.3)
Bindfaden (Kap. 5.5)
Biografiekiste (Kap. 4.1.4)
Biografiebogen (Kap. 4.1.1)
Blätter (Kap. 4.2.5, 4.2.6, 4.5.2.1, 4.7.6)
Blechdeckel einer Keksdose (Kap. 4.6.4)
Bleistift (Kap. 4.1.6, 4.6.2, 4.6.5, 5.3, 5.5)
Blumen (Kap. 3.2.3, 4.1.2, 4.3.1, 4.5, 4.6.4, 4.8.2, 4.8.4, 4.9.3, 5.2)
Blumenpresse (Kap. 4.8.4)
Bohnen (Kap. 4.4.4.1, 4.5.1.3)
Bohrer (Kap. 4.6.5)
Bonbons (Kap. 5.6)
Brett (Kap. 4.5.3.3)
Brettspiel (Kap. 4.9.3)
Briefe (Kap. 4.1.4, 4.7.6)
Briefmarken (Kap. 4.1.4)
Briefumschlag (Kap. 4.5.5.1)
Brille (Kap. 4.1.6, 4.3, 4.5.5.1, 5.2)
Brillenetui (Kap. 4.5.5.1)
Bucheckern (Kap. 4.6.4)
Bücher (Kap. 4.1.3, 4.8.1, 5.5)
Buntstifte (Kap. 5.4)
Büroklammern (Kap. 3.2.2)
Bürste (Kap. 3.2.3, 4.5.1.1, 4.8.3)

CD (Kap. 4.4.1, 4.5.3.1, 4.9.3, 5.4)
CD-Player (Kap. 4.4.1, 4.4.2.3, 4.5.3.1)
Chiffontuch (Kap. 4.3.3.2, 4.3.3.3)
Creme (Kap. 4.1.6)
Cremedose (Kap. 5.1)
Curry (Kap. 5.6)

Deckel (Kap. 4.6.1)
Decken (Kap. 4.5.1.1, 4.7.4)
Dinkel (Kap. 4.3.5)
Dirndl (Kap. 5.5)
Dosen (Kap. 4.3.6)
Dosentrommel (Kap. 4.4.4.1)
Draht (Kap. 4.6.6)
Duschhaube (Kap. 5.1)

Materialliste

Duschstuhl (Kap. 4.7.7)

4711 Echt Kölnisch Wasser (Kap. 5.1)
Effektinstrument (Kap. 4,4.4.1)
Ei (Kap. 4.2.6, 4.5.3.1, 5.4)
Eicheln (Kap. 4.5.1.3, 4.6.4)
Eimer (Kap. 4.2.5)
Eintrittskarten (Kap. 4.1.4)
Erbsen (Kap. 4.3.5, 4.5.1.3, 4.5.3.2)
Essbesteck (Kap. 4.7.2)
Etui (Kap. 4.1.6, 4.1.7)

Faden (Kap. 4.4.4.1)
Fahrradklingel (Kap. 4.5.3.2, 4.5.3.3)
Farben (Kap. 4.4.4.1)
Farbkarte (Kap. 5.6)
Fausthandschuh (Kap. 4.4.4.1)
Federn (Kap. 4.4.4.1, 4.5.3.1, 4.6.4)
Feile (Kap. 4.4.4.1)
Feldsalat (Kap. 4.2.5)
Fellmütze (Kap. 5.5)
Fenster (Kap. 4.3.1)
Figuren (Kap. 4.8.2)
Filz (Kap. 4.4.4.1)
Filzstift (Kap. 4.2.6, 4.3.5, 4.6.1, 5.6, 5.7, 5.8)
Fingerhandschuh (Kap. 4.4.4.1)
Fische, künstliche (Kap. 4.5.2.1)
Fischernetz (Kap. 4.5.2.1, 4.5.2.3, 4.7.7)
Fleisch (Kap. 5.4)
Fliege (Kleidungsstück) (Kap. 5.7)
Fliegenklatsche (Kap. 4.3.5)
Folien (Kap. 4.2.1, 4.2.2, 4.2.3, 4.2.9, 4.4.2.1, 5.3)
Fotoalbum (Kap. 4.1.3)
Fotografien (Kap. 4.1.3, 4.1.4, 4.1.5, 4.1.6, 4.2.9, 4.3.5, 4.4.1, 4.4.3, 4.5.2.1, 4.6.3, 4.8.3)
Freundschaftsbuch (Kap. 4.1.5)
Frottee (Kap. 4.3.5)
Früchte (Kap. 4.8.4)
Futter (Kap. 4.8.3)

Gabel (Kap. 4.5.3.2, 4.7.2)
Gartengeräte (Kap. 4.8.4)
Gartenhandschuhe (Kap. 4.8.4)
Gartenschürze (Kap. 4.8.4)

Gartenzwerg (Kap. 1, 4.2.5)
Gebetbuch (Kap. 4.1.4)
Gedeck (Kap. 4.7.2)
Gedicht (Kap. 4.3, 4.9.3)
Geldbörse (Kap. 4.1.6)
Geldstücke (Kap. 4.3.4)
Gelierzucker (Kap. 4.8.4)
Gemüse (Kap. 4.7, 4.8.3, 4.8.4)
Gesangbuch (Kap. 4.1.4)
Geschenke (Kap. 4.8.1)
Geschichte (Kap. 4.3)
Geschirr (Kap. 4.1.7, 4.7.3, 4.9.3)
Gewürze (Kap. 5.6)
Gewürznelken (Kap. 5.6)
Gießkanne (Kap. 4.5.5.1, 4.8.4)
Gitarre (Kap. 4.9.3)
Glanzbilder (Kap. 4.1.4, 4.1.5)
Gläser (Kap. 4.5.3.2, 4.5.4.1, 4.7.2, 4.8.4)
Glasfiguren (Kap. 4.5.2.3)
Glastierchen (Kap. 4.5.2.3)
Glöckchen (Kap. 4.4.4.1, 4.5.3.3)
Glöckchenhandschuh (Kap. 4.4.4.1)
Gras (Kap. 4.2.6 , 4.5.2.3, 4.6.4)
Griffverdickung (Kap. 4.7.2)
Grill (Kap. 4.8.1)
Gummistiefel (Kap. 5.7)
Gürtel (Kap. 1, 4.2.5)
Gymnastikringe (Kap. 4.3.5)

Haarbürste (Kap. 4.5.5.1, 5.1)
Haargummi (Kap. 4.5.1.2)
Häkeldeckchen (Kap. 4.1.7)
Haltestangen (Kap. 4.7.7)
Handarbeiten (Kap. 4.1.4)
Handbohrer (Kap. 4.5.1.2)
Handpuppe (Kap. 1)
Handschuh (Kap. 4.2.2)
Handspiegel (Kap. 4.2.5)
Handtasche (Kap. 4.1.6)
Handtücher (Kap. 4.3.3.2, 4.3.6, 4.5.1.1, 4.7.4, 5.1)
Hagebuttentee (Kap. 4.5.4.1)
Hausgeräte (Kap. 4.1.4)
Haushaltsgummis (Kap. 4.3.6)
Hefte (Kap. 4.1.5)

Herd (Kap. 4.1.7)
Hochbeete (Kap. 4.8.4)
Hollywoodschaukel (Kap. 4.5)
Holzbrettchen (Kap. 4.6)
Hölzer (Kap. 4.4.4.1)
Holzkiste (Kap. 4.1.4)
Holzschuhe (Kap. 4.4.3)
Honig (Kap. 4.5.3.1, 5.4)
Hörgerät (Kap. 4.3)
Hula-Hup-Reifen (Kap. 4.3.5, 4.5.2.1)
Hunde, künstliche (Kap. 4.1.1)
Hustenpastillen (Kap. 4.1.5)
Hut (Kap. 5.7)

Igelball (Kap. 4.3.5)
Illustrierte (Kap. 4.5.5.1)
Ingwer (Kap. 5.6)

Joghurtbecherrassel (Kap. 4.4.4.1)

Kaffeemühle (Kap. 4.1.4, 4.7)
Käfig (Kap. 4.8.3)
Kalenderblätter (Kap. 5)
Kamillentee (Kap. 4.5.4.1)
Kamm (Kap. 1, 4.2.5, 5.1)
Kaninchendraht (Kap. 4.5.2.1)
Kappe (Kap. 4.2.5)
Karte (Kap. 4.2.1, 4.2.2, 4.2.4, 4.2.5, 4.2.6, 4.4.2, 4.5.2.1)
Karteikarten (Kap. 4.2.6, 4.3.5)
Kartenspiel (Kap. 4.9.3)
Kartoffeln (Kap. 4.7)
Karton (Kap. 4.2.5, 4.5.5.1)
Kastagnetten (Kap. 4.4.4.1, 5.5)
Kastanien (Kap. 4.5.1.3)
Kegel (Kap. 4.3.5)
Kerzen (Kap. 4.8.4, 4.9.3)
Kettenanhänger (Kap. 4.5.1.2)
Kieselsteine (Kap. 4.3.5, 4.4.4.1, 4.5.1.3)
Kinderrassel (Kap. 4.5.3.3)
Kinderschaufel (Kap. 4.5.5.1)
Kinderspielzeug (Kap. 4.1.4)
Kirschkerne (Kap. 4.3.5)
Kissen (Kap. 4.1.2, 4.5.1.1, 4.7.2)
Kiste (Kap. 5.1, 5.2)

Klamotten (Kap. 4.3.1)
Klarlack (Kap. 4.6.5)
Klavier (Kap. 4.3.1)
Klebeband (Kap. 4.3.6, 4.4.4.1)
Klebestift (Kap. 4.2.9, 4.6.1)
Kleidungsstücke (Kap. 3.2.2, 4.1.4, 4.2.2, 4.5.1.2, 4.7.7, 5.7)
Klettverschluss (Kap. 4.5.3.3)
Knackfrosch (Kap. 4.5.3.3)
Knöpfe (Kap. 4.5.1.2)
Kochbuch (Kap. 5.6)
Kochlöffel (Kap. 5.2)
Koffer (Kap. 5.5)
Kohle (Kap. 4.2.5)
Korb (Kap. 4.2.5, 4.3.1)
Kordel (Kap. 4.5.1.2)
Korken (Kap. 4.4.4.1, 4.5.1.3)
Körner (Kap. 4.5.1.3, 4.8.4)
Kosmetiktücher (Kap. 4.8.3)
Kräuter (Kap. 4.8.4, 4.8.4)
Kreppband (Kap. 4.6, 4.6.1)
Krepppapier (Kap. 4.6.2)
Krippe (Kap. 4.8.2)
Krokodilklammern (Kap. 4.5.2.1)
Kübel (Kap. 4.8.4)
Kuchen (Kap. 4.2.5, 4.5)
Küchengeräte (Kap. 4.7, 5.6)
Küchenhandtuch (Kap. 4.3.3.3)
Küchentrichter (Kap. 5.6)
Küchenwecker (Kap. 4.5.3.3)
Kümmel (Kap. 5.6)
Kurzbiografie (Kap. 4.4.3)
Kurzgeschichte (Kap. 4.3, 4.9.3)

Lametta (Kap. 4.2.5)
Laminiergerät (Kap. 4.2.1, 4.2.2, 4.2.3, 4.2.9, 4.4.2.1, 5.3)
Lammfell (Kap. 4.2.9, 5.4)
Laubsägen (Kap. 4.6.5)
Lavendelsäckchen (Kap. 4.7.4, 4.8.4)
Lebensmittel (Kap. 5.6)
Leckerli (Kap. 4.8.3)
Leder (Kap. 4.4.4.1, 5.4)
Lesezeichen (Kap. 4.8.4)
Lichterkette (Kap. 4.5.2.1)

Materialliste

Lichtprojektor (Kap. 4.5)
Liederbücher (Kap. 4.4.1)
Linsen (Kap. 4.2.5, 4.5.1.3, 5.6)
Lippenstift (Kap. 5.1, 5.2)
Locher (Kap. 3.2.2, 4.7.6)
Lockenwickler (Kap. 5.1)
Löffel (Kap. 4.5.1.3, 4.7.2)
Luftballon (Kap. 3.2.2, 4.3.5, 5.6)
Lupe (Kap. 4.3)

Maiskörner (Kap. 4.4.4.1)
Make-up (Kap. 4.1.2)
Malbrett (Kap. 4.6.1)
Malpalette (Kap. 4.6.1)
Malstifte (Kap. 4.4.4.1)
Malvorlagen (Kap. 4.6.1, 5.4)
Mandala (Kap. 4.6.1)
Mandarine (Kap. 4.6.8)
Mappen (Kap. 4.7.6)
Marzipan (Kap. 5.5)
Massageball (Kap. 4.5.1.1)
Maus, künstliche (Kap. 4.5.5.1)
Mausefalle (Kap. 4.5.5.1)
Melone (Herrenhut) (Kap. 5.7)
Messer (Kap. 4.7)
Milch (Kap. 4.5.3.1)
Mini-Keyboard (Kap. 4.5.3.3)
Möbel (Kap. 4.1.2, 4.1.7)
Mobile (Kap. 4.5.2.1)
Mobileisenbahn (Kap. 5.5)
Modekataloge (Kap. 4.6.3)
Moosgummi (Kap. 4.2.6)
Müllsäcke (Kap. 4.6)
Münzen (Kap. 4.1.4)
Muscheln (Kap. 4.5.1.2, 4.5.2.1, 4.5.2.3, 4.6.4, 4.7.7)
Musikinstrument (Kap. 4.4, 4.4.2.3)
Muskat (Kap. 5.6)
Muttern (Kap. 4.5.1.2)
Mütze (Kap. 4.2.2)

Nadel (Kap. 4.4.4.1)
Nägel (Kap. 4.4.4.1)
Nähmaschine (Kap. 4.1.7)
Naturholz (Kap. 4.2.6)

Naturmaterialien (Kap. 4.2.5, 4.3.1, 4.6.4)
Nelken (Kap. 4.6.8)
Nesteltuch (Kap. 4.5)
Nivea-Creme (Kap. 5.1)
Notizbuch (Kap. 4.1.6)
Nudeln (Kap. 5.6)
Nüsse (Kap. 5.6)
Nussschalen (Kap. 4.6.4)

Obst (Kap. 4.8.4)
Orange (Kap. 4.6.8)

Panflöte (Kap. 4.4.3)
Pantoffel (Kap. 4.2.5)
Paketklebeband (Kap. 4.4.4.1)
Paketschnur (Kap. 4.3.5, 4.5.1.2)
Papier (Kap. 4.2.6, 4.4.2, 4.4.4.1, 4.5.2.1, 4.6, 4.6.1, 4.6.1, 4.7.6)
Papierblätter (Kap. 3.2.2, 4.2.2, 4.2.3, 4.2.4, 4.4.2, 5.3, 5.8)
Papierförmchen (Kap. 5.6)
Papierklebstoff (Kap. 4.6.2, 4.6.3)
Pappbuchstaben (Kap. 5.5, 5.7, 5.8)
Pappe (Kap. 4.6.1, 4.6.7)
Pappkarten (Kap. 4.2, 4.2.9, 5.4, 5.6, 5.7, 5.8)
Papphröre (Kap. 4.4.4.1)
Pappteller (Kap. 4.3.5)
Paprika (Kap. 5.6)
Parfum (Kap. 4.1.4, 4.1.6, 4.7.7)
Perlen (Kap. 4.4.4.1, 4.5.1.2, 4.6.6)
Personalausweis (Kap. 5.7)
Pfeffer (Kap. 5.6)
Pfefferkuchen (Kap. 4.2.5)
Pfefferkuchenhaus (Kap. 4.2.5)
Pfefferminzblätter (Kap. 4.8.4)
Pfefferminztee (Kap. 4.5.4.1)
Pflanzen (Kap. 4.2.5, 4.3.1, 4.7.7)
Pflanzenkübel (Kap. 4.8.4)
Pflegeprodukte (Kap. 4.9.3)
Pinnwand (Kap. 4.3.1)
Pinsel (Kap. 4.6.1, 4.6.1, 4.6.4, 4.6.5, 5.2)
Plastiktüte (Kap. 4.5.3.2)
Plattenspieler (Kap. 4.1.7)
Poesiealbum (Kap. 4.1.5)
Postkarten (Kap. 4.1.4, 4.3.5)

Materialliste

Projektoren (Kap. 4.5.2.1)
Puppe (Kap. 4.5.2.2, 5.7)
Puppenkleider (Kap. 5.7)
Putzmittel (Kap. 4.7.5)

Radiergummi (Kap. 4.6.2, 4.6.5)
Raps (Kap. 4.5.1.3)
Rapunzelsalat (Kap. 4.2.5)
Rasierpinsel (Kap. 5.1)
Rassel (Kap. 4.4.4.1)
Rechen (Kap. 4.8.4)
Regenmacher (Kap. 4.4.4.1)
Reifen (Kap. 4.3.5)
Reis (Kap. 4.4.4.1, 5.6)
Reisekataloge (Kap. 4.6.3, 5.5)
Reisepass (Kap. 5.5)
Rhythmusinstrument (Kap. 4.4, 4.4.1, 4.4.4, 4.4.4.1)
Ringe (Kap. 4.3.5)
Rosen (Kap. 4.8.2)
Rosmarin (Kap. 5.6)
Rucksack (Kap. 5.5)
Rührlöffel (Kap. 4.6.4)

Säckchen (Kap. 4.3.5)
Säge (Kap. 4.4.4.1)
Sand (Kap. 4.3.5, 4.4.4.1, 4.5.2.3, 4.6.4)
Sandpapier (Kap. 4.4.4.1)
Sandsäckchen (Kap. 4.5.1.1)
Schaal (Kap. 4.2.2)
Schafwolle (Kap. 5.4)
Schälchen (Kap. 4.7.2)
Schallplatten (Kap. 4.1.4)
Schaumstoffbälle (Kap. 4.3.5)
Schellenringe (Kap. 4.4.4.1)
Schemel (Kap. 4.1.7)
Schere (Kap. 4.5, 4.5.1.3, 4.6.3, 4.6.7, 5.4)
Schlägel (Kap. 4.2.9, 4.4.4.1)
Schlaghölzer (Kap. 4.4.4.1)
Schleifpapier (Kap. 4.3.5, 4.6.5)
Schlittschuh (Kap. 5.7)
Schlüssel (Kap. 4.5.1.2, 4.7.4)
Schlüsselanhänger (Kap. 4.5.1.2)
Schmetterlinge, künstliche (Kap. 4.5.2.1)
Schmuck (Kap. 4.1.4)

Schnabeltasse (Kap. 4.8.4)
Schnapsgläser (Kap. 4.5.4.1)
Schneckenhäuser (Kap. 4.5.2.3, 4.6.4)
Schnur (Kap. 4.5.1.2)
Schraubverschluss (Kap. 4.5.1.3)
Schraubzwingen (Kap. 4.6.5)
Schuhcreme (Kap. 4.5.5.1)
Schuhbürste (Kap. 4.5.5.1)
Schuhkarton (Kap. 4.1.4)
Schulmalfarben (Kap. 4.6.1)
Schürze (Kap. 4.6)
Schüssel (Kap. 4.2.5, 4.5.3.2)
Schwämme (Kap. 4.5.1.2, 4.6.1)
Schwarztee (Kap. 4.5.4.1)
Schwungtuch (Kap. 4.3.5)
Seiden-Konturenstift (Kap. 4.6.1)
Seidenpapier (Kap. 4.6.2)
Seidentücher (Kap. 4.3.3.2, 4.3.3.3, 4.6.1)
Seife (Kap. 4.5.5.1, 4.7.7, 5.1)
Serviette (Kap. 4.1.6, 4.5.5.1, 4.6.2, 4.9.3)
Sessel (Kap. 4.1.7, 4.3, 4.3.1)
Snoezelenwagen (Kap. 4.5)
Sofa (Kap. 4.1.7)
Souvenirs (Kap. 4.1.4)
Speck (Kap. 4.5.3.1)
Speiseöl (Kap. 4.6.1)
Sperrholzplatte (Kap. 4.6.5)
Spiegel (Kap. 1, 4.1.6)
Spiegelkugel (Kap. 4.5)
Spielauto (Kap. 5.5)
Spielfigur (Kap. 4.5.5.1)
Spieluhr (Kap. 4.5.2.1, 4.5.3.3)
Spielzeug (Kap. 4.8.3)
Spinnrad (Kap. 4.2.5)
Spülbürste (Kap. 4.7.3)
Spülmittel (Kap. 4.7.3)
Stadtplan (Kap 4.1.6)
Steine (Kap. 4.2.5, 4.5.1.3, 4.5.2.3)
Steinskulpturen (Kap. 4.8.4)
Stempel (Kap. 4.6.1, 4.7.6)
Stempelkissen (Kap. 4.6.1)
Stöckchen (Kap. 4.5.2.3)
Stoffblumen (Kap. 4.5.1.2)
Stoffreste (Kap. 4.1.7, 4.2.6, 4.4.4.1, 4.5.1.2)
Stoffstreifen (Kap. 4.5.2.1)

Stofftier (Kap. 4.5.3.1)
Stopfnadel (Kap. 4.6.7)
Streichhölzer (Kap. 4.6.8)
Stroh (Kap. 4.2.5)
Strumpfhosen (Kap. 4.1.6, 4.2.5)

Tablett (Kap. 4.5.2.3)
Tabletten (Kap. 5.2)
Tacker (Kap. 4.7.6)
Tamburine (Kap. 4.4.4.1)
Tannenzapfen (Kap. 4.5.1.3, 4.6.4)
Tapete (Kap. 4.1.7)
Tapetenkleister (Kap. 4.6.4)
Taschentuch (Kap. 4.1.6)
Tasse (Kap. 4.1.7, 4.7.3)
Taube, künstliche (Kap. 4.2.5)
Teddybär (Kap. 4.5.3.3)
Tee (Kap. 4.5.4.1)
Teebeutel (Kap. 5.6)
Teekessel (Kap. 4.7)
Teelicht (Kap. 4.9.3)
Teesiebe (Kap. 4.4.4.1)
Teesiebrassel (Kap. 4.4.4.1)
Teller (Kap. 4.7.2, 4.7.3)
Tellerrand, erhöhter (Kap. 4.7.2)
Tennisball (Kap. 4.3.5, 4.5.1.1)
Teppiche (Kap. 4.5)
Teppichklopfer (Kap. 4.7.5)
Terrakottatöpfe (Kap. 4.8.4)
Text (Kap. 4.3)
Textilien (Kap. 4.3.1, 4.7.4)
Therapiepuppen (Kap. 4.5.2.2)
Tierattrappen (Kap. 5.4)
Tierpostkarten (Kap. 4.5.2.3, 5.4)
Tirolerhut (Kap. 5.5)
Tisch (Kap. 4.1.7, 4.3, 4.3.3, 4.4.3, 4.5, 4.5.2.3, 4.5.4.1, 4.7 4.7.2, 4.8.1, 5.1)
Tischdecke (Kap. 4.7, 4.7.2, 4.9.3)
Tischkarte (Kap. 4.9.3)
Tischplatte (Kap. 4.1.5, 4.6)
Tomate (Kap. 4.2.6)
Tonpapierbogen (Kap. 4.6.2, 4.6.3, 5.4)
Topf (Kap. 4.6.4)
Topfpflanze (Kap. 4.5.5.1)
Transparentpapier (Kap. 4.6.2)
Transportröhre (Kap. 4.4.4.1)

Traubensaft (Kap. 4.2.5)
Triangeln (Kap. 4.4.4.1)
Trikot (Kap. 5.7)
Trommel (Kap. 4.4.4.1, 4.4.4.1)
Tuch (Kap. 4.3.1, 4.3.3.2, 4.5, 4.5.2.1, 4.5.5.1, 4.6.1, 5.1)
Tulpen, künstliche (Kap. 4.5.2.1, 5.5)
Tuschfarben (Kap. 4.6.1)
Tutu (Kap. 5.7)

Uhr (Kap. 5.2)
Untertassen (Kap. 5.6)
Urkunden (Kap. 4.1.4)

Vasen (Kap. 4.8.4)
Visitenkarte (Kap. 4.1.6)
Vitrine (Kap. 4.1.6)
Vogel, künstlicher (Kap. 4.4.3)
Vogelhäuschen (Kap. 4.8.4)
Vogelkäfig (Kap. 4.4.3)
Vogelnest (Kap. 4.5.3.1, 5.4)
Vorhang (Kap. 4.1.7)

Wachsstifte (Kap. 4.6.1)
Wachstuchtischdecken (Kap. 4.6)
Wanderstab (Kap. 5.5)
Waschbrett (Kap. 4.7.4)
Wäsche (Kap. 3.2.1, 4.7.4, 5.7)
Wäscheklammern (Kap. 4.3.6, 4.5.5.1, 4.7.4, 5.7)
Wäscheleine (Kap. 5.7)
Waschlappen (Kap. 3.2.3, 4.5.1, 4.5.5.1, 4.7.4, 4.7.7)
Wasserball (5.5)
Wasserbett (Kap. 4.5)
Wasserglas (Kap. 4.6.5)
Wassersäule (Kap. 4.5)
Watte (Kap. 4.3.6, 4.5.2.1)
Wecker (Kap. 4.5.3.2)
Wein (Kap. 4.2.5)
Werktisch (Kap. 4.6)
Werkunterlagen (Kap. 4.6)
Werkzeug (Kap. 4.6)
Windspiel (Kap. 4.5.2.1)
Wollfäden (Kap. 4.5.2.1)
Wollknäuel (Kap. 4.3.6, 4.5.3.1)

Wollreste (Kap. 4.6.7)
Wurst (Kap. 4.5.3.1)

Zahnbürste (Kap. 4.5.5.1, 4.7.7, 5.1)
Zahnpasta (Kap. 4.5.5.1, 4.7.7, 5.1)
Zahnstocher (Kap. 4.6.8)
Zange (Kap. 4.6.6)
Zeitschriften (Kap. 4.1.7, 4.6.3)
Zeitung (Kap. 4.1.1, 4 1 3, 4.3.6, 4.6, 5.2, 5.8)
Zeitungsblatt (Kap. 4.3.6, 4.5.3.2)
Zentimetermaß (Kap. 5.2)
Zimt (Kap. 5.6)
Zirkel (Kap. 4.6.7)
Zitronen (Kap. 4.6.8, 5.5)
Zuckerstückchen (Kap. 5.6)
Zweig (Kap. 4.5.2.1, 4.5.5.1, 4.6.4)
Zwergenfigur (Kap. 4.2.5)
Zylinder (Kap. 5.7)

REGISTER

Abendmahl 151
Abneigungen 37
Abschlusslied 160, 164
Abtrocknen 137
Abwaschen 137
Abzählreim 82
Affektkontrolle 16
Aggressionen 30
Aggressionspotenzial 30
Aggressiv 21
Agnosie 16, 87
Akatisie 30
Aktivierung, auditive 101
Aktivierungsprozess 28
Akustisch 91
Alltag 132
–, -(s)aktivitäten 138
–, -(s)gegenstand 11, 27, 109, 115, 116, 118
–, -(s)geräusch 113
–, -(s)material 87
–, -(s)tätigkeit 133, 134
Alphabet 51, 103
Altenpflegeeinrichtung 31, 32, 37
Altenpfleger 11, 24
Alzheimer, Alois 17
Alzheimertyp 16, 19
Anagramme 163
Andachten 150
Anfangslied 161, 164
Anfangsstadium 30
Anfassen 71
Angehörige 11, 30, 32, 37, 38, 41
–, -(n)nachmittag 143
Ängste 27
Anregungen, sensorische 107
Anschlüsse, elektrische 33
Antrieb 11, 16
Aphasie 16
Apraxie 16, 21
Aquarellpapier 124
Arbeit 20

–, generationsübergreifende 28
–, kreative 119
–, -(s)fläche 120
Arm 78
Assoziations- und Wortspiele 160
Assoziieren, Begriffe 51
Atmosphäre 30, 37, 58, 110, 144
Atmung 27
Aufmerksamkeit 26, 102
–, -(s)fähigkeit 118
–, -(s)spanne 28
Aufräumen 44
Auskleiden 106
Ausmalen 122
Ausreden 20
Außenreize 27
Automatismen 48
Autonomie 106

Backen 25, 135
Bad 161
Baden 140
Balancieren 86
Ball 33, 71, 83, 85, 87, 88
–, -spiel 26, 83
Basteln 119
Becher 136
Beeren 155
Befühlen 48, 118
Befundbogen 24
Befunderhebung 24
Be-Greifen 71
Begriff 48, 66, 162, 164
Behandlungsverfahren 12
Beleuchtung 33
Beruf 38, 39, 164, 165, 166, 167
Berühren 29, 111
Berührung 106, 107
Besteck 136
Betasten 106
Betreuungskonzept 36

Betreuung, stationäre 36
Bettlägerig 40, 114
Bettlägerige 105
Beweglichkeit 70
Bewegung 19, 70, 71, 73, 77, 79
–, rhythmisch 48
–, -(s)aktivierung 71
–, -(s)aktivität 26
–, -(s)angebot 70
–, -(s)drang 70, 72
–, -(s)drang, starker 30
–, -(s)einschränkung 111
–, -(s)fähigkeit 21, 84
–, -(s)geschichte 71, 73, 76, 176
–, -(s)lied 79
–, -(s)möglichkeit 70
–, -(s)muster 73, 77
–, -(s)rhythmus 84
–, -(s)spiel 81
–, -(s)übung 164, 173, 176, 179, 182
Bild 40, 98, 121, 122, 125, 127
Bildermappe 121
Bildung 38
Biografie 26, 28, 36, 37, 41, 72, 133
–, -arbeit 25, 26, 36, 37, 38, 161, 165, 169, 172, 175, 183, 185
– –, aktivitätsorientierte 37
– –, gesprächsorientierte 36
–, -bogen 37
–, -kiste 41, 42
Blickkontakt 29
Blumen 155, 157, 168, 169
Bräuche 144, 147
Brett 114
Bücher 40
Buchstabe 48, 51, 68, 163, 167, 170, 173, 177, 183
Büroarbeit 139
Bürotätigkeit 139
Bürsten 108

CD-Player 33
Chiffontuch 79, 80
Collage 127
Creme 44

Daten, biografische 37
Datenschutz 38
Dauer 32
Dekoration 168, 178
–, -(s)material 146
Demenz
–, beginnende 47
–, degenerative 18, 19
–, fortgeschrittene 11, 40
–, gemischte 19
–, leicht ausgeprägte 31
–, leichte 20, 25, 32, 33
–, mittelschwere 12, 20, 25, 31, 33, 47
–, primäre 18, 19
–, schwere 27, 30, 31, 41
–, sekundäre 19
–, vaskuläre 18, 19
Depression 19
Deutsche Alzheimergesellschaft e.V. 17, 18
Diagnose 16
Dialekt 29
Dialog, nonverbaler 107
Dokumentieren 24
Dose 89
Drehen 48
Duft 106, 140
Duschen 140

Ebene, emotionale 91
Effektinstrument 104
Ehrenamtliche Helfer 31
Eigenschaften 37
Eincremen 133, 140
Einsamkeit 152
Einschränkungen, motorische 70
Einzelaktivierung 32, 45
Einzelsituation 30
Emotionen 90
Empathie 27
Empfindungen 27
Entspannung 107
Entsprechungen 48
Ereignisse, kulturgeschichtliche 38
Ergänzen 52, 61
Ergotherapeut 11, 24

Erinnerung 26, 36, 39, 41, 42
–, -(s)stück 41, 42
Erinnerungsraum 45
Erinnerungszimmer 45
Ernährung 19
Ernten 157
Erzählungen 12
Essen 27, 134, 135, 136, 178, 179
–, -(s)vorbereitung 135
–, -(s)zeiten 32

Fachwissen 12
Fähigkeiten 24, 25
Fahrradklingeln 114
Faktoren, erbliche 18
Familie 38
–, -(n)angehörige 24
Fangen 71, 84
Fantasie 112
Farbe 63, 122, 124
Feiern 145
Feinmotorik 24, 88, 102, 118, 128, 129
Fernsinne 105
Feste 145
Festkomitee 146
Festprogramm 145, 148
Film
–, alter 46
–, -musik 101
Fimo 119
Fingerspiel 82
Fischernetz 110
Flanell 115
Flechten 129
Folgen 48, 103
Fördern 25
Formulieren 29
Foto 40, 100, 110, 127
–, -album 40
–, -grafien 40
Fragebogen 38
Freizeit 38
–, -aktivitäten 20
–, -verhalten 20
Fröhlich, Andreas 107

Frottee 115
Fühlen 28, 118
Führen 71, 137
Füße 78

Garten 33, 72, 155
–, -arbeit 25, 155
–, -gerät 156
Gärtnern 155
Gebet 149
Geburtstage 146
Geburtstagsbräuche 147
Geburtstagstorte 147
Gedächtnistraining 47
Gedächtnisübungen 160
Gedeck 136
Gedicht 69, 146, 165, 166, 172, 176, 178, 186
Gefahrenquelle 21, 106
Gefühle 29
Gegenstand 39, 41, 42, 87, 109, 116, 118, 161, 165
Gegenstände 66, 67
Gegenwart 36, 39
Gehen 72
Gehhilfen 33
Gehirnjogging 47
Geldbörse 44
Gemeinschaftsbild 123, 124
Gemüse 155, 157
Generationen 141
Generationsübergreifend 141
Gerät 83, 156
Geräusch 103, 112, 113
–, -quellen 114
Gericht 135
Geruchssinn 105, 115
Gesang 93, 102
–, -(s)gruppe 92
Geschichte 68, 73, 103, 162, 172, 176, 180, 183
Geschirr 46, 136, 137
Geschmacksrichtung 115, 180
Geschmackssinn 115, 136
Geselligkeitsgefühl 77
Gesellschaftsspiele 64

Gespräch 112, 129, 160
–, biografisches 160
–, -(s)angebote 25
–, -(s)anregung 116, 117, 161, 165, 169, 172, 175, 178, 183, 185
–, -(s)themen 38
Gespür 107
Gestalten 119
–, kreatives 118, 169, 173
Gesten 71
Gewohnheiten 28, 37, 38, 39, 134
–, traditionelle 145
Gläser 136
Gleichgewicht 70, 105
–, -(s)system 107
Glöckchen 114
–, -handschuh 105
Glückwünsche 146
Gottesdienste 150
Greifen 83
Greiffunktion 48
Grobmotorik 24
Großeltern 142
Grundhaltung 27
Gruppe 30, 32
–, homogene 31
–, -(n)aktivität 25
–, -(n)größe 31, 33
–, -(n)leiter 120
–, -(n)stunde 26, 160, 161
–, -(n)zusammenhalt 124
–, -(n)zusammensetzung 31
gute Stube 45
Gute Stube *Siehe* Erinnerungszimmer
Gymnastik 72, 88
–, -gerät 83, 87
–, -materialien 71
–, -reifen 86

Haarebürsten 133
Halten 83
Haltungsschäden 70
Hand-Auge-Koordination 129
Handbad 109
Hände 78, 86, 109
Hand-Hand-Koordination 52, 105

Hand-Koordination 43
Handlungen, alltägliche 21
Handmassage 109
Handpuppe 111
Handtasche 44
Handtuch 108
Haushaltsgenstände 67
Haushaltsgummi 88
Hausputz 139
Haustier 25, 152
Hautkontakt 107
Hegetrieb 152
Heim 41
–, -bewohner 41
Herzversagen 21
Hilfsmittel 136, 141
Hirn-Leistungs-Training 47
Hochbeet 156
Hollywoodschaukel 107
hören 28, 100, 105, 112, 113
Hula-Hup-Reifen 110
Humor 30
Hund 153, 154
Hygiene 154

Identität 36, 41, 44
–, -(s)bildung 36
–, -(s)gefühl 29, 36, 38
Instrument 101, 103, 104
Internationale Klassifikation der Krankheit 16

Jahreszeiten 103
Jugend 141

Kaffeemühle 135
Kaninchen 153
Kanon 93
Kastagnetten 103
Katze 153
Kegeln 85
Kinder 28, 81, 141, 142
–, -garten 142
–, -lied 92, 98
–, -rassel 114
–, -spiele 81

Kindheit 61, 81
Kirche 150
Klangassoziation 42
Klatschen 43, 52, 71
Klebeband 87
Kleiderwechsel 140
Kleidung 26, 140, 182, 183
–, -(s)stück 182
Kleintier 153
Klettverschluss 114
Knackfrosch 114
Knete 119
Knittertechnik 124
Knüllbilder 126
Kochen 25, 134, 179
Koch- oder Backgruppe 134
Kognition 24, 133
Kommunikation 24, 25, 26, 29, 118, 124
–, -(s)fähigkeit 37
–, -(s)muster 39
–, -(s)prinzip 27
kommunikationsfördernd 45
Kommunizieren 13, 27, 30, 40
–, verbal 28
Kompetenzbereich 24
Kompetenzen, soziale 30, 134
Kontaktaufnahme 111
Kontrakturen 70, 83, 86
–, -bildung 21
Konzentration 24, 26, 98
–, -(s)fähigkeit 118
–, -(s)vermögen 125
Konzentrationsspanne 68
Konzept 12, 37
Körper 70, 83, 106, 107, 111
–, -anspannung (Tonus) 27
–, -ausscheidung 21
–, -haltung 29
–, -pflege 20, 133, 139, 140
–, -wahrnehmung 21, 26, 27, 43, 52, 105
Kraft 70
Krankheitsausprägung 31
Krankheitsdauer 20
Krankheitssymptom 20
Kräuter 155, 157
Krokodilklammern 110

Kübel 156
Küchenecke 46
Küchengerät 135, 179
Küchenhandtuch 80
Küchenlied 101, 135
Küchenwecker 114
Kurzzeitgedächtnis 25, 36, 47

Länder 175
Langzeitgedächtnis 25, 26, 29, 36, 42, 47
Lavendelsäckchen 138
Lebensfreude 25
Lebensgeschichte 28, 37, 38
Lebensmittel 44, 178, 181
Lebensqualität 11, 25
Lebensweisen 39
Lesefähigkeit 48, 94
Lesen 48, 68
Lichterkette 110
Lieder 62, 79, 82, 91, 92, 93, 94, 96, 97, 98,
    102, 106, 113, 117, 118, 120, 146, 160, 161
–, -auswahl 92
–, -bücher 93
–, religiöse 92
–, -texte 99
–, -titel 94, 96
Luftballon 84, 85
–, -spiele 26
Lungenentzündung 21

Mahlzeit 32, 134, 136
Malen 25, 119, 121, 124, 128
Malstunde 121
Malvorlage 119, 122
Mandala 123
Mandarinen 132
Märchen 12, 47, 61, 62, 169, 172, 180, 183, 186
–, -zitate 12, 62
Marschmusik 101
Massage- oder Tennisball 108
Massieren 84
Medikament 18
Meerschweinchen 153
Melodie 91, 93, 96, 98, 101, 161
–, -instrument 103
Milieutherapie 45

Mimik 29
Mini-Keyboard 114
Missverständnis 27
Miteinander, soziales 37
Möbel 45, 46
mobil 70, 83
Mobilität 24, 76
Modell 12
Monat 103
Motiv 129
Motivation 28
Motorik 24, 51, 83, 102, 133, 134
Multi-Infarkt-Demenzen 19
Musik 90, 93, 100, 101
–, -geschmack 100
–, -hören 100
–, -instrument 90
–, klassische 101
–, -stück 100, 101
Musizierplan 102
Muskelspannung (Muskeltonus) 21
Muster 124
–, rhythmische 90
Muttertag 144

Nähplatz 46
Nahrungsaufnahme 135, 136
Nahrungsmittel 180
Nahsinn 105
Name 102, 186, 187
Natur 155
–, -material 127
–, -produkt 128
Negationen 29
Nelken 131
Nervensystem, zentrales 20
Nesteln 106
Nesteltuch 106
Neuerkrankung 18
Niereninsuffizienz 21
Noten 90, 93
Notlügen 20

Oberbegriff 66
Oberflächensensibilität 105
Oberkörper 78

Objekt 106
Obst 155, 157
Olfaktorisch 115
Oper 101
Operette 101
Orangen 131
Orientierung 25, 26
–, örtliche 20
–, -(s)störung, zeitliche 20
–, -(s)vermögen 20
–, zeitliche 94

Paare, berühmte 50
Pantomimisch 168, 173, 176
Papier 125, 126
–, -collage 126
–, -rest 126
Pappmaschee 119
Parfum 44
Patenschaft 142
Perlen 129
Persönlichkeitsveränderung 21
Pfingsten 144
Pflanzen 156
Pflegepersonal 31
Pinsel 123, 124
Plaques 17
Platzangebot 33
Poesiealbum 42, 43
Pomander 131
Pompon 130
Privatsphäre 44
Programm 145
Puppe 111
Putztätigkeit 138

Radio 106
Rassel 102, 103, 104
Rätsel 64
Raum 30, 32, 33
Räume 67
Raumgröße 33
Raumpflege 138
Reaktion 29
Reaktion, allergische 154
Rechenfähigkeit 48

Redewendung 47, 52, 57, 58, 102, 116, 117, 162, 169, 172, 176, 182, 185
Refrain 93, 99
Regenmacher 104
Regenschirm 82
Reifen 86
Reime 26
Reimrätsel 64
Reisen 175
Reißbilder 126
Reiz 106
–, akustischer 100
–, auditiver 106, 110
–, -überflutung 20, 106
–, vibratorischer 106
Religion 38, 149
Retro-Raum 45 Siehe Erinnerungszimmer
Rhythmus 85, 91, 100, 120, 134
–, -gefühl 120
–, -instrument 90, 93, 101, 102
–, -übung 185
–, -wechsel 93
Riechen 28, 105, 106, 115, 133
Ring 86
Risiko 18
Rituale 28, 39, 133, 160
–, bei mittelschwerer Demenz 26
Rollen 71
Routinetätigkeit 133
Rückzug 33
Rufen 21, 106
Ruhe 28
Rundgang 72

Säckchen 85
Säge 128
Salbung 151
Salzteig 119
Sammelgeburtstage 147
Samt 115
Sand 112, 127
–, -säckchen 108
–, -tablett 112
Sänger 101
Schädelhirntraumata 19
Schaumstoffball 83

Schaumstoffwürfel 86
Schellenring 103
Scherzfrage 64
Schildkröte 153
Schlafen 31
Schlager 92, 101
Schlaghölzer 103, 104
Schluckstörung 137
Schlüsselbund 44
Schmecken 28, 105, 107
Schmerzen 30
Schmuck 129
Schnur 109
Schreien 106
Schule 142
Schülerprojekt 142
Schulpraktikant 142
Schürze 120
Seelsorgerische Betreuung 151
Sehen 28, 105, 110
Sehsinn 109
Seide 124
–, -(n)malerei 124
–, -(n)tuch 80
Selbstbestimmung 106
Selbstbewusstsein 11, 118, 134
Selbstständigkeit 20, 24
Selbstvertrauen 28
Selbstwertgefühl 38
Sensorik 51
Sicherheit 44
Singen 31, 90, 92, 93, 102, 106, 146
Singstimme 92
Sinn
–, auditiver 100, 105, 112, 117, 118
–, gustatorischer 105, 115, 117
–, kinästhetischer 105, 107, 116, 118
–, olfaktorischer 105, 118
–, propriozeptiver 105
–, taktiler 86, 105, 111, 116, 118
–, visueller 40, 105, 109, 116, 118, 125
Sinne 28, 36, 37, 42, 62, 105, 106, 107, 111, 115
–, -(s)eindrücke 155
–, -(s)stimulation 12, 26, 27, 86, 105
–, -(s)wahrnehmung 133, 134, 160
Situativ 20

Sitzhaltung 136
Sitztanz 31, 33, 77, 79
Snoezelen 107
–, -wagen 107
Sozialverhalten 16, 102
Spazieren 157
Spaziergang 70, 72
Sperrholz 128
Spiele 81
Spieluhr 110, 114
Spiritualität 149
Sprache 24, 26, 30, 37
Sprachfähigkeit 47
Sprachkompetenz 91
Sprachunabhängig 26, 40
Sprachverständnis 42
Sprechen 20
Sprichwort 26, 47, 48, 52, 58, 60, 62, 102, 113,
 116, 117, 160, 162, 169, 172, 176, 179, 182, 185
Spruch 47, 52, 59, 169, 176
Spürbedürfnisse, taktile 73
Spürinformation 88
–, taktile 79
Städte 175
Stempeln 125
Sterben 21
Stichworträtsel 177
Stimme 93
Stimulation, basale 107
Stimulation, sensorische 106
Stimulation, visuelle 110
Stock 82
Stoffarten 115
Stofftaschentücher 44
Stoffwechselerkrankung 19
Streichhölzer 132
Strophe 92, 93, 94, 99
Stürzen 70
Sturzprophylaxe 76

Tagesablauf 32
Tagesstruktur 32, 133
Tamburine 103
Tannenbaumschmuck 132
Tanz 76
Tanzen 146

Tastbild 128
Tasten 118
Tastkiste 161, 164
Tastschnur 108
Tastsinn 125
Taststrecke 86
Teddybär 114
Tee 115
–, -kessel 135
–, -kesselchen 64, 174
–, -sorte 115
Teller 136
Tennisball 84, 89
Tennisball- oder Igelballmassage 84
Terrasse 33
Theater- und Ballettvorführungen 143
Themen 160
–, jahreszeitliche 25
Therapie 18
–, -materialien 11
–, -puppe 111
–, tiergestützte 153
Tiefensensibilität 105
Tier 152, 154, 171, 174
–, -besuch 153, 154
–, -besuchsdienste 153
–, -geräusche 112, 171
–, -haltung 153
–, -kontakt 154
–, -verein 153
Tisch 33, 77, 145
–, decken 135
–, -spruch 179
Tischdekoration 148
Ton 119
–, -lage 93
Tradition 144
Training 47
Triangel 102, 103
Trinken 136, 178
Trommeln 103
Tuch 79, 110, 124
Tüll 115
Tumor 19

Überforderung 25
Ultrakurzzeitgedächtnis 47
Umgang 27
Umwelt 107, 110, 111, 115, 155
Unruhe 26, 27
Unterfordert 24

Verballhornen 58, 60
Verfall 21
Vergangenheit 36, 37, 39, 42
Verhalten 24
–, -(s)auffälligkeit 30
Verrichtungen, alltägliche 20
Verse 42, 43, 82
Vervollständigen 58
Vibration 105
Visuell 111
Vögel 153
Volkslied 92, 94, 97
Volks- und Marschmusik 101
Vorhänge 33
Vorlesen 12, 43, 61, 68, 101, 146
Vorlesestimme 12
Vorlesetexte 68
Vorlieben 37
Vorname 184

Wahlmöglichkeit 29
Wahrnehmung 24, 72, 85, 105, 109, 140
–, auditive 84, 97, 100, 113
–, -(s)angebot 107
–, -(s)- oder Bewegungsaufgabe 160
–, -(s)störung 33
–, -(s)übung 162, 168, 171, 175, 179, 182
Wald 72
Waschbrett 138
Wäsche 137
–, -klammer 89, 138
Waschen 133
Waschlappen 108
Watte 87, 89
Weihnachten 145
Werfen 84
Werk 124
–, -gruppe 120
–, -material 119

–, -muster 120
–, -stück 118, 120, 128
–, -stunde 120
–, -tätigkeit 118, 119
–, -zeug 119, 121
Werken 118
Werte 37
Wertvorstellung 28
Windspiel 110
Wochenplan 32
Wochentag 103
Wohlbefinden 28, 107
Wohncharakter 45
Wohnraumgestaltung 46
Wohn-Spiel 66
Wolle 130
Wollknäuel 88
Wortfindung 20, 51
–, -(s)störung 29, 63, 114
Wortkette 184
Wortsammlung 163
Wortspiel 47, 163, 187
Würfelspiel 87

Zahl 87, 103
Zahlenverständnis 63
Zahnstocher 132
Zeit 11, 32
–, -schrift 127
Zeitschriften
–, alte 46
Zeitung 40
–, -(s)papier 87, 88
Ziele 25, 31, 32, 133
Zimmer 66
–, -reinigung 138
Zitrone 132
Zungenbrecher 160, 162, 166, 169, 173, 176, 183
Zuordnungsspiel 115
Zupfen 108
Zusammenlegen von Wäsche 25
Zweig 110

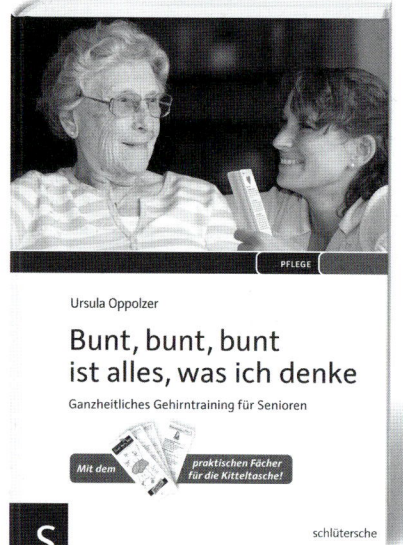

Ursula Oppolzer

Bunt, bunt, bunt ist alles, was ich denke

Ganzheitliches Gehirntraining für Senioren

Mit dem praktischen Fächer für die Kitteltasche

2011. 76 Seiten, ca. 50 Abbildungen, 17,0 x 24,0 cm, Hardcover
ISBN 978-3-89993-270-6
€ 26,95

Bloß nicht einrosten! Lesen Sie, wie das Gehirn funktioniert, warum Gehirntraining so sinnvoll ist – und setzen Sie dann die Übungen in Ihrer Arbeit mit älteren Menschen ein. Ob in der Betreuung, der Beschäftigung oder direkt am Bett: Mit diesem Buch meistern Sie jede 10-Minuten-Aktivierung, jeden Therapeutischen Tischbesuch, die Einzelaktivierung genauso wie die Gruppenstunde.

Das Plus: Zum Buch gehört der Fächer für das kleine Training zwischendurch. 40 Seiten prallvoll mit Ideen und Übungen. Ideal für die Kitteltasche und überall einsetzbar! Probieren Sie es einfach aus!

www.buecher.schluetersche.de
Änderungen vorbehalten.

schlütersche

Johanna Radenbach

Lexikon Soziale Betreuung

Fachbegriffe der Altenhilfe von A–Z

2013. 368 Seiten, 102 Fotos
17,0 x 24,0 cm, Hardcover
ISBN 978-3-89993-301-7
€ 49,95

Auch als E-Book erhältlich.

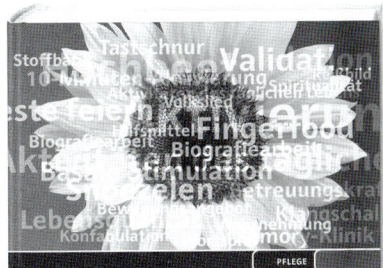

- Das Standardwerk zur Aktivierung, Betreuung und Beschäftigung
- Alle wichtigen Begriffe zur Betreuung in einem einzigen Buch
- Kompaktes Wissen für Ausbildung, Beruf und Ehrenamt
- Mit Praxistipps und -anleitung

Was bedeutet Snoezelen und was sind KIM-Spiele? In der Betreuung und Beschäftigung alter Menschen kursiert eine Vielfalt an Fachbegriffen. Sie stehen für bestimmte Bedeutungen, Konzepte, Abkürzungen und praktische Aktivitäten. Sie alle zu kennen und in Theorie und Praxis einzusetzen – das ist fast unmöglich.

Dieses Buch hilft! Es bietet erstmals einen Überblick über 882 Fachbegriffe zur Aktivierung, Betreuung und Beschäftigung, liefert kompaktes Wissen und zudem praktische Anregungen. Ein Muss für alle in Betreuung und Beschäftigung Tätigen.

www.buecher.schluetersche.de
Änderungen vorbehalten.

schlütersche

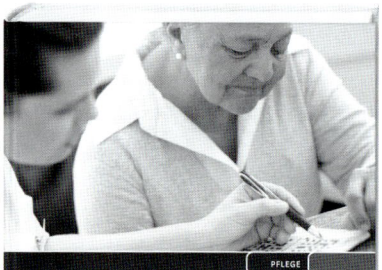

Birgit Henze

366 Tage – Aktivierungsarbeit mit älteren Menschen

2011. 184 Seiten, 12 Abbildungen,
17,0 x 24,0 cm, Hardcover
ISBN 978-3-89993-275-1
€ 26,95

Das Suchen hat ein Ende! Dieses Buch hilft Ihnen, kleine und größere Gruppen seniorengerecht zu gestalten. 366 Mal finden Sie hier besondere Ereignisse, Geburts- und Gedenktage, mit denen Sie unterhaltsame Nachmittage planen können.

Keine Angst! Alle Ideen sind durchführbar, denn alle sind bereits ausprobiert und genehmigt: Die Senioren waren begeistert, weil sie an diesen Nachmittagen einfühlsam und kenntnisreich angesprochen wurden.

Lesen Sie und gestalten Sie ab sofort Seniorengruppen, die alle begeistern!

www.buecher.schluetersche.de
Änderungen vorbehalten.

schlütersche